医学机能学实验

（第二版）

主　编　王建红
　　　　董艳芬
　　　　陈伟强

副主编　姜春玲
　　　　孙　红
　　　　张丽蓉

编　者　（以姓氏笔画为序）
　　　　马　娜（广东药学院）
　　　　王建红（广东药学院）
　　　　古宏标（广东药学院）
　　　　孙　红（徐州医学院）
　　　　伍庆华（江西中医学院）
　　　　张希敏（广东药学院）
　　　　张丽蓉（广东药学院）
　　　　汪　胜（广东药学院）
　　　　陈伟强（广东药学院）
　　　　姜春玲（大连医科大学）
　　　　梁燕玲（广东药学院）
　　　　董艳芬（广东药学院）

中国医药科技出版社

内 容 提 要

本教材根据教育部关于教学体系、教学内容和教学方法改革的要求，将生理学、病理生理学和药理学等机能学科的实验教学内容，经过精选、融合和重组，改革和补充了部分实验内容，强调基础理论，重视实践。内容安排由浅入深，共分八章，分别是机能学实验课程基本知识、常用仪器的认识和使用、机能学基础实验、机能学综合性实验、病例讨论、常用实验动物疾病模型、实验设计、实验数据的分析与统计。本教材可供医学、预防医学、药学、中药学、护理学等本科专业的医学机能学实验使用。

图书在版编目（CIP）数据

医学机能学实验/王建红，董艳芬，陈伟强主编．—2 版．—北京：中国医药科技出版社，2010.10

ISBN 978 - 7 - 5067 - 4735 - 6

Ⅰ．①医… Ⅱ．①王…②董…③陈… Ⅲ．①机能（生物）–人体生理学–实验 Ⅳ．①R33 - 33

中国版本图书馆 CIP 数据核字（2010）第 172170 号

美术编辑 张 璐
版式设计 郭小平

出版 中国医药科技出版社
地址 北京市海淀区文慧园北路甲 22 号
邮编 100082
电话 发行：010 - 62227427 邮购：010 - 62236938
网址 www.cmstp.com
规格 787 × 1092mm $\frac{1}{16}$
印张 11 $\frac{3}{4}$
字数 265 千字
初版 2008 年 3 月第 1 版
版次 2010 年 10 月第 2 版
印次 2012 年 9 月第 2 版第 3 次印刷
印刷 北京市密东印刷有限公司
经销 全国各地新华书店
书号 ISBN 978 - 7 - 5067 - 4735 - 6
定价 22.00 元

本社图书如存在印装质量问题请与本社联系调换

前　　言

　　医学实验教学历来是医学教育极其重要的组成部分，近几年来，机能学实验教学改革成为医学教育改革的热点问题。全国不少高等医学院校以基础医学中的机能实验教学为突破口进行了较大幅度的改革，组建了医学机能学实验教研室或医学机能实验室。在探讨加强相关学科之间相互联系，培养学生科研思维能力以及综合分析问题的能力方面做了积极的尝试，这符合当今培养高级医学人才的要求。

　　医学机能学实验教材不同于一般实验课教材，它既要有利于加强实验基本原理和操作的训练，又要有利于学生综合素质以及创造性思维能力的培养。应打破学科和课程间的壁垒，精选实验内容，删减重复性内容，减少验证性实验，保留部分"三理"学科的经典实验，增加多学科综合性实验比例，同时开设典型病例讨论、实验设计课，以加强对学生综合能力和创新能力的培养。

　　本教材内容涉及机能学实验基本知识与常用仪器介绍、机能学基础实验、综合性机能实验、病理讨论、常见动物疾病模型、实验设计、实验数据的分析与统计。在保留了一些生理学、病理生理学、药理学三门学科部分经典传统实验基础上，进一步将三学科实验方法相似、理论知识相关联的实验有机地结合起来，通过正常动物整体实验、建立实验动物疾病模型以及用药物进行实验性治疗等方法，观察和探讨疾病的发生以及药物对机体各系统功能的影响。机能学实验设计则由教师介绍实验设计的目的、意义、及如何选题、设计的步骤等方面知识，然后在教师的指导下，学生自己查文献、选课题，写出实验设计方案，先进行预实验，再做正式实验，最后写出论文并汇报。全书突出了知识性、系统性、科学性和实用性。

　　在编写过程中，作者收集相关资料，力求本教材完善并更趋成熟，但由于编者水平有限，本书一定还存在需要改进之处，恳望读者提出宝贵意见，以便今后完善和提高。

编　者

2010 年 7 月于广州

目 录

第一章 机能学实验课程基本知识

机能学实验是一门将生理学实验、病理生理学实验、药理学实验三者有机地结合在一起的实验性学科。它保持了原有的机能学实验特征，是专门研究正常生物机能活动、疾病发生机制和药物作用规律的综合性实验课程。该学科是以实验动物为主要研究对象，通过观察实验动物的基本生理生化反应，研究疾病发生的病理生理学机制，分析其干扰因素的影响或药物作用与效应，学习和验证生命活动的基本规律。

第一节 机能学实验课程的教学目的和基本要求

一、机能学实验课程的教学目的

本课程旨在通过实验教学训练学生基本操作技能，培养其动手能力，并使学生通过该课程的学习，将其相关学科的理论知识融会贯通，培养学生实事求是和严谨的科学作风及严密的科学逻辑思维方法。通过机能实验操作过程培养学生观察、分析、解决问题的综合能力，启发学生在机能学科实验研究中的创新思维，为培养学生的科学研究能力奠定良好基础。

二、机能学实验课程的要求

（一）作好实验前的准备

机能学实验课程涵盖了生理学、病理生理学、药理学理论知识，及其实验操作的新型课程。因此，课前必须预习相关知识和实验教材中拟进行的实验内容，掌握实验目的与原理，了解实验步骤及操作要点、注意事项等。要明确每个实验的设计目的、实验原理、实验结果以及实验中可能会出现的问题。

（二）要以严谨的科学态度进行实验

1. 实验中严格按操作程序进行。实验小组各成员要合理分工并相互配合，注意培养自己的动手能力与独立思考和解决实验过程中所遇到问题的能力。

2. 仔细、耐心观察实验中出现的现象，认真做好每项记录。主动联系理论思考、分析实验结果和各种实验现象。若实验中出现意外，要及时报告指导老师，培养实事求是的科学作风。

（三）实验后的工作

1. 认真整理实验所用器械，擦洗干净，摆放整齐。如有损坏，应立即报告指导教师，按校规进行赔偿。将手术台和仪器台面擦净，摆好实验凳。

2. 整理实验结果，实验结果的整理是机能学实验的基本功之一。实验结果整理是否恰当、合理，将直接影响实验报告的质量。

3. 经认真整理分析所做结果后，书写出实验报告。按时将实验报告交实验指导老师批改。

（四）实验结果的记录方法与实验报告的书写要求

1. 实验结果表示方法

（1）文字描述法　将你所看到的实验结果，以文字形式描述出来，或对实验曲线进行文字标注。特别要注意文字要精炼，善于抓要点。

（2）图形表示法　实验结果如以图形记录，可通过输出设备打印出来，以便写实验报告时黏附在实验报告薄上。如腓肠肌收缩曲线、呼吸曲线、心肌收缩曲线、血压曲线等。

（3）数据表示法　实验结果以测定数据记录的，可以表格形式表示，一定要设置前后对照。如血压、心率、尿滴及各组动物不同情况下的血液、体液电解质浓度，PCO_2、PO_2 等数据。

2. 实验报告的书写要求

书写实验报告时，要求字迹清楚、工整，按格式要求书写。

机能学实验报告格式

姓名____　班别____　实验室____　组别____　日期____　室温____　指导教师____

实验号和题目

实验目的

实验对象

实验方法

实验结果

实验讨论

实验结论

（1）实验序号与实验题目：一般将实验序号与实验题目放在实验报告纸的第一行居中位置。

（2）实验目的：阐明实验所要证实的论点或要观察研究的内容即可。

（3）实验对象：指本次实验所用的动物或人。

（4）实验方法：包括所使用的主要实验仪器和实验步骤。主要使用的仪器（如：Medlab 系统，压力或张力传感器），实验步骤可做扼要描述。

（5）实验结果：是实验中最重要的部分。将实验过程所观察到的现象真实、完整地以图形、表格或文字方式表示出来。如因操作失误或实验动物发生意外未能得到观察的实验结果，应在实验报告中如实说明。

（6）实验讨论：根据实验结果逐项进行讨论，文字要简明扼要。针对实验中所观察到的实验结果和现象，如为预期结果，应以已知的理论知识对结果进行分析、解释并阐述其机制。如未达预期结果，应找出原因，总结其经验教训。

（7）实验结论：指本实验所能验证的概念、原则或理论的简明总结。结论中一般不要罗列具体结果。未能做到充分证据的理论分析不应写入结论。

三、实验室规则和操作规程

1. 实验室是教学实验和科学研究的场所，所有进入实验室人员必须严格遵守实验室各项规章制度和操作规程。

2. 养成良好的学习和工作作风，按时进入实验室，不得迟到早退或随意缺席，若实验时因故不能参加或早退应向指导教师请假。要穿统一的工作服，要保持实验室安静，严禁在实验室里高声喧哗与打闹。

3. 爱护实验室设施。实验中要严格按照实验步骤和方法进行。未经教师同意不得随意动用实验室其他仪器或器械。切忌违规操作或粗暴使用仪器。对实验微机操作，应掌握如何正确开机、如何进入实验程序，怎样进行实时观察、记录、存储与输出打印实验结果及关机等操作程序。严禁在微机上玩游戏、建立个人文件、随意启动其他程序及损坏实验程序等与实验无关的活动。

4. 实验前由小组长负责，按仪器清单认真清点实验桌上的实验器材，如有实验器械缺少或损坏应及时向带教教师报告，以便及时补充或更换。实验完毕后应将器械清洗干净、清点够数，摆放整齐。如在实验过程中实验仪器出问题或意外损坏实验器械，应向带教教师或实验准备室老师报告，以便及时检修或更换。若因操作不规范损坏实验仪器或器械者，除照价赔偿外，学校将给予行政处罚。

5. 实验前必须严肃认真听取老师讲解，实验中养成节约的良好习惯，不得随意浪费动物标本、器材、药品和试剂。能重复利用的器材如纱布、方巾、缝合针、试管、插管、针头等等，应洗干净再用。组与组之间借用实验用品，要及时归还，不得图个人方便而随意移走公用物品。实验废物不得乱倒、乱扔，尤其强酸、强碱试剂，具有放射性的液体或污物，动物皮毛，组织器官，纸屑等不得倒入水槽内，应统一放置在指定地点。在实验中如被动物抓伤、咬伤，应立即报告指导老师，进行妥善处理。

6. 实验完成后，应将实验器材、用品和实验台、仪器收拾干净，清点好数量，摆放整齐，动物尸体及药品应放到指定地点，及时关闭实验微机（注意关机顺序）。每个小组长离开实验室前应在仪器和器械登记单（或本）上填写有关事项并签名。每次实验结束要安排值日小组，负责做好实验室清洁，整理共用实验场地（如边台、共用桌面）物品与清洁，搞好地面卫生，关闭总电源开关、水开关、门窗等。最后请指导教师或实验室管理人员检查验收后方能离开。

第二节　常用实验动物的生物学特性和实验方法及基本操作

一、实验动物的生物学特性

机能学实验是以动物实验为主，了解动物的生物学特性对实验的成败具有极重要的作用。目前用于生物医学研究的实验动物达 30 余种。其中最常用和用量最大的是：小鼠、大鼠、家兔、豚鼠及青蛙（蟾蜍）等。以下就机能实验常用动物及其生物学特性逐一进行介绍。

（一）小白鼠

小白鼠是野生鼷鼠的变种，在生物分类学上属于哺乳纲、啮齿目、鼠科、鼠属。小鼠是啮齿目中体型较小的动物。新生小鼠1.5g左右，周身无毛，皮肤赤红，21 天断乳时 12～15g，1.5～2 月龄体重达 20g 以上，可供实验使用。小白鼠发育成熟时体长小于 15.5cm，雌小鼠成年体重 18～35g，雄小鼠成年体重 20～40g，小白鼠成熟早、繁殖力强、寿命 1～3 年。

小白鼠体形小，性情温顺，易于饲养管理，但对外来刺激极为敏感。因繁殖力强且价廉，故应用较为广泛。特别是用于需要大量动物实验的研究，如药物筛选，半数致死量的测定，药物效价比较，抗感染、抗肿瘤药物及避孕药物的研究。此外，破坏小脑、去大脑僵直等实验常选用小白鼠。

（二）大白鼠

实验大白鼠，属哺乳纲啮齿目鼠科大鼠属。新生大鼠重约 5～6g，成年雄鼠体重 300～400g，成年雌鼠 250～300g。大白鼠性情温顺，行动迟缓，易捕捉。但受惊吓或捕捉方法粗暴时，也很凶暴，常咬人。大白鼠成熟快，繁殖力强，寿命依品系不同而异，平均为 2～3 年，40～60 天性成熟。

大白鼠的血压和人相近，且较稳定，常选用大白鼠进行心血管功能的研究，在抗高血压药物的研究开发中，自发性高血压大白鼠（SHR）品系是最常采用的动物。大白鼠（包括小白鼠）心电图中没有 S－T 段，甚至有的导联也测不到 T 波。

（三）家兔

兔，属兔形目、兔科。生物医学研究中常用的家兔均为欧洲兔的后代，使用最多的有新西兰兔、大耳白兔、青紫兰兔、荷兰兔、弗莱密西兔。家兔常用于观察药物对心脏、呼吸的影响及有机磷农药中毒和解救实验。亦用于研究药物对中枢神经、体温实验、热原检查及避孕药系统的作用实验等。

1. 一般特点 家兔为草食性动物，性情温顺，胆小易惊，喜安静、清洁、干燥、凉爽、空气新鲜的环境，耐冷不耐热，耐干不耐湿。

2. 解剖学特点 兔耳大，表面分布有清晰的血管。嘴小，喉部狭窄，在进行吸入麻醉时易导致喉痉挛。心脏传导组织中几乎没有结缔组织，主动脉弓无化学感受器，仅有压力感受器，因而减压神经即主动脉神经与迷走神经、交感神经干完全分开。单胃，盲肠发达，约占腹腔1/3，在回肠末端有一个淋巴组织样结构，开口于盲肠，是一个中空、壁厚的圆形球囊，灰白色，有发达的肌肉组织，囊壁内富含淋巴滤泡，该结构除具有消化吸收功能外，还有类似鸟类腔上囊的功能。单乳头肾，易于插导管。

3. 生理学特点 腮腺及颌下腺的分泌速度比狗、猫、猪、绵羊低，胃常处于排空状态，不会呕吐。每天胆汁分泌量按体重计算是狗的十倍多，小肠的吸收功能与人、豚鼠一样，不能透过大分子物质，钙镁的代谢主要是通过肾。

4. **免疫学特性** 有特殊的血清型和唾液型，血清型分为 α'、β'、$\alpha'\beta'$ 和 O 型四种。α'、$\alpha'\beta'$ 型易产生人 A 型抗体，β'、O 型易产生人 B 型抗体。唾液型分两种：排出型与非排出型。排出型易获得人血细胞 A 型物质，非排出型不易获得，这种 A 型物质与 A 型抗体产生能力有关，因此，要获得 A 型抗体，应选用非排出型的 α'、$\alpha'\beta'$ 血清型兔。

（四）豚鼠

豚鼠属哺乳纲、啮齿目、豚鼠科、豚鼠属。豚鼠又被称作荷兰猪、天竺鼠、土拨鼠等。属草食动物，豚鼠性情温顺，胆小，耳蜗管发达，听觉灵敏，对外界刺激极为敏感。豚鼠的生理生化值，常随年龄、品系、性别、环境和测定方法的不同而有很大差异，外周血和骨髓细胞的形态与人相似；白细胞中有一种特化了的单核细胞称为 Kurloff 细胞，该细胞含有一个由黏多糖组成的胞浆内包涵体，正常情况下 Kurloff 细胞分布在血管和胸腺中，在妊娠期间或有外来刺激时，胸腺及胎盘中的 Kurloff 细胞增多。自动调节体温的能力较差，对环境温度的变化较为敏感，饲养豚鼠的最适温度为 $18 \sim 20℃$。

豚鼠对组胺很敏感，易致敏，常用于平喘药和抗组胺药的实验。对结核杆菌亦敏感，故也用于抗结核药的研究。此外还用于离体心脏及肠平滑肌实验，其乳头状肌和心房肌常用于电生理特性、心肌细胞动作电位实验以及抗心律失常药物作用机制的研究，还用于听力和前庭器官的实验等。

（五）两栖类

最常用作实验动物的是青蛙和蟾蜍，两栖类为变温动物，心脏有两个心房、一个心室，动、静脉血液混合，红细胞为有核细胞并且个体较大。消化道末端为总泄殖腔，幼年排氨，成年排尿素。蛙头部两侧各有一个鸣囊，叫声响亮。蟾蜍无鸣囊，背部皮肤有许多疣状突起毒腺，可分泌蟾蜍毒，眼后的椭圆形耳腺分泌最多。饲养于潮湿地方，几天可以不食，也可喂以草和昆虫如蚊、蝇等，饲养容易。

（六）猫

猫分为家猫和品种猫两大类，实验用猫绝大部分为市售的短毛杂种猫。猫的循环系统发达，血管壁较坚韧，血压比家兔稳定，作血压研究实验常用。猫的呕吐反射和咳嗽反射比较灵敏，可用于镇吐和镇咳方面的实验。

（七）犬

犬的品种多而杂，目前国际公认的理想的实验用犬是 Beagle 犬。犬的嗅觉灵敏，对外界环境适应力强，血液、循环、消化和神经系统均很发达，内脏构造及其比例与人类相似，易于驯养，经过训练能很好地配合实验，适用于许多急、慢性实验，尤其是慢性实验。犬是医学实验中最常用的大动物，由于价格较贵，主要用于科研实验和一些大的教学实验，一般教学实验并不常用。

表 1 - 1　常用机能实验学动物生命的理化指标

指标		狗	兔	大白鼠	小白鼠
寿命（年）		10 ~ 20	4 ~ 9	2 ~ 3	2 ~ 3
性成熟期（天）		180 ~ 300	120 ~ 240	60 ~ 75	35 ~ 60
成年体重（kg）		8 ~ 20	1.5 以上	雌 150g 以上 雄 250g 以上	20g 以上
体温（直肠）（℃）		37 ~ 39	38.5 ~ 40	37.5 ~ 39	36.5 ~ 38
心率（次/min）		80 ~ 130	120 ~ 150	200 ~ 360	520 ~ 780
呼吸（次/min）		20 ~ 30	38 ~ 80	66 ~ 150	84 ~ 230
血压（kPa）		14.4 ~ 25.2	12 ~ 17.3	9.3 ~ 24.5	12.4 ~ 18.4
血色素（g%）		10.5 ~ 20	7.1 ~ 15.55	7.8 ~ 12	10 ~ 19
红细胞（10^6/mm^3）		5.5 ~ 8.5	4.0 ~ 6.4	7.2 ~ 9.6	7.7 ~ 12.5
白细胞（10^3/mm^3）		6 ~ 17	5.2 ~ 12	5.0 ~ 25	4.0 ~ 12.0
血小板（10^4/mm^3）		2.0 ~ 30	12 ~ 25	10.0 ~ 138	15.7 ~ 152
血液 pH		7.31 ~ 7.42	7.21 ~ 7.57	7.26 ~ 7.44	
总血量（体重%）		8 ~ 9	5.46	5.76 ~ 6.94	7.78
血非蛋白氮 mg%		20 ~ 44	28 ~ 51	20 ~ 44	36 ~ 117
血清钾 mmol/L		3.7 ~ 5.0	2.7 ~ 5.1	3.8 ~ 5.4	
血清钠 mmol/L		129 ~ 149	155 ~ 165	126 ~ 155	
血清钙 mmol/L		3.8 ~ 6.4	5.6 ~ 8.0	3.1 ~ 5.3	
血清氯 mmol/L		104 ~ 117	92 ~ 112	94 ~ 110	
血清胆红素（mg%）		0.1 ~ 0.3	< 0.1	0.1 ~ 0.3	
尿密度		1.020 ~ 1.050	1.010 ~ 1.050		
重要脏器重量（占体重%）	脑	0.59	0.40	1.22	
	心	0.85	0.35	0.76	0.50
	肺	0.94	0.53	1.34	
	肾	0.30	0.70	0.32	0.88
	肝	2.94	3.19	1.65	5.18
	脾		0.94	0.15	0.38
	甲状腺	0.02	0.022	0.016	
	肾上腺	0.01	0.02	0.05	

二、动物实验的基本方法

机能实验有整体实验和离体实验之分。若按动物实验的时间长短则可分为急性实验和慢性实验等。还可进一步具体地分为分子、亚细胞、细胞、组织、器官、整体动物和无损伤动物等水平的实验。一些常见的动物实验方法如下：

1. 在体及离体器官实验　在体实验是在麻醉情况下对分离暴露的器官或组织进行研究，或观察动物整体或局部给药后对其暴露的器官或组织的影响。离体实验则是利用动物的离体组织、器官，给予一些在体情况下无法实施的手段（如离体灌流，神经干电生理等），观察该组织或器官的各种生理、药理、病理生理指标的变化。

2. 复制动物模型法　这是研究人类疾病的发生、发展规律及防治方法和药物作用机制的重要手段之一，是动物实验最基本的方法。最好选择与人类疾病相同的动物自发疾病模型，如日本的原发性高血压大鼠，是最理想的人类疾病动物模型。或采用人工的方法使动物在一定致病因素（机械、化学、生物和物理等）作用下，造成动物的组织、器官或全身的一定损伤，复制成与人类疾病相似的动物疾病模型。

3. 仪器检测和体液生化测定法　用电生理记录仪对动物各种生物电进行观察和记录，如心电、肌电、脑电等，或对动物体液（血液、尿液等）中各种生物活性物质进行测定，如各种酶、激素等。

4. 免疫学观察法　注入抗原使动物致敏，制备多种抗血清，或采用免疫荧光技术、酶标记免疫技术、放射免疫测定技术、免疫电镜技术等对动物免疫后各种免疫变化进行检查。

三、动物实验的基本操作

（一）实验动物的准备

选用合适的动物，一般在实验前 12 小时即停止给动物喂食，但仍需饮水。慢性实验应在手术前数天开始训练动物，使其熟悉实验环境及实验者。术前还要给动物剃毛，必要时洗澡以便于消毒处理。术后实验者要经常观察动物的情况，最好能亲自护理和喂养动物。

（二）实验动物的捉拿与固定

1. 青蛙和蟾蜍　捉拿时直接用左手持蛙，中指夹住左右前肢，将两后肢拉直，用无名指和小指夹住下肢，用右手持探针进行操作。若需要捣毁脑和脊髓时，用左手拇指和示指夹持青蛙或蟾蜍的头部，右手将金属探针经枕骨大孔向前刺入颅腔后，将针尖向头端进入脑室（有落空感），左右摆动探针捣毁脑组织，观察无呼吸即可。然后退回探针向后刺入椎管内，再将针尖沿椎管向下刺入，破坏脊髓，看到四肢松软，说明破坏脊髓成功。然后将蛙仰卧位，四肢用蛙钉固定在蛙板上。捉拿蟾蜍时注意不要挤压其两侧耳部突起的毒腺，以免毒液溅入操作者眼中。

2. 小白鼠　小白鼠的捉拿方法有两种。一种是用右手提起尾部，放在鼠笼盖，轻轻向后拉鼠尾，在小鼠向前挣脱时，迅速用左手拇指和示指捏住小鼠双耳和头颈部皮肤，然后用小指和手掌尺侧夹持其尾根部固定于手中（图 1 - 1A），调整好小鼠在手中的姿势，用右手进行给药等操作。另一种捉拿方法是单手捉拿，用左手拇指和示指抓住小鼠尾部，再用手掌尺侧及小指夹住尾根部，然后用拇指及示指捏住其双耳和头颈部皮肤固定，右手进行实验操作（图 1 - 1B）。若两人合作时，可以一人用右手捉住小鼠尾巴，左手握住小鼠双耳和头颈部皮肤，另外一人进行给药等操作。注意抓捏小鼠头颈部皮肤时松紧度要适当，过紧或用力过度会使小鼠窒息死亡。当需要对小鼠进行心脏取血、解剖、手术、尾静脉注射等操作时，可用固定板或固定架对小鼠进行固定。

A   B

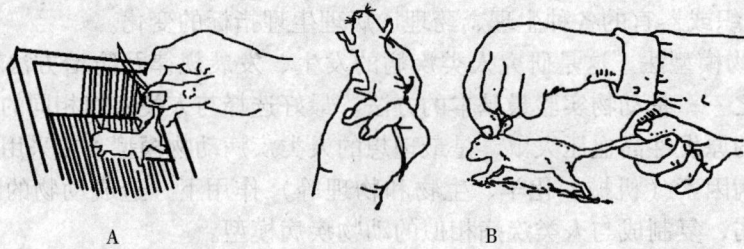

图 1-1　小鼠捉拿方法

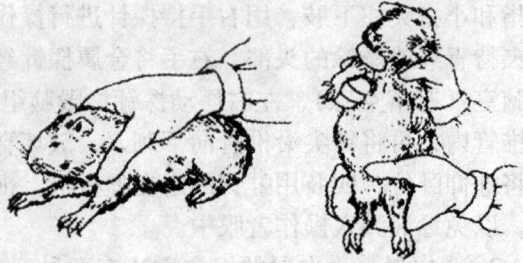

3. 大白鼠　捉拿时用右手抓住鼠尾，将大鼠放在鼠笼盖上，左手戴上防护手套或用厚布盖住大鼠，用拇指和示指抓住鼠耳及头颈部皮肤，固定其头部。其余三指抓住背部皮肤，将其置于掌心（图 1-2），用右手进行实验操作。对于个体较大的大白鼠，可用左手抓头部，右手抓尾部，由另一人进行实验操作。还有一种捉拿方法是先用左手将大白鼠压住，然后迅速将拇指和示指插入大鼠的颈部，虎口向前，将其头部固定，其余三指及掌心握住大鼠体部，然后调整左手拇指位置，紧抵在其下颌骨上即可。捉拿大鼠时勿用力过大、过猛，勿紧捏颈部，以免引起窒息。特别注意不能捉提其尾尖，因为尾尖皮肤易于拉脱，也不能将大鼠悬在空中时间过长，否则会激怒大鼠翻转将操作者咬伤。大鼠的固定方法可根据实验操作需要，采用徒手固定、大鼠手术台固定等方法。固定时若需捆绑四肢，宜用柔软而不易滑脱的棉绳，捆绑的位置应在踝关节以上部位，捆绑四肢的绳带应打活结，便于实验后的松解。

4. 豚鼠　豚鼠性情温和，胆小易惊，捉拿时先用手掌扣住豚鼠背部，用拇指和中指从豚鼠背部绕到腋下抓住豚鼠，个体较小的豚鼠可用一只手捉拿，个体较大者捉拿时宜用双手，另一只手托住其臀部（图 1-3）。豚鼠的固定有徒手固定和手术台固定两种方法。

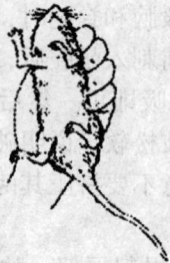

图 1-2　大鼠捉拿方法   图 1-3　豚鼠捉拿方法

5. 家兔　捉拿家兔时用右手抓住颈背部的皮肤，轻轻将家兔提起，用左手托住其臀部，使其躯干的重量大部分集中在左手上。家兔温顺，一般不咬人，但其爪锐利，挣扎时极易抓伤人。因此，必须防备其四肢的活动，特别注意捉拿时不能只提其双耳，也不能仅抓提腰背部皮毛，以避免造成耳、肾、腰椎的损伤或皮下出血。

家兔的固定分为徒手固定、盒式固定、台式固定等方法（图 1-4）。徒手固定可以用一只手抓住兔颈背部皮肤，另一只手抓住兔的两个后肢，然后固定在手术台上，另一人进行腹腔或肌内注射，进行灌胃给药等。在家兔耳缘静脉注射时，可将兔放置在实验台上，轻轻抚摸背部，另一人进行注射。盒式固定是将兔固定在特制的兔盒内，只暴露出头部。这种固定方法常用于采血、耳缘静脉注射、兔颅脑实验操作。需要进行手术时，可将家兔麻醉后，仰卧位放置在兔手术台上，四肢用扁带绑缚，固定于手术台边的4个挂上，头部用兔头夹或扁带勾着牙齿固定于手术台前端的柱上，这种固定方法为台式固定法。

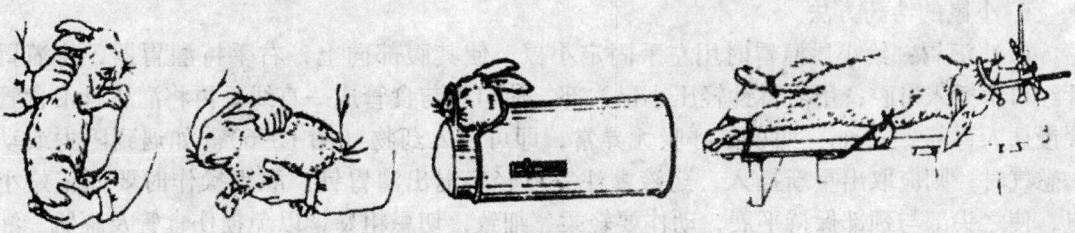

图1-4　家兔的捉拿与固定

6. 猫　捉拿猫时需要耐心和谨慎，可先轻声呼唤，慢慢将手伸入笼中，轻抚猫的头颈部，然后抓住其颈背部皮肤，从笼中拖出来，另一手抓住其腰背部皮肤。如遇性情凶暴的猫，不让接触或捉拿时，可用套网或布袋捕捉。操作时注意猫的利爪和牙齿，谨防被其抓伤或咬伤。猫的固定方法基本同家兔的固定。

7. 犬　捉拿犬常用的方法是用特制的长柄铁钳的环固定犬的颈部，然后将其嘴缚住，或者用皮革、金属丝、棉麻等制成的口网套在犬口部，再进行麻醉、固定等操作。慢性实验中犬的固定通常是用固定架固定的方法，可进行体检、灌胃、取血、注射等操作。急性实验则是将犬麻醉后放在手术台上，固定头部和四肢，然后进行实验操作。

（三）常用动物的编号

1. 动物编号　实验时为了分组和个体间辨别的方便，常需要对实验动物进行编号。编号就是对动物进行标记，其基本原则是清晰、持久、简便、易辨认。动物编号用的方法是染色法，即用化学试剂在动物不同部位的被毛上进行涂染，以示区别。常用染色液有3%~5%苦味酸溶液（黄色）和0.5%中性红或碱性品红溶液（红色）。编号时是用棉签或标记笔蘸上述溶液，在动物体表不同部位涂上斑点，表示不同号码。编号的原则先左后右，从前到后。如给小鼠进行1~10的编号，可将小鼠背部分为前肢、腰部、左、中、右共九个区域，从左到右为1~9号，第10号不作标记（图1-5）。若动物编号大于10时，可使用上述两种不同颜色的染色液进行编号，一种颜色用作个位数编号，一种用作十位数编号，这种交互使用可以编到99号。

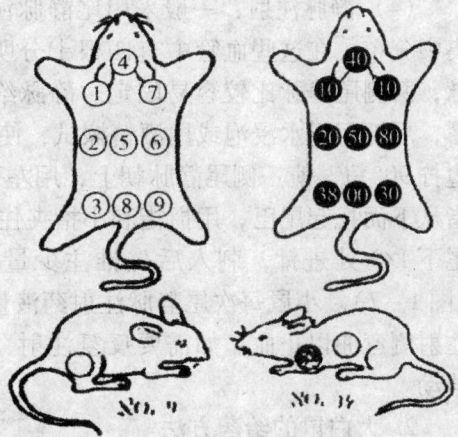

图1-5　机能实验动物编号法

染色法主要用于白色被毛的小白鼠、大白鼠、豚鼠、家兔等动物的编号。此法虽然简单，对动物无损伤，但由于动物之间的互相摩擦、舔毛、水浸渍被毛、脱毛或日久颜色自行消退等，不宜用于长期动物实验。

对于猫、犬等较大动物，可用特制的金属号码牌固定于动物颈部进行编号。

（四）常用机能实验动物给药方法

1. 小鼠的给药方法

（1）灌胃：给小鼠灌胃时用左手固定小鼠，使其腹部向上，右手持灌胃器，将灌胃针经口角插入口腔，用灌胃针轻压小鼠头部，使口腔与食管成一直线，再将灌胃针沿食管缓慢插入胃部 2~3cm，如小鼠呼吸无异常，即可注入药物（图 1-6）。如遇到阻力或动物憋气时，则应取出重新插入，药液灌注完后轻轻退出灌胃针。灌胃操作时要固定好小鼠，使之头部与颈部保持平展，动作要轻柔、细致，切忌粗暴，以免损伤食管及膈肌。灌胃针如误插入气管可致动物立即死亡。小鼠每次灌胃量控制在 0.1~0.3ml/10g 体重。

（2）皮下注射：小鼠皮下注射通常选择在背部。注射时一人双手分别捉住小鼠头部和尾部，另一人以左手拇指和中指将小鼠背部皮肤轻轻提起，示指轻按其皮肤，使其形成一个三角形小窝，右手持注射器从三角窝下部刺入皮下，轻轻摆动针头，如果容易摆动，表明针尖已刺入皮下，可将药液缓慢注入。针头拔出后，用左手在针刺部位轻轻捏住皮肤片刻，以防药液流出。

（3）腹腔注射：腹腔注射时，用左手拇指和示指抓住小鼠头颈部的皮肤，手掌呈杯状紧握鼠背，使其腹部皮肤伸展，同时用小指压住鼠尾，固定好动物，使小鼠腹部向上，头呈低位，右手持连有 5 号针头的注射器，在小鼠左侧距下腹部腹中线 2mm 的位置刺入皮下，沿皮下向前推进 3~5mm，然后以 45°角刺入腹腔，针尖穿过腹肌后有抵抗力消失的感觉，固定针头，缓慢注入药液。小鼠每次腹腔注射药液量为 0.1~0.2ml/10g 体重。

（4）静脉注射：一般采用尾静脉注射。小鼠尾部血管在背侧、腹侧及左右两侧均有集中分布，在这些血管中有四根十分明显，背侧和腹侧各有一根动脉，两侧各有一根静脉，两侧尾静脉比较容易固定。静脉给药时，先将小鼠固定在小鼠固定器内，其尾巴外露，尾部用温水浸泡或用酒精擦拭，使血管扩张和表皮角质软化，然后将尾部向左或向右边拧 90°角，使一侧尾静脉朝上，用左手示指和中指夹住鼠尾根部，使静脉充盈，用无名指从下面托起尾巴，用拇指和小指夹住鼠尾末梢，右手持连有 4 号或 5 号针头的注射器从尾下 1/3 处进针，刺入后先推注少量药液，如无阻力，表明针头已进入静脉，可注射（图 1-7）。小鼠每次尾静脉注射药液量为 0.05~0.25ml/10g 体重。注射完毕后将鼠尾向注射侧弯曲以止血。如需要反复注射，应尽可能从尾末端开始，以后逐步向尾根部方向移动。

2. 大白鼠的给药方法

（1）灌胃：大白鼠的灌胃器由 5~10ml 注射器连接 6~8cm 长的特制灌胃针组成。操作时用左手固定大鼠，使大鼠伸开两前肢，手掌握住大鼠背部，右手持灌胃器，沿体壁用灌胃针测量口角至最后肋骨之间的长度，约为插入灌胃针的深度。灌胃时从大鼠口角插入灌胃针至口腔内，然后用灌胃针压住其舌部，使口腔与食管成一直线，再将灌胃针沿上腭壁轻轻进入食管，为防止将药液注入气管，注药前应先回抽注射器针栓，无空气逆流说明灌胃针不在气管内，方可注入药液。每次的灌胃量为 1～2ml/100g 体重。

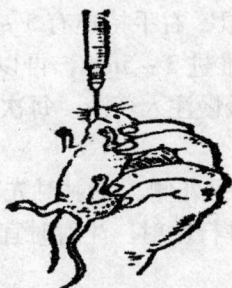

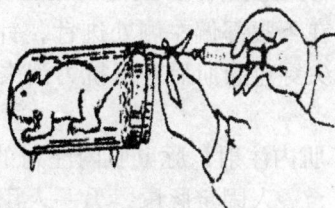

图 1-6　小鼠灌胃方法　　　　　　　　图 1-7　小鼠尾静脉注射方法

（2）皮下注射：大白鼠皮下注射的部位通常选择在左侧下腹部或后肢外侧皮下。注射时轻轻提起注射部位的皮肤，将注射针头刺入皮下，一般先沿纵轴方向刺入皮肤，再沿体轴方向将注射针头推进 1cm 左右，若左右摆动针尖很容易，则表明已刺入皮下，轻轻抽吸无回流物，即可缓慢注射药液。注射完拔出针头后，稍微用手指压一下注射部位，以防止药液外漏。每次皮下注射量不超过 1ml/100g 体重。

（4）腹腔注射：大白鼠腹腔注射时，可一人徒手固定住大鼠，使其头部向下、腹部向上并伸展。另一人持连有 5～6 号针头的注射器，在距下腹部腹中线左侧 2mm 的位置刺入皮下，沿皮下向前推进 3～5ml，然后以 45°角刺入腹腔，针尖穿过腹肌后有抵抗力消失的感觉，固定针头，缓慢注入药液。每次腹腔注射药液量为 1～2ml/100g 体重。

（5）静脉注射：大白鼠的静脉注射通常选择尾静脉。大鼠的尾部血管与小鼠类似，在背侧、腹侧及左右两侧均有集中分布，背侧和腹侧各有一根动脉，两侧各有一根静脉，两侧尾静脉比较容易固定。大鼠尾部皮肤呈鳞片状角质化，因此注射前需要用酒精棉球擦拭，使血管扩张和表皮角质软化，然后将尾部向左或右边拧 90°角，使一侧尾静脉朝上，用左手拇指和示指捏住鼠尾两侧，用中指从下面托起尾巴，用无名指和小指夹住鼠尾末梢，持连有 5 号针头的注射器从尾下 1/4 处进针，刺入后先推注少量药液，如无阻力，表明针头已进入静脉，可继续注射。如需要反复注射，应尽可能从鼠尾末端开始，以后逐步向尾根部方向移动。每次静脉注射药液量以 1ml/100g 体重。

3. 豚鼠的给药方法

（1）经口给药：经口给药可分为固体药物和液体药物两种给药方法。给予固体药物时，可将豚鼠放在实验台上，用左手从背部向头部握紧并固定动物，用右手拇指和示指压迫豚鼠的左右口角使其张口，另一人将药物放在豚鼠舌根处，让其迅速闭口而自动咽下。给液体药物时，由一人用左手将豚鼠腰部和后腿固定，右手固定前腿。另一人将灌胃管沿豚鼠上腭壁插入食管，然后回抽连在灌胃管上的注射器，如注射器内有气泡，说明灌胃管插在气管内，必须拔出重插。证实灌胃管确在胃内，再慢慢注入药液，最后用生理盐水 1～2ml 冲洗胃管，以保证投药量的准确。每次灌胃药量为 1.5～2ml/100g 体重。

（2）皮下注射：豚鼠的皮下注射一般选择豚鼠大腿内侧面、颈背部等皮下脂肪少的部位。大多数情况下是在大腿内侧面注射，注射前先将豚鼠固定在手术台上，左手提起注射侧后肢的皮肤，右手持连有 6 号针头的注射器，以 45°角将针头刺入皮下，确定位置正确后缓缓注入药液。注射完毕拔出针头后，用手指压住并轻揉刺入部位一定时间。每次皮下注射量不超过 1ml/100g 体重。

（3）腹腔注射：豚鼠行腹腔注射时，用左手固定好豚鼠，右手持连有 5~6 号针头的注射器，在下腹部偏左侧处进针，针头刺入皮下后，向前推进 3~5mm，再以 45°角刺入腹腔，针尖穿过腹肌后有抵抗力消失的感觉，固定针头，缓慢注入药液。每次注射药量不超过 4ml。

（4）肌内注射：豚鼠肌内注射的部位一般选择后肢大腿外侧。注射时先将豚鼠放在实验台上，一人固定豚鼠，另一人用左手拉开后肢，右手进行注射。注射时宜选用 5 号针头，每次肌内注射药量不超过 0.5ml。

（5）静脉注射：豚鼠的静脉注射常选用耳缘静脉。注射前一人用拇指和示指夹住豚鼠耳翼并压住其头部，右手按住豚鼠腰部，另一人用酒精棉球涂擦耳缘静脉，使静脉充血，然后用左手示指和中指夹住耳缘静脉近心端，拇指和无名指夹捏耳边缘远心端，使耳边缘平直，待静脉充分扩张后，右手持连有 5 号针头的注射器，从静脉远心端顺血管平行方向刺入静脉内约 1cm，此时放松对耳根部血管的压迫，固定针头，缓缓注入药液。注射完成后用干棉球压迫针眼数分钟止血。每次静脉注射量不超过 2ml。

4. 家兔的给药方法　家兔的给药方法有多种，下面仅介绍实验教学中常用的三种方法

（1）灌胃：家兔的灌胃有两种方法。一种方法是用兔盒固定，一人可操作。将家兔放在固定盒中固定好，将开口器放在家兔口中，取 14 号导尿管经开口器中央小孔插入，插入约 15~18cm 时，即进入胃内，将药液注入。另一种方法是将家兔的躯体和后肢夹于一人两腿之间，左手抓住双耳固定其头部，右手抓住其两前肢。另一人将开口器横放在家兔口中，将兔舌压在开口器下面，然后将 14 号导尿管自开口器中央的小孔插入，慢慢沿上腭壁插入食管约 15~18cm。插管完毕将导尿管的外口端放入烧杯中，切忌伸入水过深，如有气逸出，说明不在食管内而是在气管内，应拨出来重插。否则可将药液推入。并用少量清水冲洗胃管，以保证管内药液全部进入胃内。抽出导尿管时注意捏闭导管外口，取出开口器（图 1-8）。每次的最大灌胃量为 80~150ml。

（2）静脉注射：家兔一般采用耳缘静脉注射。耳缘静脉沿耳背后外缘行走，较表浅，用酒精棉球擦拭或用水湿润局部，血管即显现出来。用左手示指和中指夹住耳缘静脉近心端，拇指和无名指夹紧耳边缘远心端，使耳边缘平直（图 1-9），待静脉充分扩张后，右手持连有 5 号或 5 号半针头的注射器，从静脉远心端刺入血管内，沿着血管平行方向深入 1cm，放松对耳根部位血管的压迫，左手拇指和示指移至针头刺入部位，固定针头与兔耳，缓慢注射药液。若注射阻力较大或出现局部肿胀，说明针头没有刺入静脉，应拔出针头，在原注射点的近心端重新刺入。注意，第一次进针要尽可能靠静脉远心端，以便为以后的注射留有余地。

（3）腹腔注射：家兔进行腹腔注射时需两人合作，一人固定家兔，使其腹部朝上，头低腹高，另一人持连有 6 号针头的注射器，在左下腹距离腹中线左侧 1cm 处刺入腹腔，固定针头，回抽注射器，若未发现血液或尿液方可缓缓注入药液。注射完毕后拔出针头后，用干棉球压住针刺孔止血。若实验过程中需要补充麻醉药或实验用药，也可不拔出针头，只拔下注射器，将肝素塞接针头上，防止血液流失或凝固，以备下次

注射时使用。

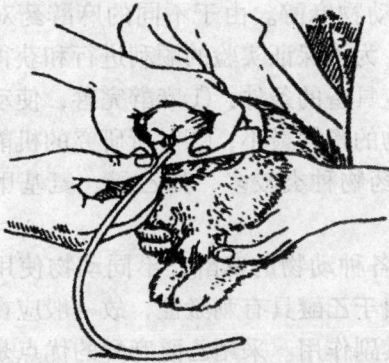

图 1 - 8　家兔灌胃方法

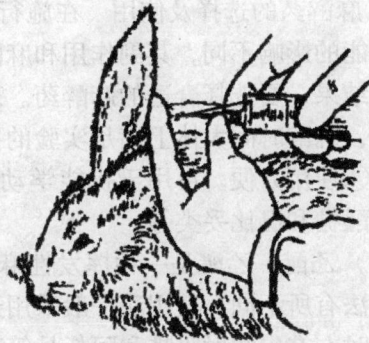

图 1 - 9　家兔耳缘静脉注射方法

5. 猫、犬的给药方法　猫、犬的给药也有经口给药、皮下注射、肌内注射、腹腔注射、静脉注射等，基本操作与家兔给药方法相似。由于猫和犬在教学实验中较少使用。需要时可参考有关专著。

6. 蛙类的给药方法　蛙类的给药通常采用淋巴囊注射和静脉注射。蛙类全身皮下分布有咽、胸、背、腹侧、腹、大腿和脚7个淋巴囊（图 1 - 10），注射药物易被吸收。淋巴囊注射多选用腹部淋巴囊给药，注射时将针头从蛙的大腿上端刺入，经大腿肌层进入腹壁肌层，再进入腹部淋巴囊注入药液。有时也可采用胸部淋巴囊给药，将针头刺入口腔，穿过下颌肌层进入胸部淋巴囊内，注入药液。淋巴囊注射每次最大注射量为1ml。静脉注射将蛙或蟾蜍的脑和脊髓破坏后，仰卧固定在蛙板上，沿腹中线稍左侧剪开腹肌，可见到腹静脉贴着腹壁肌肉下行。注射时用左手拇指和示指捏住腹壁肌肉，稍向外拉，中指顶住腹壁肌肉，右手持注射器，针头沿血管平行方向刺入注入药液（图 1 - 11）。

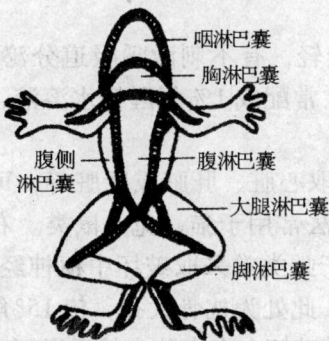

图 1 - 10　蟾蜍淋巴囊

咽淋巴囊
胸淋巴囊
腹侧淋巴囊
腹淋巴囊
大腿淋巴囊
脚淋巴囊

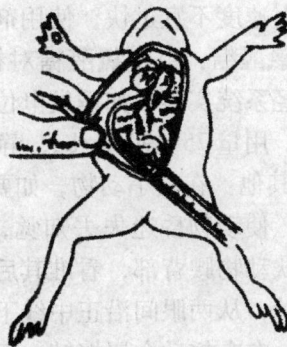

图 1 - 11　腹静脉注射法

（五）实验动物麻醉

1. 麻醉药的选择及使用　在施行手术之前需将动物麻醉。由于不同的麻醉药对动物生理机能的影响不同，其副作用和麻醉效果也不同。为了保证实验的顺利进行和获得正确的实验结果，要选择合适的麻醉药。理想的麻醉药应具备的条件：①麻醉完善，使动物完全无痛，麻醉时间大体上满足实验的要求；②对动物的毒性最小；③对所研究的机能影响最小；④使用方便。可用于机能学动物实验的麻醉药物种类较多，如乙醚、氨基甲酸乙酯、氯醛糖和巴比妥类等。

（1）乙醚：乙醚是一种挥发性麻醉药，可用于各种动物的麻醉，不同动物使用的剂量和方法有所不同，其用法一般采用开放式吸入。由于乙醚具有刺激性，故一般应在麻醉前半小时左右先注射吗啡和阿托品等药物，以减少其副作用。采用乙醚麻醉的优点是较易掌握麻醉深度，比较完全可靠，术后苏醒较快等。缺点是需专人管理麻醉，在麻醉初期动物常出现强烈的兴奋现象，对呼吸道的刺激较强。

（2）氨基甲酸乙酯：氨基甲酸乙酯又名乌拉坦，是一种非挥发性麻醉药，多数动物都可使用，常用于麻醉小动物。它对狗的作用较慢，对家兔的麻醉作用较强，故常用于家兔的急性实验。与乙醚相比较，氨基甲酸乙酯的优点是使用方法简便，一次给药便可维持较长时间的麻醉状态，手术或实验过程中无需专人管理麻醉，而且麻醉过程较平稳，动物无明显挣扎现象。缺点是苏醒缓慢。此药易溶于水，使用时常配成 20% ~ 25% 的溶液。兔、狗、猫的使用剂量为 0.7 ~ 1g/kg 体重，可采用静脉注射、腹腔注射或直肠灌注。值得注意的是，此药在低温下易形成结晶析出，使实际浓度降低，此时应加温溶解后使用。

（3）戊巴比妥钠：戊巴比妥钠为白色粉末，用时配成 3% ~ 5% 的水溶液，由静脉或腹腔注射。一次给药的麻醉时间为 3 ~ 5 小时，对狗和鼠类的麻醉效果较好。狗和兔的使用剂量为 25 ~ 35mg/Kg 体重，猫为 40mg/kg 体重，鼠为 35 ~ 50mg/kg 体重。高浓度的戊巴比妥钠对心肌和血管平滑肌有抑制作用，还能抑制心血管反射活动，不宜用于研究心血管机能的实验动物麻醉。戊巴比妥钠对其他各种平滑肌也有抑制作用。另外它还抑制呼吸中枢，注射速度不宜过快，使用剂量也不宜过大。

（4）氯醛糖：由于氯醛糖对神经系统抑制程度较轻，有不刺激呼吸道分泌等优点，常用于神经系统实验，如诱发电位等。此药溶解度低，常配成 1% 氯醛糖水溶液，用前须加温助溶。用量 75 ~ 90mg/kg，静脉或腹腔给药。

（5）其他：在较小动物，如要做离体实验，如摘取心脏、肝脏或肾脏等，可采用木槌击头法，使动物昏迷失去知觉，迅速完成手术。此法常用于猫、兔、鼠类。右手持木槌，左手扶动物腰背部，看准其后头部猛击之。而对于蛙类常采取破坏中枢神经系统法，用金属探针，从两眼间沿正中线下滑，有一下凹陷感，此处为枕骨大孔，依 15° 角向鼻尖方向刺入，左右摇动金属探针，探针尖有在骨腔感，并破坏左右大脑。然后退回，向相反方向刺入脊髓腔，将金属探针上下移动破坏脊髓，尤其要将颈膨大和腰膨大破坏彻底。

2. 麻醉深度的判断　实验动物的麻醉是实验成功与否的重要环节，应该观察以下四指标：①呼吸：动物呼吸加快或不规则说明麻醉过浅；若呼吸由不规则转变为规则且平稳，表明已达到麻醉深度；若动物呼吸明显变慢且以腹式呼吸为主，说明麻醉过深。②反射活动：主要观察角膜反射或睫毛反射。若动物的角膜反射仍然灵敏，说明麻醉过浅；若角膜反射迟钝，表明麻醉程度合适；角膜反射消失伴瞳孔散大，表明麻醉过深。③肌肉张力：动物肌张力亢进，一般说明麻醉过浅；全身肌肉松弛，表示麻醉合适。④皮肤夹捏反应：麻醉过程中可随时用止血钳或有齿镊子夹捏动物皮肤；若反应仍然灵敏，说明麻醉过浅；若反应消失，表示麻醉程度合适。

3. 使用麻醉药的注意事项：①要根据动物的品种、健康状况、实验内容等决定应用麻醉药的种类和剂量；②静脉麻醉时，注射速度：以总药量计，前 1/2 推注稍快些，后 1/2 推注应缓慢，随时观察判断动物麻醉程度的四项指标。当夹捏皮肤的反应消失，头颈及四肢肌肉松弛，呼吸深慢，角膜反射迟钝或消失，即应停止麻醉；③麻醉过浅或实验过程中动物逐渐醒来，出现挣扎、呼吸急促及鸣叫等反应时，应补注麻醉药，但一次不宜超过原剂量的 1/5，待动物安静和肢体松弛后，继续进行实验。

表 1-2　常用机能学实验动物麻醉药作用特点、用量

药物	动物	给药途径	剂量（mg/Kg）	麻醉时间和特点
戊巴比妥钠 （3%）	犬、兔 猫 犬、豚鼠 小白鼠	静脉 腹腔 腹腔 腹腔	25~30 30 40~50	2~4 小时，中途补充 5mg/Kg 可维持 1 小时以上。对呼吸血压影响较小，肌肉松弛不全，麻醉稳定，常用
氨基甲酸乙酯 （20%或 25%）	兔、猫 鼠	灌胃、静脉、腹腔 腹腔	1000~1450 1000~1500	2~4 小时，可用于神经反射性实验，常用
异戊巴比妥钠 （0.1%）	兔 鼠	静脉 腹腔	40~50 30	2~4 小时，对呼吸血压影响较小，肌肉松弛不全，麻醉不稳定
硫喷妥钠 （25%）	犬、兔 猫	静脉 腹腔	20~30 30~50	约 0.5 小时，静脉注射宜缓以免抑制呼吸致死，肌肉松弛不全
氯醛糖	犬	静脉	80~100	6 小时，可用与生理反射性实验，对呼吸和血管运动中枢影响较小

（六）动物实验的手术操作技术

1. 切口和止血　用哺乳动物进行实验时，在做皮肤切口之前，先将切口部位及其周围的毛剪去。要求剪得干净、平整，勿伤及皮肤，用弯头组织剪操作比较方便，剪下的毛要存放在陶瓷缸内，且盖好盖，以保持手术野和实验室的整洁。选好手术切口部位和范围，必要时做出标志。切口大小要便于实验操作，但不可过大。手术者左手拇指外展，另外四指并拢将预定切口两侧的皮肤固定。右手持手术刀，以适当的力量一次全线切开皮与皮下组织，注意切口部位的解剖结构及特点，以避开神经、血管为原则，用止血钳或手指将肌纤维钝性分离至所需长度。不要轻易用剪刀等锐利器具分离肌肉，以减少出血。

在手术过程中必须注意及时止血，防止造成手术视野模糊，妨碍手术操作。若遇微血管出血，可用盐水纱布止血。若不小心分破了较大的血管而致出血，要先用止血钳夹闭血管，然后用线结扎。在实验观察期间，应将手术野用生理盐水纱布盖好，以防组织干燥，特别是为暴露的神经组织保持温度、湿度更为重要。

2. 神经和血管的分离方法　神经和血管都是比较娇嫩的组织，因此在分离的过程中要细心、耐心，动作要轻柔，切不可用带齿的镊子进行分离，更不可用止血钳或镊子夹持，以免其结构或机能受损伤，影响实验结果。在分离较粗大的神经或血管时，可先用蚊式止血钳，沿着神经或血管的走行方向逐渐扩大，使神经或血管从其周围的结缔组织中游离出来。分离神经或血管的长短视需要而定。在分离细小的神经或血管时，要特别注意保持局部的自然解剖位置，不要把结构关系弄乱，并且要用玻璃分针轻轻地进行分离，游离出血管和神经后，在其下方穿过用生理盐水浸透的细棉线（根据需要穿一根或两根），以备刺激时提起或结扎之用。

3. 气管插管法　在哺乳动物的急性实验中，为保证动物呼吸道通畅，一般要作气管切开，插入气管插管，使动物通过气管插管进行呼吸。首先将动物仰卧固定于手术台上，颈部放正拉直，剪去颈前正中线（7~9cm 长）及其附近的毛，在紧靠喉头下缘颈前正中线切开（切口长短因动物不同而异，兔4~5cm 左右，狗可稍长一些），用止血钳分开颈前正中的肌肉，首先暴露出气管（白色较粗的、可见到气管环），再分离气管两侧及气管与食管之间的结缔组织，将气管游离出来。在气管下方穿一较粗的棉线，轻轻提起气管。在甲状软骨下方3 或4 软骨环上，横向切开气管前壁，用尖剪刀向气管的头端做一小纵向切口，使整个切口呈倒"T"字形。若气管内有分泌物或血液，要用干棉球或盐水纱布擦净，然后一手提起穿于气管下的棉线，另一手将口径适当的气管插管由切口向肺端插入气管腔内，用事先穿好的棉线结扎固定。

4. 动脉插管法　在急性动物实验中，为了观察动脉血压的变化及研究药物或心肌的功能，常进行动脉插管。常用的动脉插管常为软硬适中、无毒的塑料导管，其一端可插入动脉管腔，另一端与压力换能器（或检压计）相连接，插管前应将动脉插管上系上一条棉线，管内充满肝素盐水。动脉插管的插入部位常为颈总动脉或股动脉。如果作兔颈总动脉插管，则先按前述的气管插管的手术方法直到暴露气管，在气管两侧的深部找到颈动脉鞘，鞘内有颈总动脉、迷走神经、减压神经和交感神经。分离一侧颈总动脉，长约2~3cm，在其下方穿二条细棉线，一条线备用，用另一条线结扎颈总动脉的远心端，用动脉夹夹闭该动脉的近心端，操作者将左手示指尖端或用手术刀柄放在动脉的下方，以固定动脉，防止滚动，在结扎的下方用眼科剪（与血管呈 45°）作一斜切口（注意不能剪断动脉），用眼科剪尖扩开切口处的管壁，使切口充分张开，用右手将动脉插管向心脏方向插入动脉管腔，导管进入动脉的长度约2~3cm，用预先穿好的备用线将动脉和插管扎紧，防止漏血，并将线再与动脉插管上事先系好的棉线进行结扎，其作用是防止插管与颈总动脉脱开致大出血。打开动脉夹，连接信号处理系统可记录动脉血压。

5. 静脉插管法　在急性动物实验中，为了便于随时由静脉注射各种药物或抽血作化验，常要进行静脉插管。常用软硬适度的塑料导管作静脉插管，其一端可插入静脉管腔内，另一端套入大小匹配的注射针头，针头与注射器连接，并将注射器与静脉插管内充满肝素盐水。

静脉插管的部位应根据动物的种类和实验需要而定。在狗和猫常用股静脉（兔亦可采用）。剪去腹股沟三角区的长毛，沿血管走行方向作 4~5cm 的皮肤切口，用小止血钳钝性分离肌肉和深部筋膜，暴露出股神经和股血管（股动脉在外侧，股静脉在内侧，股神经在股动脉的背外侧）。用蚊式止血钳将股静脉分离出一段，在其下方穿两条棉线，先用一线将被游离的静脉远心端结扎，另一线备用。用锐利的眼科剪，与血管成45°角，在靠近结扎线侧将静脉管壁剪一斜切口（呈"V"字形）。一手用一小镊子提起切口处的管壁，使切口充分张开，另一只手将充满肝素盐水的塑料插管插入血管腔内，用备用的棉线结扎固定。

6. 输尿管插管法：自耻骨联合上缘向上剪去下腹部兔毛，在耻骨联合上缘沿腹白线向上切开腹壁约4cm，暴露膀胱。轻轻将膀胱翻出腹腔外，向下轻拉膀胱，可见膀胱三角区与双侧输尿管。分离近膀胱端的输尿管，用蘸过生理盐水的棉线结扎，以利尿液的充盈，便于插管。沿结扎处向肾脏方向游离输尿管约2～3cm，在其管下穿线备用。持眼科剪使其与输尿管表面呈45°角，在近结扎处的输尿管上剪一切口。用镊子夹住切口的一角，将充满肝素盐水的导管插入输尿管内。结扎备用线，固定其导管于输尿管之内。平放导尿管，可看到尿液从导尿管内慢慢的流出。另一侧输尿管的插管方法同前。

7. 心导管插管术

心导管插管通常有两种方法，即右心导管插管术和左心导管插管术，由静脉插入导管至右心室，称为右心导管插管术；经动脉逆行插入导管至左心室，称为左心导管插管术。

（1）右心导管插管术：在家兔或大鼠下颌至锁骨上缘的范围内剪去动物被毛，用生理盐水纱布清理手术范围。距下颌2cm处至锁骨上1cm处，剪开2～3cm的皮肤切口并止血。提起皮肤切口，钝性分离浅筋膜、肌肉，在胸锁乳突肌外缘清晰可见颈外静脉（一般用右侧）。暴露右侧颈外静脉2～3cm。在靠近锁骨端用动脉夹夹闭近心端颈外静脉，在血管的远心端穿一棉线，待血管内血液充盈后用棉线结扎颈总静脉的远心端。测量切口到心脏的距离，并在心导管上做好标记，作为插入导管长度的参考。靠近远心端已用棉线结扎血管处用眼科剪呈45°剪开1/3血管，用弯形眼科组织镊的弯钩插入到血管内轻轻挑起血管，此时可见到静脉血管腔，迅速插入心导管约2.5cm后，在近心端结扎血管与导管，放开血管夹。结扎血管的原则是既要保证血管切口处无渗血现象，又要保证心导管可以继续顺利地插入。当将心导管插入到颈静脉时，需要平行地继续推送导管时会遇到（接触锁骨的部位）阻力，应将心导管提起呈45°角，稍后退再继续插入导管至心导管上所做标记处，插管时出现一种"落空"的感觉，表示心导管已进入到右心室。此时应借助显示器上图形的变化，证实心导管是否已进入右心室。在近心端处重新牢固结扎血管。在远心端处将结扎血管的棉线再结扎到导管上，起到加固的作用。

（2）左心导管插管术　动物麻醉后固定于手术台上。颈部手术，找到颈动脉鞘并游离颈总动脉。右手持玻璃分针顺着血管走向钝性分离颈总动脉2～3cm，穿两条棉线备用，一根线结扎远心端，近心端用动脉夹夹住，另一条线打一松结备用。在靠近远心端血管结扎处用左手拇指及中指拉住远心端线头，示指从血管背后轻撬血管，右手持眼科剪与血管呈45°剪开血管直径的1/3。测量切口到心脏的距离，在心导管上做一标记作为插入导管距离的参考依据。用弯形眼科组织镊的弯钩插入到血管腔内轻轻挑起血管，此时可见到颈总动脉血管腔。右手持心导管以其尖端斜面与动脉平行地向心方向插入动脉内，插入心导管约2cm后，用手轻轻捏住血管切口部位，放开动脉夹，防止出血或渗血。操作者一手捏住血管切口处，另一手将心导管继续平行地推送到预定部位。在计算机屏幕上可以看到平均动脉压的曲线图形变化。当心导管到达主动脉入口处时，即可触及到脉搏搏动的感觉，继续推进心导管。若遇到较大阻力，切勿强行推入，此时可将心导管略微提起少许呈45°，再顺势向前推进，出现一种"扑空"的感觉，表示心导管已进入到心室部位，心导管进入心室，在计算机屏幕上出现心室压力波形。此时，在近心端重新牢固地结扎血管。在远心端将结扎血管的手术线再结扎到导管上，起到加固的作用。

8. 肺动脉插管　肺动脉插管常用于检测肺动脉压、肺动脉楔压，同时可了解肺血管舒缩活动，是机能实验常用的技术。

首先调试计算机生物信号记录分析系统，连接压力换能器，校零位、定标，将肺动脉插管套在三通上，固定三通与压力传感器上，向压力传感仓内及肺动脉导管内注入肝素盐水，排尽各部位的气泡。将肝素塞接在三通上，以便随时冲导管，防止血液栓塞导管。

取健康大白鼠一只，体重250g左右，用20%氨基甲酸乙酯（乌拉坦）溶液按1ml/100g体重，腹腔注射麻醉，将麻醉好的大鼠仰卧位固定于实验板上。在颈部正中剪毛，切开皮肤，分离右侧颈外静脉2~3cm，在血管下穿两条线备用，一条线结扎远心端，靠结扎近心端用眼科剪剪开血管（注意剪刀与血管保持45°，以防剪断血管），用眼科镊提起血管壁，将充满肝素盐水的导管插入血管，通过显示器观察导管所到部位（心房、心室、肺动脉压力曲线如图1-12），直至进入肺动脉，用另一条线固定血管和导管，完成肺动脉插管。

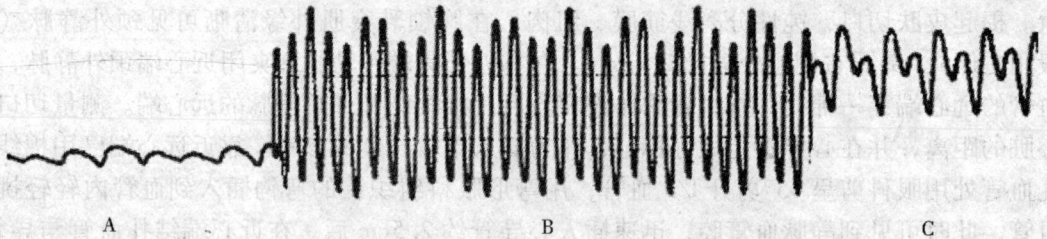

图1-12　心房、心室、肺动脉、压力曲线
A. 右心房血压曲线　B. 右心室血压曲线　C. 肺动脉压力曲线

肺动脉插管时要注意：①分离颈外静脉时动作要轻柔；②作静脉切口时，不宜过大，接近血管直径的1/2即可，切勿切断静脉，给插管带来麻烦；③当导管进入血管，在推进的过程中，注意曲线的变化，以此定位导管位置；④当导管进入肺动脉后，要牢固结扎血管和导管，以防出血和导管脱出。

9. 采血法

（1）大、小鼠的采血法

①尾尖采血：当采血量很少时采用本法。固定动物露出鼠尾，将鼠尾在45°温水浸泡数分钟，也可用二甲苯等化学药物涂抹，使尾部血管扩张。将鼠尾擦干，剪去尾尖，血自尾尖流出，让血液滴入盛器或直接用移液器吸取。如需间隔一定时间，多次采取鼠尾尖部血液，每次采血时，将鼠尾剪去很小一段，取血后，先用棉球压迫止血并立即用6%液体火棉胶涂于尾巴伤口处，使伤口外结一层火棉胶薄膜，保护伤口。也可采用切割尾静脉的方法采血，三根尾静脉可交替切割，并自尾尖向尾根方向切割，每次可取0.2~0.3ml血，切割后用棉球压迫止血。这种采血方法在大鼠进行较好，可以在较长的间隔时间连续取血，进行血常规检查。

② 眼眶后静脉丛采血：当需中等量的血液，且需避免动物死亡时采用此法。用左手捉鼠，尽量捏紧头部皮肤，使头固定，并轻轻向下压迫颈部两侧，引起头部静脉血液回流困难，使眼球充分外突（示眼眶后静脉丛充血），右手持毛细玻璃管，沿内眦眼眶后壁向喉头方向刺入。刺入深度小鼠 2~3mm，大鼠 4~5mm。感到有阻力时再稍后退，使取血管保持水平位，稍加吸引，由于血压的关系，血液即流入玻璃管中。得到所需的血量后，拔出毛细管。小鼠一次可采血 0.2~0.3ml，大鼠一次可采血 0.4~0.6ml。

③ 断头采血：当需要较大量的血液，而又不需继续保存动物生命时采用此法。左手捉持动物，使其头略向下倾，右手持剪刀猛力剪掉鼠头，让血液滴入盛器。小鼠可采血 0.8~1.0ml，大鼠可采用 5~8ml。

④ 眶动脉和眶静脉采法：此法既能采取较大量的血液，又可避免断头采血法中因组织液的混入导致凝血的现象，现常取代断头采血法。操作时先使动物眼球突出充血后，以弯头眼科镊迅速钳取眼球，并将鼠倒置，头向下，眼眶内很快流出血液，让血液滴入盛器，直至不流为止。此法由于采血过程中动物未死，心脏不断在跳动，因此采血量比断头采血法多，一般可取 4%~5% 鼠体重的血液量，是一种较好的采血方法。

⑤ 心脏采血：动物仰卧固定在固定板上，剪去心前区部位的毛，用碘酒酒精消毒皮肤。在左侧第 3~4 肋间，用左手示指摸到心搏处，右手取连有 4~5 号针头的注射器，选择心搏最强处穿刺，当针刺入心脏时，血液由于心脏跳动的力量自动进入注射器。此法要求实验者掌握以下要点：要迅速而直接插入心脏，如第一次没刺准，将针头抽出重刺，不要在心脏周围乱探，以免损伤心、肺，取血时要缓慢而稳定的抽吸，否则，太多的针孔反而使心脏塌陷。若不需保留动物生命时，也可麻醉后切开动物胸部，将注射器直接刺入心脏抽吸血液。

（2）家兔的采血法

① 耳缘静脉采血：如要采集少量血液，可采用此法。将家兔放在固定盒内，拔去拟采血部位的毛，用电灯照射加热，电吹风吹热或用二甲苯棉球擦耳壳，使耳部血管扩张。用粗针头刺破耳缘静脉或以刀片在血管上切一小口，让血液自然流出即可。采血后用棉球压迫止血。亦可用针头插入耳缘静脉采血，其操作步骤基本与耳缘静脉注射相似。最好有一助手帮助压紧耳根部，这样抽血时比较容易。

② 耳中央动脉采血：在兔耳的中央有一条较粗、颜色较鲜红的中央动脉，用左手固定兔耳，右手持注射器，在中央动脉末端，沿着动脉向心方向平行刺入动脉，此法一次可采血 10~15ml。取血完毕后注意止血。抽血时要注意：由于兔耳中央动脉易发生痉挛性收缩，因此抽血前，必须先让兔耳充分充血，当动脉扩张，未发生痉挛性收缩前立即抽血。不要在近耳根处取血，因耳根部软组织厚，血管位置较深，易刺透血管造成皮下出血。

③ 心脏采血：兔心脏采血法和大、小鼠心脏采血法类似，且比较容易掌握。将兔仰卧固定在手术台上，将心脏部位被毛剪去，用碘酒酒精消毒皮肤，选择心搏最明显处穿刺，针头刺入心脏后即有血液涌入注射器。取得所需血量后，迅速将针头拔出，这样心肌上的穿孔易于闭合。经 6~7 天后，可以重复进行心脏采血。

（3）豚鼠的采血法

① 背中足静脉采血　助手固定动物，将其后肢膝关节伸直提到实验者面前，实验者

将动物脚背面用酒精消毒，找出背中足静脉后，以左手的拇指和示指拉住豚鼠的趾端，右手拿注射器针刺入静脉，确认针头在静脉内应立即抽血，采血后，用纱布或脱脂棉压迫止血。反复采血时，两后肢交替使用。

② 心脏采血　豚鼠的心脏采血法与兔的采血方法相似。

（4）狗的采血法　狗常从前肢皮下头静脉，后肢小隐静脉采血，其操作步骤与静脉注射相似，但技术需熟练。在新生仔狗、小狗大量采血时，可选颈静脉采血。

10. 实验动物处死法

（1）颈椎脱臼法：是大、小鼠最常用的处死方法。一只手的拇指和示指用力往下按住鼠头，另一只手抓住鼠尾，用力稍向后上方一拉，使之颈椎脱臼，造成脊髓与脑髓断离，动物立即死亡。

（2）空气栓塞法：主要用于大动物的处死，用注射器将空气急速注入静脉，可使动物致死。当空气注入静脉后，可在右心随着心脏的跳动使空气与血液相混致血液呈泡沫状，随血液循环到全身。如进入肺动脉，可阻塞其分支，进入心脏冠状动脉，造成冠状动脉阻塞，发生严重的血液循环障碍，动物很快致死。一般猫、兔可注入 10～20ml 空气。狗可注入 70～150ml 空气。

（3）急性大失血法：此法在作有关动脉或静脉插管实验时常用。完成实验即可放血，动物很快会死亡。注意要及时冲洗导管，以防血液栓塞导管。

（4）吸入麻醉致死法：应用乙醚吸入麻醉的方法处死。大、小鼠在 20～30 秒陷入麻醉状态，3～5 分钟死亡。应用此法处死豚鼠时，其肺部和脑会发生小出血点，在病理解剖时应予注意。

（5）其他方法：大、小鼠还可采用击打法、断头法、二氧化碳吸入法致死。具体操作为右手抓住鼠尾提起动物，用力抨击鼠头部，动物痉挛致死，或用小木锤用力击打头部致死。用剪刀在鼠颈部将鼠头剪掉，由于剪断了脑脊髓，同时大量失血，动物很快死亡。采用断头器断头，将动物的颈部放在断头器的铡刀处，慢慢放下刀柄接触到动物后，用力按下刀柄，将头和身体完全分离，这时有血液喷出，要多加注意。吸入 CO_2，此法安全、人道、迅速，被认为是处理啮齿类动物的理想方法，可将多只动物同时置入一个大箱或塑料袋内，然后充入 CO_2，动物在充满 CO_2 的容器内 1～3 分钟内死去。

第三节　常用试剂、药物剂量的换算和配制

一、常用盐溶液

生理溶液（physiologic salt solution，PSS）一般指用于温浴或灌流离体组织或器官的近似于生物组织液的液体。PSS 为离体标本提供近似体内的生理环境，其中包括适当的各种离子浓度和渗透压、适当而恒定的酸碱环境、足够的能量和氧气。PSS 的选择与配制是影响实验成败的最重要的因素之一，若 PSS 选择或配制不当，标本的反应性会出现异常甚至难以存活。（表1－3、表1－4）

表1-3　生理实验常用盐溶液　　　　单位：g（水：ml）

药品名称	生理盐水		任氏液	乐氏液	台氏液
	两栖类	哺乳类	两栖类动物	哺乳类动物	哺乳类动物（小肠）
氯化钠（NaCl）	6.50	9.00	6.50	9.00	8.00
氯化钾（KCl）	-	-	0.14	0.42	0.20
氯化钙（$CaCl_2$）	-	-	0.12	0.24	0.20
氯化镁（$MgCl_2$）	-	-	-	-	0.10
葡萄糖（G·S）	-	-	2.00	1～2.5	1.00
碳酸氢钠（$NaHCO_3$）	-	-	0.20	0.1～0.3	1.00
磷酸二氢钠（NaH_2PO_4）	-	-	0.01	-	0.05
蒸馏水（H_2O）	加至1000	加至1000	加至1000	加至1000	加至1000

配制方法是先将各成分分别配制成一定浓度的基础溶液，然后按下表所列混合而成。

表1-4　生理实验常用盐溶液配制方法　　　　单位：ml

药品名称	浓度（%）	任氏液	乐氏液	台氏液
氯化钠（NaCl）	20	32.50	45.00	40.0
氯化钾（KCl）	10	1.4	4.2	2.0
氯化钙（$CaCl_2$）	10	1.2	2.4	2.0
氯化镁（$MgCl_2$）	5	-	-	2.0
葡萄糖（G·S）	5	4.0	10～50	20.0
碳酸氢钠（$NaHCO_3$）	5	4.0	2.0	20.0
磷酸二氢钠（NaH_2PO_4）	1	1.0	-	5.0
蒸馏水（H_2O）		加至1000	加至1000	加至1000

表1-5　低渗NaCl溶液的配制及浓度　　　　单位：ml

试剂	1	2	3	4	5	6	7	8	9	10
1% NaCl溶液（ml）	1.40	1.30	1.20	1.10	1.00	0.90	0.80	0.70	0.60	0.50
蒸馏水（ml）	0.60	0.70	0.80	0.9	1.00	1.10	1.20	1.30	1.40	1.50
NaCl浓度（%）	0.70	0.65	0.60	0.55	0.50	0.45	0.40	0.35	0.30	0.25

PSS的配制方法和注意事项：①先将氯化钙和葡萄糖以外的成分一起配制成高10倍的贮存液，用时做10倍稀释；而后加氯化钙10倍贮存液，后加氯化钙可以防止Ca^{2+}与其他成分发生沉淀反应；临用前加入葡萄糖，最后定容。②加10倍氯化钙贮存液时边加边搅拌，以免发生碳酸钙或磷酸钙沉淀，使PSS出现混浊或沉淀。③含有Na_2CO_3或葡萄糖的溶液不宜放置过久。④蒸馏水要新鲜，最好用重蒸馏水。蒸馏水放置时间过长，其中CO_2含量可能增高。

二、常用抗凝剂的配制

机能学实验中常需要抗凝剂防止血液凝固，以便实验顺利进行。如通过插管和导管记录血压或心室内压时，抗凝剂可以抑制血液凝固保证压力传送过程通畅及时准确；体外分离血小板测定其功能；制备血浆进行生化化验等等。常用的抗凝剂有肝素、枸橼酸钠等。

1. 草酸钾　用于血液样品检验的抗凝。在试管内加饱和草酸钾溶液 2 滴，轻轻叩击试管，使溶液均匀分散到管壁四周，置≤80℃的烘箱内烤干备用。此抗凝管可用于 2 ~ 3ml 血液。

2. 肝素　体外抗凝：取 1% 肝素溶液 0.1ml 于试管内，均匀浸润试管内壁，放入 80 ~ 100℃烘箱中烤干备用。每管可用于 5 ~ 10ml 血液。体内抗凝：常用量为 5 ~ 10mg/kg。市售肝素注射浓度为 12500 单位/ml，相当于肝素钠 125mg。应置于 4℃保存。

3. 枸橼酸钠　一般仅用于体外抗凝，如分离血小板测定其功能，分离血浆等，其抗凝浓度一般为 0.1 ~ 0.2mg/ml。体外抗凝：常用 3.8% 枸橼酸钠溶液，用量为枸橼酸钠溶液：血液 = 1:9，如用于红细胞沉降率的测定等。急性血压实验常用 5% ~ 7% 枸橼酸钠溶液抗凝。

三、给药剂量的确定

在药理学实验中常遇到给动物多大剂量的问题，解决方法有：①参考类似药物的有关研究文献；②如没有相关文献，可根据半数致死量（LD_{50}）或最大耐受量设计药效学实验，如可从 LD_{50} 或最大耐受量的 1/10 剂量开始探索有效剂量，也可以选择 LD_1 或 LD_5 开始药效学实验，然后根据药效强度和毒性反应情况适当增加或减小剂量。

有时已知某药对一种动物的有效剂量，但需要观察该药对另一种动物模型的作用，此时如何确定给该动物的剂量？某一药物对不同动物的等效剂量往往有一定差异，不宜将一种动物的有效剂量简单地用于另一种动物，但不同动物之间的等效剂量又存在一定的关系，可以按一定的公式进行换算。常用的方法有两种。

1. 公斤体重换算　此种方法用已知某种动物的有效剂量乘以一定的折算系数来推算出另一种动物的有效剂量。从下表的横栏中找出已知有效剂量的动物，从竖栏中找出待求有效剂量的动物，两者的交叉点即为该两种动物的有效剂量折算系数。如已知某药对小鼠的有效剂量为 100mg/kg，求该药对猫的等效剂量。查出小鼠与猫的折算系数 0.3，则猫的等效剂量为 0.3 × 100 = 30mg/kg。

表 1 - 6　不同动物间等效剂量折算系数

	成年体重（kg）						
	小鼠 0.02	大鼠 0.2	豚鼠 0.4	家兔 1.5	猫 2.0	犬 12	人 60
小鼠 0.02	1.00	1.40	1.60	2.70	3.20	4.80	9.01
大鼠 0.2	0.70	1.00	1.14	1.88	2.30	3.60	6.25
豚鼠 0.4	0.61	0.87	1.00	0.65	2.05	3.00	5.55
家兔 1.5	0.37	0.52	0.60	1.00	1.23	1.76	3.30
猫 2.0	0.30	0.42	0.48	0.81	1.00	1.44	2.70
犬 12	0.21	0.28	0.34	0.56	0.68	1.00	1.88
人 60	0.11	0.16	0.18	0.30	0.37	0.53	1.00

2. 按体表面积换算 不同种属动物体内的血药浓度和作用与体表面积成正相关，因而按体表面积折算的等效剂量更为接近。

表 1 - 7 不同动物间按体表面积折算等效剂量的系数

| | 成年体重（kg） | | | | | | |
	小鼠 0.02	大鼠 0.2	豚鼠 0.4	家兔 1.5	猫 2.0	犬 12	人 70
小鼠 0.02	1.00	7.00	12.25	27.8	29.7	124.2	387.9
大鼠 0.2	0.14	1.00	1.74	3.90	4.20	17.8	56.0
豚鼠 0.4	0.08	0.57	1.00	2.25	2.40	10.2	31.5
家兔 1.5	0.04	0.25	0.44	1.00	1.08	4.50	14.2
猫 2.0	0.03	0.23	0.41	0.92	1.00	4.10	13.0
犬 12	0.008	0.06	0.10	0.22	0.23	1.00	3.10
人 70	0.0026	0.018	0.031	0.07	0.078	0.32	1.00

从上表的竖栏中找出已知有效剂量的动物，从纵栏中找出待求有效剂量的动物，两者的交叉点即为该两种动物间的体表面积折算系数。用此表计算等效剂量，首先计算出整只动物所用的量，然后除以成年动物的公斤体重即得每公斤体重的剂量。

如某一利尿药，大白鼠灌胃给药时的剂量为 250mg/kg。请粗略估计犬灌胃给药时的剂量。如按表 1 -3 -6 进行计算，12kg 犬的体表面积为 200g 大白鼠的 17.8 倍。200g 大白鼠需给 250 × 0.2 = 50mg，于是犬的适当剂量应是 50 × 17.8/12 = 74mg/kg。

上述不同种类动物间剂量的换算法只提供一个粗略的参考值。究竟是否恰当，只有通过实验才能了解。

四、药物浓度与给药剂量的计算

（一）药物浓度的表示方法

一定容积的溶液中所含溶质的量称为溶液浓度。常用的浓度表示方法有如下几种。

1. 百分浓度 每 100ml（或 100g）溶液中所含溶质的克数或毫升数，用"%"表示。例如，25% 戊巴比妥钠溶液，即指 100ml 溶液中有戊巴比妥钠 25g。计算公式为

$$百分浓度（\%）= \frac{溶质的质量（g）}{溶液的体积（ml）} \times 100\%$$

2. 比例浓度 药典中常见的比例浓度符号为 1: X，即指 1g 固体或 1ml 液体溶质加溶剂配成 Xml 的溶液，叫做比例浓度。如不特别指定溶剂种类时，都是以蒸馏水为溶剂。例如，重碳酸钠 15g 配成 300ml 溶液的比例浓度如下。

比例浓度 = 15: 300 = 1: 20

3. 摩尔浓度 以 1L 溶液中所含溶质的摩尔数来表示溶液的浓度，叫做摩尔浓度，用符号 mol/L 表示。

（二）给药剂量的计算

一般按"mg/kg"或"g/kg"体重计算。例如，体重20g的小白鼠按每千克体重注射15mg盐酸吗啡计算，如果吗啡浓度为0.1%，应注射多少毫升？首先计算出20g小白鼠注射盐酸吗啡的量为 20/1000：x = 1：15，x = 0.3mg；其次计算出 0.3mg 相当于多少毫升 0.1%的吗啡？0.1% 即 1mg/ml，所以应注射 0.1%的盐酸吗啡 0.3ml。

第四节　动物实验常用手术器械及使用方法

一、实验常用手术器械

机能实验常对动物进行手术，因此识别和正确使用各种手术器械，既关系到操作能力的培养和实验的成败，也为今后完成动物外科打下基础。现将常用的手术器械种类及使用简述如下（图1-13）。

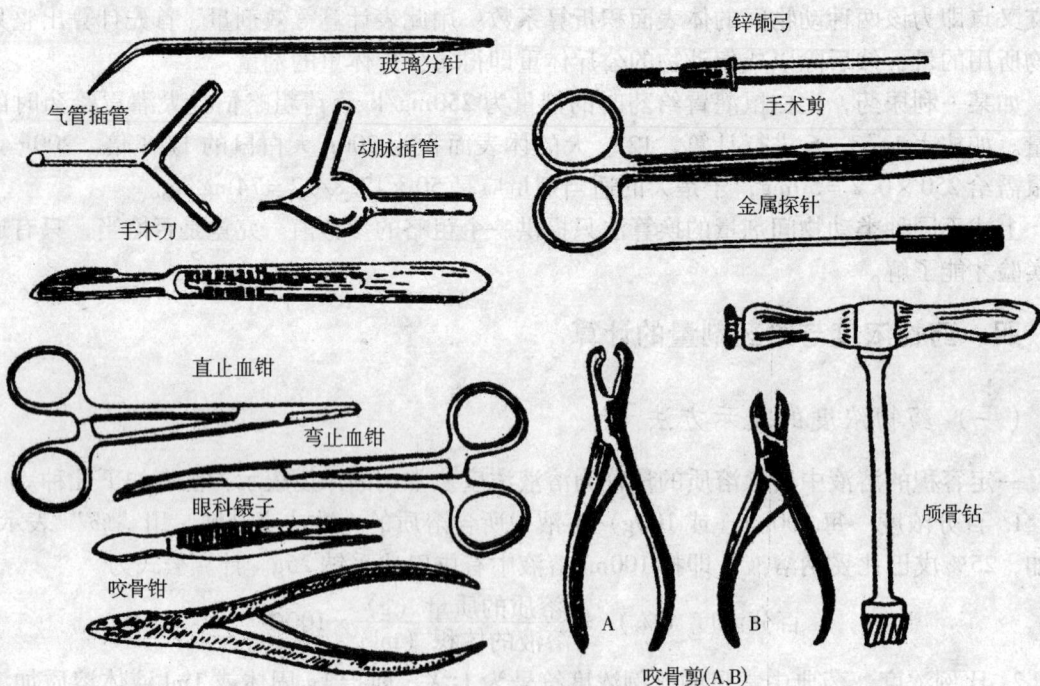

图 1-13　常用的手术器械

（一）剪刀

1. **手术剪（组织剪）**　有直、弯两型，又分圆头和尖头两种。手术剪用于剪肌膜、浅筋膜、神经和血管等软组织；也可用于剪手术线。正确的执剪姿式如图 1-14 所示。

2. 眼科剪 多用于剪较小范围内的神经和血管等软组织。禁止剪线、毛发及坚韧的结构。

3. 粗剪刀（普通剪刀） 可用于剪皮肤，蛙类骨骼与肢体等较坚韧的结构，或在实验中作杂用。

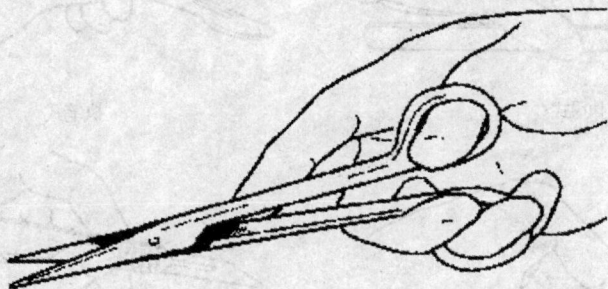

图 1 – 14 执剪姿式

（二）手术刀

手术刀包括刀柄和刀片，装卸如图 1 – 15。用于切开和解剖组织。持刀方法有 4 种：执弓式、执笔式、握持式和反挑式（图 1 – 16）。前两种用于切开较长或用力较大的切口；后两种用于较小切口，如解剖血管、神经等组织。

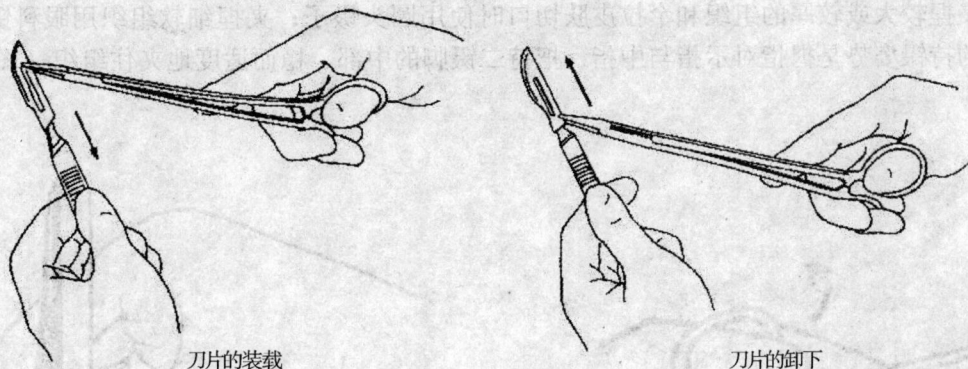

刀片的装载

刀片的卸下

图 1 – 15 手术刀片的装卸

（三）止血钳

除用于夹持血管或出血点起止血作用外，有齿的用于提起皮肤；无齿的分离皮下组织。蚊式止血钳较小，适于分离小血管和神经周围的结缔组织。也可用于分离组织，牵引缝线，协助拔针等。血管钳分为直、弯、全齿和平齿等不同类型。血管钳的使用方法基本同手术剪，但止血钳柄环间有齿，可咬合锁住，放开时，插入钳柄环口的拇指和无名指相对挤压后，无名指、中指向内，拇指向外旋开两柄（图 1 – 17）。

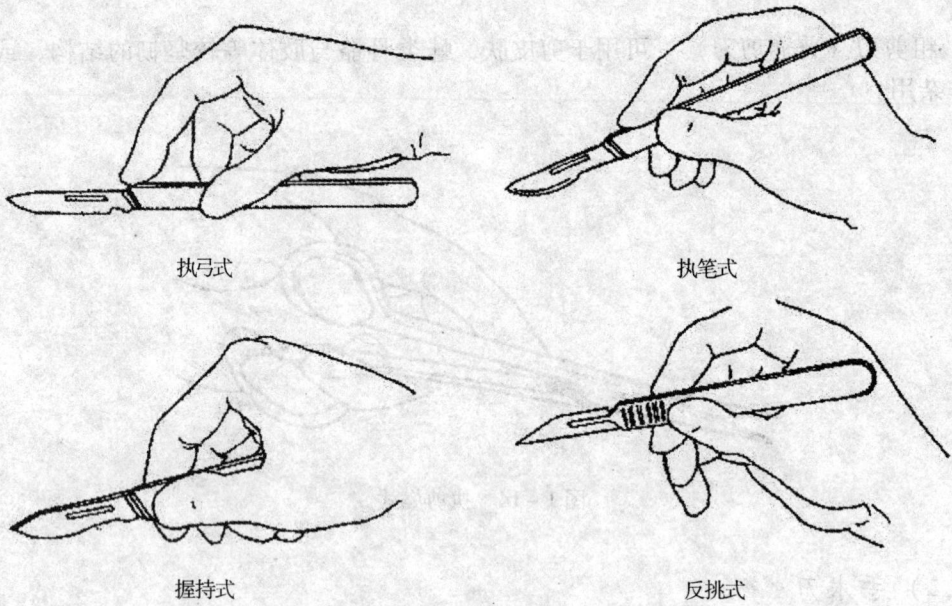

执弓式   执笔式

握持式   反挑式

图 1-16 执刀方式

（四）镊子

夹捏较大或较厚的组织和牵拉皮肤切口时使用圆头镊子；夹捏细软组织用眼科镊子。正确的持镊姿势是拇指对示指与中指，把持二镊脚的中部，稳而适度地夹住组织（图 1-18）。

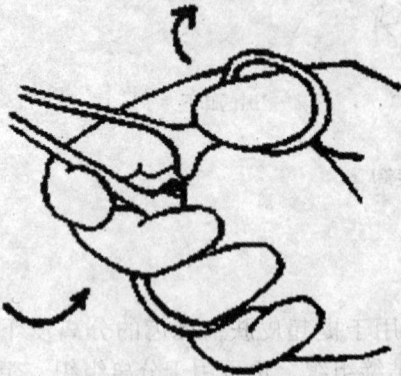

图 1-17 止血钳的开放

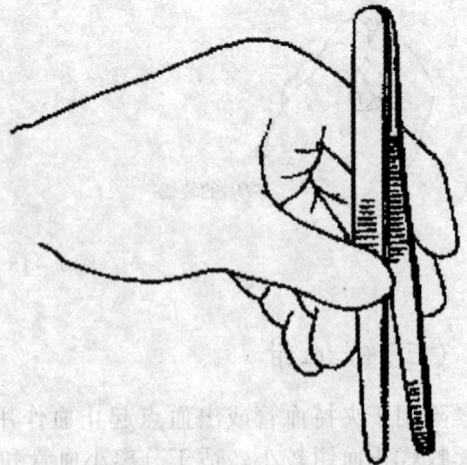

图 1-18 执镊方法

（五）持针器

主要用于夹持缝合针来缝合组织，有时也用于器械打结，其基本结构与血管钳类似。持针器的前端齿槽床部短，柄长，钳叶内有交叉齿纹，使夹持缝针稳定，不易滑脱。使用时将持针器的尖端夹住缝针的中、后1/3交界处，并将缝线重叠部分也放于内侧针嘴内（图1-19）。若夹在齿槽床的中部，则容易将针折断。

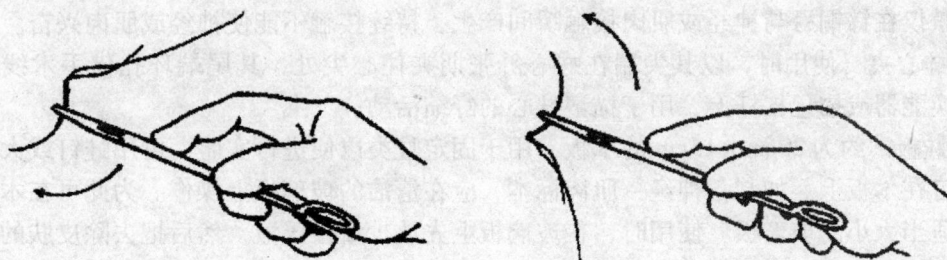

图1-19 持针钳夹针

（六）颅骨钻

用于开颅钻孔，根据所需骨窗的大小选用不同口径的钻头。用法为右手握钻，左手固定骨头，钻头与骨面垂直，顺时针方向旋转，到内骨板时要小心慢转，防止穿透骨板而损伤脑组织。

（七）咬骨剪与咬骨钳

咬骨剪与咬骨钳用于打开颅腔、骨髓腔和暴露脊髓时咬剪骨质，以及开胸时修剪肋骨的断端。

（八）动脉夹

用于阻断动脉血流。

（九）气管插管

用于实验中保持动物呼吸通畅。使用时先在气管上剪一倒"T"字形剪口，然后将其有斜面的一头朝肺的方向插入气管中，用手术线将其结扎固定于气管上防止滑出，并保持其在实验中始终与气管平行，以免阻塞呼吸。

（十）血管插管

用于急性动物实验时直接描记动脉血压。使用时将其中先注满肝素等抗凝剂，以保持实验中插管内无血凝块堵塞；以其有斜面的动脉插管端经血管剪口处插入动脉，另一端开口借橡皮管连接于压力换能器或水银检压计以测量和记录血压变化。插管插入动脉后将其用手术线结扎固定于血管上，并保持插管在实验中始终与血管平行，以免其头端刺破血管。

二、其他实验手术器械

1. 刺蛙针　用于破坏蛙的脑和脊髓。

2. 玻璃分针　用以分离神经肌肉标本等组织，因其光滑故对组织不易产生损伤。用时应沾少许任氏液或生理盐水。

3. 锌铜弓　锌铜弓用金属锌和铜铆接而成，锌铜弓在极性溶液中形成回路时，锌与铜两极产生约 0.5～0.7V 的直流电压，因此可用来刺激神经和肌肉，使神经或肌肉兴奋。这种刺激仅在锌铜弓与神经或肌肉接触瞬间产生，持续接触不能使神经或肌肉兴奋。

4. 蛙心夹　使用时，以其尖端在蛙心舒张期夹住心尖处，其尾端环孔借手术线连接于张力换能器或描记杠杆上，用于描记蛙心的舒缩活动。

5. 蛙板　约为 20cm×15cm 的木板，用于固定蛙类以便进行实验。可用蛙钉或大头针将蛙腿钉在木板上。如制备神经－肌肉标本，应在清洁的玻璃板上操作。为此可在木板上放一块适当大小的玻璃板。使用时，在玻璃板上先放少量任氏液，然后把去除皮肤的蛙后肢放在玻璃板上分离、制作标本。

6. 厚玻璃板　在剥去皮肤后的蛙类神经和肌肉标本制作时使用。

7. 培养皿　盛放任氏液，可将已做好的神经－肌肉标本置于此液中。

8. 刺激电极　刺激电极一般用铜或不锈钢丝制成，二极分别接刺激器输出的正极和负极。刺激电极有双极刺激电极、保护电极和锁定电极等多种。

9. 蛙心插管　蛙心插管有斯氏和八木插管两种。斯氏蛙心插管用玻璃制成，尖端插入蟾蜍或青蛙的心室，突出的小钩用于固定离体心脏，插管内充灌生理溶液。

10. 三通开关　可按实验需要改变液体流动的方向，便于静脉给药、输液和描记动脉血压。

11. 滑轮　用来改变力的方向，多用在张力换能器与标本之间的连接。

12. 膀胱插管　用玻璃制成的插管，后接导尿管，用于引流膀胱内的尿液和尿的流量的测定。

13. 麦氏浴槽　用玻璃制成的双层套管，内管放置标本和灌流液，内壁和外壁间通恒温水以保持内管中标本的恒温。

14. 注射器　注射器有可重复使用的玻璃注射器和一次性塑料注射器，常用的有 1ml～20ml 的注射器，根据注射溶液量的多少选用合适容量的注射器。注射器抽取药液时应将活塞推到底，排尽针筒内的空气，安装针头，注射器针头的斜面与注射器容量刻度标尺在同一方向上，旋压紧针头。

附注：

1. 蛙类手术器械：粗剪刀、组织剪、眼科剪、组织镊、眼科镊、刺蛙针、锌铜弓、蛙心夹、蛙板各一，玻璃分针 2 支，图钉 4 枚，丝线 1 卷。

2. 哺乳类动物手术器械：手术刀、粗剪刀、组织剪、组织镊、眼科镊、眼科剪各一，直止血钳、弯止血钳、蚊氏止血钳各二，气管插管，玻璃分针，缚绳，丝线。

第二章 常用仪器的认识和使用

第一节 几种常用的微机生物机能实验系统

实验手段和设备的不断更新，促进了医学机能学实验研究的发展，随着计算机技术的迅猛发展和普及，计算机生物信号实时采集处理系统开始进入实验室，为实验技术的自动化、信息化及开展研究性实验教学提供了有力支持。

生物机能实验系统是能够将生物信号放大、采集、显示、处理、储存和分析以及能够程控数字输出多种模式刺激于一体的实验系统。它可替代生物医学实验中传统的示波器、生物信号放大器、刺激器和记录仪，广泛应用于生物医学实验教学和科研工作。生物机能实验系统组成原理如图2-1所示。

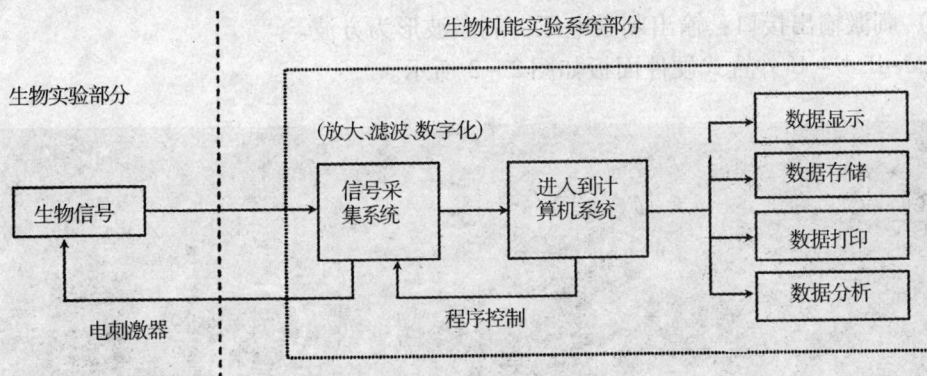

图2-1　生物机能实验系统组成原理框图

一、MedLab 生物信号采集处理系统的组成

MedLab 生物信号采集处理系统有 MedLab-E（内置式）、MedLab-U（外置式）等多种型号。

MedLab 生物信号采集处理系统由硬件与软件两部分组成：

（一）硬件

硬件主要完成对各种生物电信号（如心电、肌电、脑电）与非电生物信号（如血压、张力、呼吸）的调理、放大，并进而对信号进行模/数（A/D）转换，由 USB（外置式）或 ISA（内置式）接口输入计算机。内置式、外置式 MedLab 硬件面板不尽相同。

1. edLab-E 内置式硬件面板如图2-2所示。

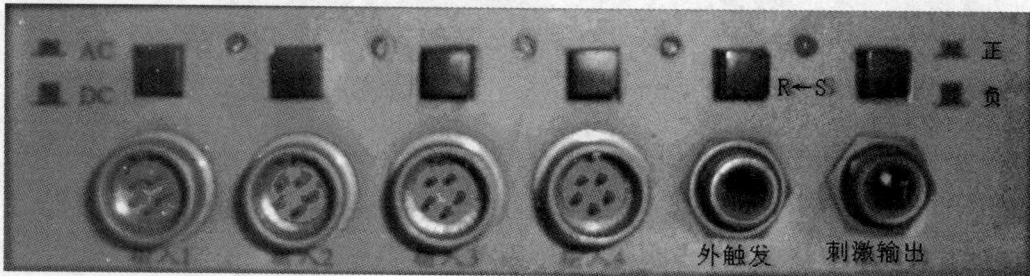

图 2-2 MedLab-E 内置式硬件面板

（1）通道输入接口：有四个物理通道，其排列如图所示，从左至右分别是输入 1、输入 2、输入 3、输入 4 四个通道，四个通道输入端口采用五芯航空插座。

（2）交、直流切换按钮：该型仪器为非完全程控型仪器，其交、直流切换通过通道上的按钮进行，按钮压下为 AC（交流）耦合，按钮抬起为 DC（直流）耦合。

（3）刺激器标记：第 5 个按钮按下，刺激器标记显示于 4 通道，抬起为信号输入。

（4）刺激极性切换：第 6 个按钮按下去为正极性刺激波型输出，抬起为负。

（5）放大器偏置调零旋钮：四个输入通道均设置放大器偏置调零旋钮。

（6）刺激输出接口：输出刺激电压，刺激波形为方波。

2. MedLab-U 外置式硬件面板如图 2-3 所示。

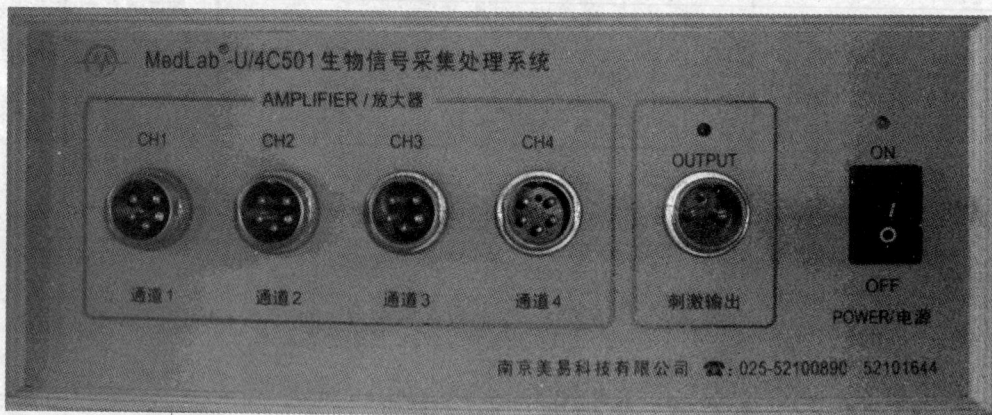

图 2-3 MedLab-U 外置式硬件面板

（1）通道输入接口：有四个物理通道，其排列如图所示，从左至右分别是通道 1、通道 2、通道 3、通道 4 四个输入通道，四个通道输入端口采用五芯航空插座。

（2）四个通道的频率范围为 DC~30kHz，时间常数为 0.01~1 秒程控调节，上限频率为 10Hz、30Hz、100Hz、300Hz、1kHz、3kHz、10kHz、30kHz 程控调节。

（3）刺激输出：输出刺激电压，刺激波形为方波。

（4）外同步：外部触发信号入口，由外部信号控制扫描。

（二）软件

软件主要完成对系统各部分进行控制和对已数字化的生物信号进行显示、记录、存储、处理、数据共享及打印输出。

内置式、外置式 MedLab 软件窗口主界面基本相同，如图 2-4 所示，可划分 8 个功能区。

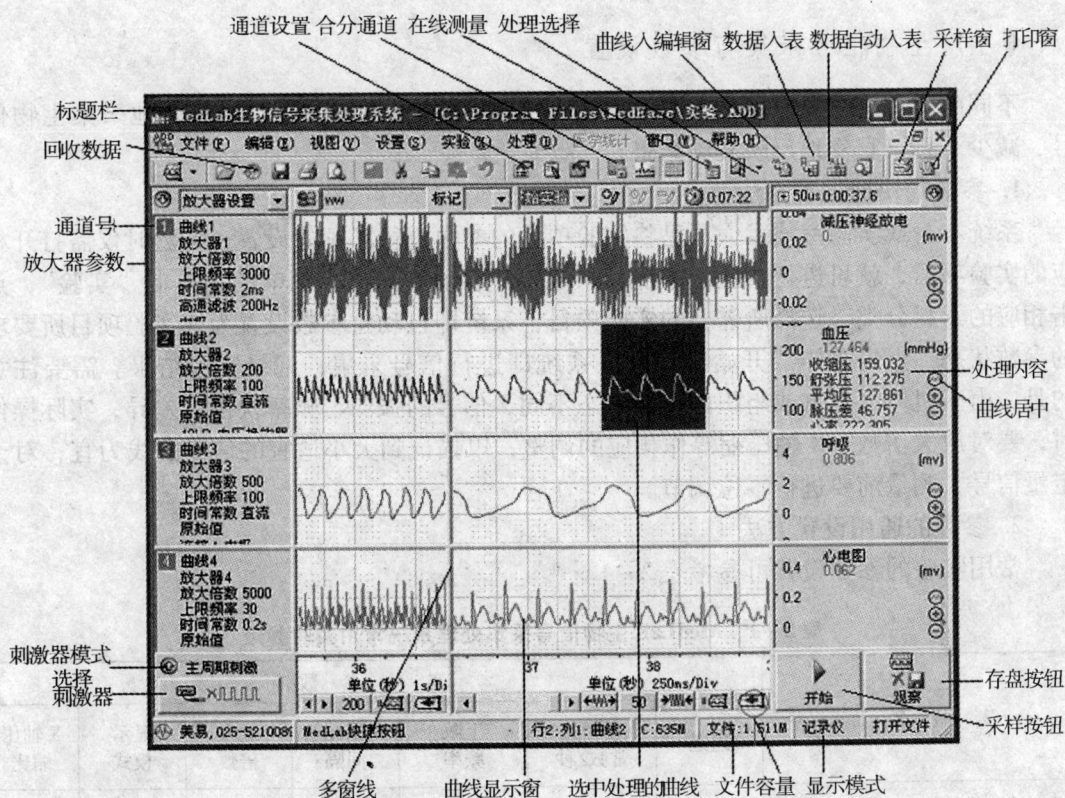

图 2-4　MedLab6 系统软件主界面

（1）标题栏：显示系统名称、存盘文件路径、文件名及界面控制按钮。

（2）菜单栏：按不同功能分类的操作选项。

（3）快捷工具栏：提供常用的快捷工具按钮。

（4）通道采样窗：通道采样窗分为四部分：上方为"标记栏"，显示标记顺序，编辑、添加、删除实验标记及时钟功能。左侧为"通道控制区"，设有放大器设置按钮，实时设置放大器硬件，如放大倍数、滤波等。中间为"波形显示区"，显示采样波形曲线。右侧为"结果显示控制区"，显示采样间隔，区段测量按钮，结果在线测量显示，曲线的 Y 轴坐标显示及 Y 轴方向的放大与缩小控制等。

（5）X 轴显示控制区：位于"波形显示区"的下方，可动态显示采样时间，曲线的 X 轴拖动控制，X 轴方向波形压缩、扩展控制。

（6）采样控制区：位于"X轴显示控制区"的右侧，控制采样开始或停止及观察或存盘。

（7）刺激器控制区：位于"X轴显示控制区"的左侧，设有刺激设置按钮，可对刺激的模式、刺激参数、刺激参数标记进行选择，设有控制刺激的输出按钮。

（8）提示栏：提示相关的操作信息、MedLab状态和当前硬盘的可用空间。

二、MedLab 生物信号采集处理系统功能及使用

（一）生物信号采集与参数设置

不同的生物信号具有不同的性质特征，正确设置实验参数，才能有效地采集生物信号，减少干扰，真实地反映实验结果。

1. 参数的快捷设置方法

系统本身或实验室技术人员已将实验项目的参数进行了预先设置，实验时仅需打开相应的实验项目，就可进行实验。方法：系统软件启动后，在"菜单栏"单击"实验"，点击相应的学科分类，选择所需要的实验项目，系统即自动将参数设置为该实验项目所要求的参数状态，点击采样"开始"按钮，系统即进行信号采集，记录实验结果。需要注意的是，由于机体、器官或组织的机能状态不同，信号的强弱、频率快慢有差异，实际操作时，要对放大倍数、X轴压缩等作相应的调整，以描记到大小适宜的信号曲线为宜；对于定量信号，测量前要进行零位调节。

2. 参数的通用设置方法

常用实验的参数设置可参考表 2-1。

表 2-1　MedLab 生物信号采集处理系统常用实验参数

实验名称	实验参数						
	通道	时间常数/秒	上限频率	采样间隔	放大倍数	显示模式	X轴压缩比
蛙神经干动作电位及其传导速度的测定	2, 4	0.01~0.1	3~5kHz	25μs	200~1000	示波器	2:1
骨骼肌收缩	1~4	DC	50~100Hz	1~5ms	50~100	连续记录	20:1
骨骼肌动作电位	2	0.01~0.1	3~5kHz	25μs	200	示波器	20:1
蛙心期前收缩与代偿间歇	1~3	DC	10Hz	1ms	200~500	连续记录	10:1
蛙心灌流	1~4	DC	10Hz	1~5ms	200~500	连续记录	20:1
兔动脉血压	1~4	DC	30Hz	1ms	100~200	连续记录	20:1
心电图	3	0.1~1s	1kHz	0.1~1ms	2000	连续记录	20:1
减压神经放电	1	0.01~0.1	5 kHz	50μs	10000	连续记录	500:1
呼吸运动调节	1~4	DC	10Hz	1~2ms	100~500	连续记录	20:1
膈神经放电	1	0.01~0.1	5 kHz	25μs	10000	连续记录	100:1
消化道平滑肌的生理特性	1~4	DC	10Hz	5ms	200~500	连续记录	100:1
大脑皮层诱发电位	1	0.02s	100 kHz	20μs	10000	示波器	10:1

参数通用设置方法：

（1）参数设置前准备：点击"设置/标准配置"，恢复系统默认的标准四通道记录形式，使所有参数复位，采样间隔1ms，在此基础上进行各项新实验的配置。

（2）通道选择：与硬件放大器面版输入通道相对应选择信号输入通道。MedLab－E（内置式）第1通道频带宽度为160Hz～10kHz，适合高频生物信号的输入，如神经放电；第2通道和第4通道频带宽度为2Hz～1kHz，适合中频生物信号的输入，如神经动作电位；第3通道频带宽度为0.1Hz～100Hz，适合低频生物信号的输入，如心电图，脑电图。设置方法：点击"设置/采样条件设置"，进入"采样条件设置"窗，选择所需要的通道。MedLab－U（外置式）四个通道频带范围一致为DC～30kHz，点击菜单"设置/通道设置"，进入"通道设置"窗，进行通道选择。

（3）交、直流耦合选择：MedLab－E（内置式）用输入接口上的AC/DC按钮选择，按钮抬起为DC（直流），按钮压下为AC（交流），AC状态时，第1通道时间常数约为0.001s，第2、第4通道时间常数约为0.08s，第3通道时间常数为1.6s。MedLab－U（外置式），在"通道采样窗"左侧的"通道控制区"中的"时间常数"进行交、直流耦合选择。生物电信号一般应采用AC（交流）耦合方式，高振幅并含有直流成分的信号，可采用直流耦合方式，一般经应变式传感器换能的信号也应采用直流耦合方式。具体实验可参照表2－1。

（4）采样间隔：A/D转换卡的功能是将连续的模拟实验信号转变为可供计算机识别的间断的数字信号，采样间隔就是前后采样点的相隔时间。一般慢信号选择的采样间隔相对大，快信号的采样间隔相对小。点击"设置/采样条件设置"，进入"采样条件设置"窗，选择采样间隔。亦可在"通道采样窗"右侧的"结果显示控制区"，显示"采样间隔"的区域对采样间隔进行设置。

（5）显示方式：MedLab－U（外置式），选择菜单"文件/新建"，下拉菜单显示三种显示模式，可按需要进行选择设置。记录仪：系统进行等间隔连续记录，采样曲线从窗口右侧向左侧连续扫描通过显示区，一般用来记录变化较慢、频率较低的慢信号（例血压、呼吸、肌张力等）。示波器：系统可采用刺激器触发，采样曲线从窗口左侧一屏一屏记录显示曲线，一般用来记录变化快、频率高的快信号（例神经干动作电位、神经放电等）。慢波扫描：采样方式同"记录仪"，但做图方式同"示波器"，MedLab连续记录采样数据、从左向右做图，用于记录慢信号或快信号，是一种灵活的记录方式。MedLab－E（内置式），点击"设置/采样条件设置"，进入"采样条件设置"窗，设置"显示方式"。

（6）放大倍数：点击"通道控制区"中的"放大倍数"，根据实验信号强弱设置合适的放大倍数。注意当放大倍数过大时，会出现"溢出"现象，此时信号"平顶"或变为一直线。

（7）信号名称设置：为了令系统按实验要求对信号进行必要的计量换算，需要进行信号名称设置。用鼠标点击相应通道的"结果显示控制区"中的"通用"，在弹出菜单中选择"处理名称"，显示"处理名称窗"，选择合适的处理名称、测量间隔及处理内容。

（8）零位设置：当信号基线偏离Y轴坐标零位（不与X轴重合）时，需要进行调零，使基线回到零位，尤其是定量信号，调零后才能准确显示信号的数值。方法：首先使传感器负载为零或引导电极输入端短路，再点击相应通道"结果显示控制区"中的"通用"（或所选择的处理名称），在弹出菜单中选择"零点设置"，则信号扫描基线自动回零。

完成以上参数设置后，点击采样"开始"按钮，系统即可进行信号采集，记录实验结果。

点击采样"开始"，此时信号实时动态的显示在"信号显示记录区"内，并将信号自动储存为 Tempfile. add 临时文件，而保留本次实验数据，但系统重启并重新记录时，Tempfile. add 文件被刷新，原数据则被删除，故为确保数据不丢失，在关闭系统或进行新文件操作前应将 Tempfile. add 临时文件另存为其他文件。

（二）添加实验标记

为了方便采样结束后的数据分析，MedLab 提供了动态添加实验标记和采样后标记内容编辑的功能。

1. 实时添加实验标记　系统开始采样运行后，可在实验标记栏实时编辑标记内容，然后用鼠标单击"添加"按钮，则在时间轴（X 轴）或显示通道上按顺序号添加一个标记。单击"删除"按钮即可删除。采样结束后，允许移动标记位置（标记序号上按鼠标左键拖曳）或删除标记。

2. 采样后实验标记内容的显示与修改　若要显示时间轴上已加入的实验标记内容，将鼠标箭头移至要显示的标记序号上，按住鼠标左键不放，标记内容（包括时间、编辑内容）就显示出来；若要修改标记内容，则用鼠标左键单击标记序号，进入"标记修改窗"，进一步选择"编辑、删除、GOTO、测量值处理"等项目

（三）数据打印

内置式 MedLab – E 数据打印步骤：第一步，选取打印数据，在通道波形曲线上选取需要打印的波形（一个通道）或在时间标尺处用鼠标拖曳需要打印的波形曲线，选取所有当前全部通道波形曲线。第二步，在"快捷工具栏"上点击"预览按钮"在弹出的"预览设置窗"中设置需要的参数。第三步，点击"打印"图标即可实现数据曲线打印输出。

外置式 MedLab – U 数据打印步骤：第一步，用鼠标在波形显示区中拖曳，选择一段或多段（此段图形颜色变蓝）需打印的数据。第二步，在"快捷工具栏"上按下"实验数据入打印编辑窗钮"，实验曲线进入打印编辑窗，按下"打印编辑窗钮"，显示"MedLab 打印编辑窗"。用鼠标双击打印编辑窗中的数据或曲线可进行移动、编辑、删除等操作。第三步，点击"打印"图标即可实现数据曲线打印输出。

（四）刺激器功能及设置

MedLab 系统内置软件程控的刺激器，恒压输出各种模式的方波刺激。单击"刺激器控制区"向上绿色箭头按钮进入"刺激器设置窗"，可作进一步设置：

1. 刺激模式及相应的刺激参数见图 2 – 5：

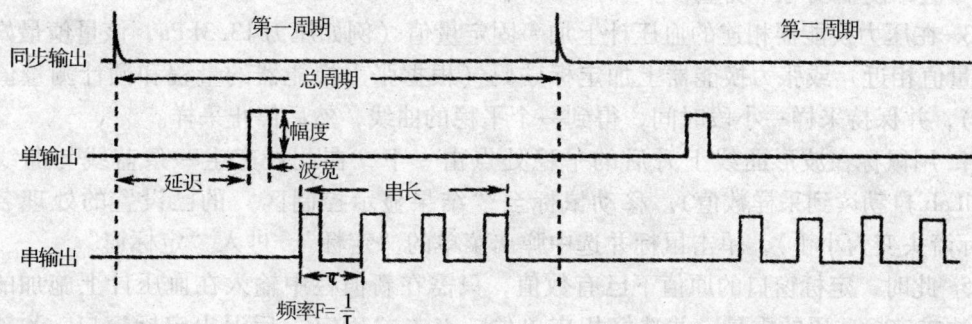

图 2-5 刺激器的方波输出模式与参数示意图

（1）单刺激：输出单个方波刺激。

（2）串刺激：输出一定持续时间的一组单刺激。

（3）主周期刺激：将几个刺激脉冲组成一个周期的刺激模式。主周期：每个周期所需要的时间；周期数：需要重复每一个主周期的次数；每个主周期里又有以下参数：延时、波宽（脉冲的波宽）、幅度（脉冲的幅度）、间隔（脉冲间的间隔）、脉冲数（一个主周期内脉冲的数目）。例如周期数是连读、脉冲数是 2，即不断重复主周期，主周期内有两个脉冲，这相当于双脉冲刺激。

（4）自动间隔调节：在主周期刺激的基础上增加脉冲间隔自动增减，默认的脉冲数为 2，主要用于不应期的测定。

（5）自动幅度调节：在主周期刺激的基础上增加脉冲幅度自动增减，主要用于阈强度的测定。

（6）自动波宽调节：在主周期刺激的基础上增加脉冲波宽自动增减，主要用于时间－强度曲线的测定。

（7）自动频率调节：在主周期刺激的基础上增加频率自动增减，主要用于单收缩与强直收缩、膈肌张力与刺激频率的关系等实验。

2. 刺激参数标记：如选择则刺激输出时在通道内自动添加实验标记，标记内容可在菜单"编辑/编辑刺激标记"进行编辑。

3. 刺激输出控制：按"刺激输出控制按钮"即可输出刺激。

（五）换能器的定标

非电信号经换能器能量转换输入 MedLab，但不同换能器的线性不同，每一个换能器在转换非电生物信号时都不可能完全一样（即同样强度的能量经不同换能器转换成的电压值不会绝对一致），所以定量实验时，必须对换能器进行定标处理。压力或张力换能器的定标步骤如下：

1. 压力或张力换能器接入放大器输入端口上，压力换能器内充满生理溶液并连接血压计或张力换能器应固定在铁支架上。

2. 设置"记录仪"显示模式，选择合适的"处理名称"，开始采样。用"零点设置"将记录线调整至与零线重合，如果记录线与零线偏差太大，则应调整传感器本身连接线上的调零盒，使基线与零线重合。

3. 在压力换能器相连的血压计上加一固定量值（例如压力13.3kPa，该量值最好与预计测量值相近）或张力换能器上加定标砝码（根据张力换能器的量程和预计测量值适当选择），并保持采样一小段时间，得到一个平稳的曲线，然后停止采样。

4. 用鼠标在波形曲线上升后的平稳处点击一下，在此处产生一条蓝线与曲线相交（MedLab自动读到采样数值）。移动鼠标至"结果显示控制区"的已设置的处理名称处（鼠标箭头变为小手），单击鼠标并选中弹出菜单的"定标"，进入"定标窗"。

5. 此时，定标窗口的原值下已有数值，只需在新值栏中输入在血压计上施加的固定量值数或定标砝码的重量，并选好相应单位。点击"确定"后退出定标窗口，Y轴显示刻度自动调整至定标刻度。建议实验人员将传感器（换能器）定标后相对该系统、该通道固定使用。

三、BL-420生物机能实验系统

（一）硬件面板

BL-420系统硬件前面板及后面板如图2-6所示。

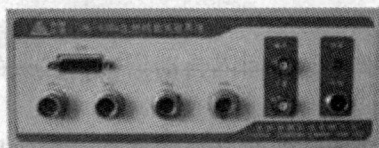

BL-420系统硬件前面板　　　　　　BL-420系统硬件后面板

图2-6　BL-420系统硬件前面板及后面板

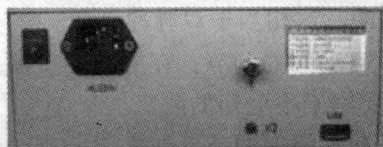

CH1、CH2、CH3、CH4：5芯生物信号输入接口（可连接引导电极、压力传感器、张力传感器等，4个输入通道的性能完全相同）

全导联心电输入口：用于输入全导联心电信号

触发输入：2芯外触发输入接口，触发输入接口用于在刺激触发方式下，外部触发器通过这个输入口触发系统采样

刺激输出：3芯刺激输出接口

记滴输入：2芯记滴输入接口

电源指示：发光二极管

背面板中包含有电源开关、电源插座、接地柱、监听输出和USB接口5个部分。

（二）软件窗口主界面

BL-420生物机能实验系统软件窗口主界面如图2-7所示。

BL-420生物机能实验系统软件窗口主界面上各部分功能参见表2-2。

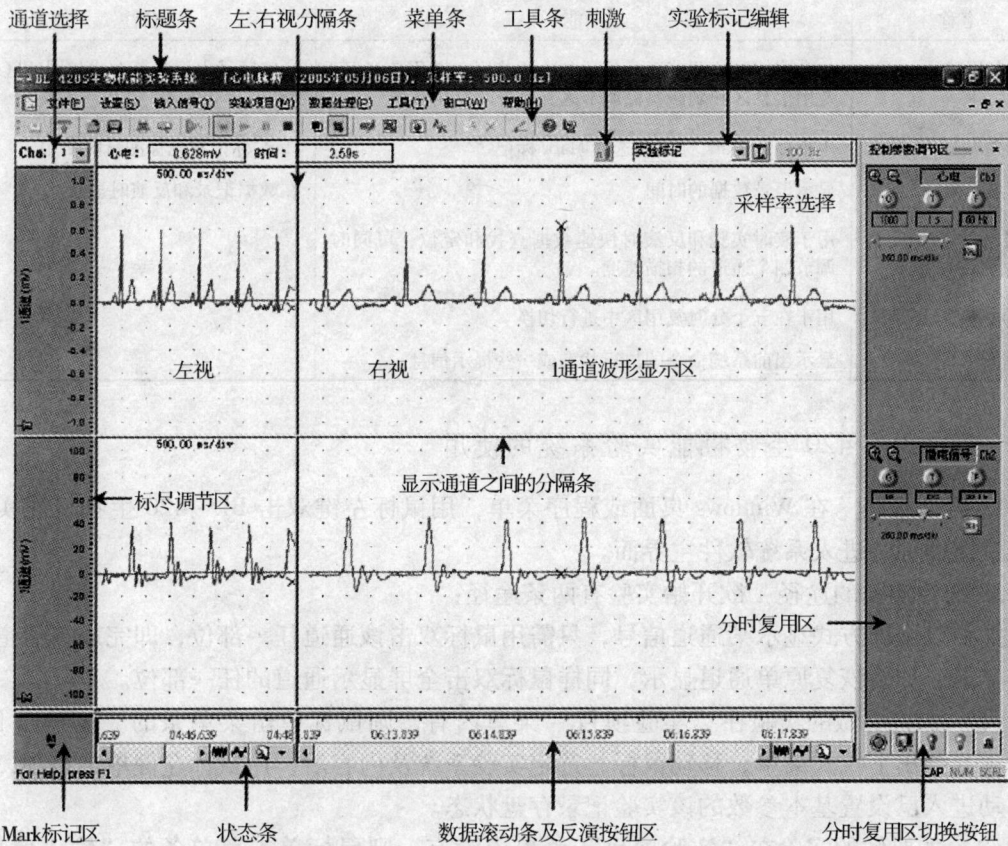

图 2－7 BL－420 生物机能实验系统软件窗口主界面

表 2－2 BL－420 生物机能实验系统软件窗口主界面各部分功能一览表

名称	功能	备注
标题条	显示 TM_ WAVE 软件的名称及实验相关信息	软件标志
菜单条	显示所有的顶层菜单项，您可以选择其中的某一菜单项以弹出其子菜单。最底层的菜单项代表一条命令	菜单条中一共有 8 个顶层菜单项
工具条	一些最常用命令的图形表示集合，它们使常用命令的使用变得方便与直观	共有 22 个工具条命令
左、右视分隔条	用于分隔左、右视，也是调节左、右视大小的调节器	左、右视面积之和相等
特殊实验标记编辑	用于编辑特殊实验标记，选择特殊实验标记，然后将选择的特殊实验标记添加到波形曲线旁边	包括特殊标记选择列表和打开特殊标记编辑对话框按钮
标尺调节区	选择标尺单位及调节标尺基线位置	
波形显示窗口	显示生物信号的原始波形或数据处理后的波形，每一个显示窗口对应一个实验采样通道	
显示通道之间的分隔条	用于分隔不同的波形显示通道，也是调节波形显示通道高度的调节器	4/8 个显示通道的面积之和相等

37

名称	功能	备注
分时复用区	包含硬件参数调节区、显示参数调节区、通用信息区、专用信息区和刺激参数调节区五个分时复用区域	这些区域占据屏幕右边相同的区域
Mark 标记区	用于存放 Mark 标记和选择 Mark 标记	Mark 标记在光标测量时使用
时间显示窗口	显示记录数据的时间	在数据记录和反演时显示
数据滚动条及反演按钮区	用于实时实验和反演时快速数据查找和定位，可同时调节四个通道的扫描速度。	
切换按钮	用于在五个分时复用区中进行切换	
状态条	显示当前系统命令的执行状态或一些提示信息	

（三）BL－420 生物机能实验系统的使用

1. 启动程序　在 Windows 桌面或程序菜单，用鼠标左键双击 BL－420 生物机能实验系统快捷图标，进入系统软件主界面。

2. 开始实验的途径　欲开始实验有两条途径：

如要以全屏方式显示某通道信号，只需用鼠标双击该通道任一部位，即完成单通道的全屏显示。如要恢复原单通道显示，同样鼠标双击全屏显示通道的任一部位。

（1）如将要做的实验在"实验项目"菜单内有，则鼠标单击菜单条的"实验项目"菜单项，弹出下拉式菜单，移动鼠标，选定实验系统及内容后，用鼠标左健单击该项，系统自动进入已设置基本参数的该实验记录存盘状态。

（2）如要做的实验在"实验项目"菜单内没有，则鼠标单击菜单条的"输入信号"菜单项，弹出下拉式菜单，移动鼠标，选定通道及输入信号类型并单击该项。如需选多通道输入，则重复以上步骤。各通道参数则根据实验内容自动设置完成。然后单击"开始"按钮，系统进入实验记录存盘状态。

3. 记录存盘　不论是通过"实验项目"菜单还是通过"输入信号"菜单进入实验状态，系统默认进入实验即已处于记录存盘状态。开始实验后，若实验曲线不理想可用鼠标单击工具条上的"数据记录"按钮，使之弹起，处于观察状态。这样可以减少文件容量，便于文件反演剪辑时查找有用的数据图形。经过参数调节待实验曲线达到要求后，用鼠标再次单击"数据记录"按钮，开始正式记录存盘。

4. 参数调节　根据被观察的信号大小，调节控制参数调节区的"增益"按钮（单击左键放大倍数增大，单击右键反之，时间常数、滤波按钮用法相同），使曲线高低适宜；根据被观察曲线的疏密、有无干扰，分别调节"扫描速度"和"时间常数"、"高频滤波"或"50Hz 滤波"，常用实验参数设置可参见表 2－1。可移动光标至通道左边的标尺基线（即"0.0"）处，此时，光标会变成一个上下批示的蓝色箭头，按下左键并上下拖动，使被观察曲线置于通道的最佳位置。将鼠标光标移动到显示通道屏幕左缘单位显示区，然后单击鼠标右键，将会弹出一个标尺选择快捷菜单，根据实验需要任意选择标尺的单位。将光标移至通道任意位置，单击鼠标右键，弹出快捷菜单，取消"基线显示开关"的选择，避免对曲线的影响。也可用同样方法选择"平滑滤波"，使曲线光滑。

5. 数据显示　在实验过程中，我们要不断观察被测量的生物信号的数据。这时只需用鼠标单击主界面的右边的分时复用区中的"通用信息显示区"按钮，该区即根据不同通道记录信号的类型，显示不同的测量数据。某些实验模块专用的数据测量结果，比如血流动力学实验、神经干兴奋传导速度测定等，只需用鼠标单击"专用信息显示区"按钮，即可显示分析的结果。

6. 暂停观察　如要仔细观察、测量正在显示的某段图形，鼠标单击工具条上的暂停按钮，此时该段即被冻结在屏幕上。如需继续观察扫描图形，鼠标单击"开始"按钮即可。

7. 实验标记　在实验过程中，往往需要作标记，比如加药前后添加一个实验标记，以明确实验过程中的变化，同时也为反演数据的查找留下依据。系统给出两种类型的实验标记供选择，分别是通用标记和特殊标记。通用标记的形式对所有的实验都相同，其形式为在通道显示窗口的顶部显示一向下箭头，箭头的前面有一个顺序标记的数字，比如1、2、3等，箭头的后方可显示添加标记的绝对时间（"通用标记时间显示开关"处于按下状态）。添加通用标记的操作只需单击工具条上的"通用标记"命令按钮即可。特殊标记针对不同的实验，实际上是对特殊波形点的文字说明，一般而言，当你选择不同的项目（模块）时，系统软件会根据需要自动选择一组相关特殊实验标记。操作方法只需单击主界面右下角的"打开特殊标记编辑对话框"命令，打开"实验标记编辑对话框"，在该对话框中，可以根据自己的需要选择一组特殊标记，如果在对话框中没有你所需要的标记组，可以在"实验标记组列表"中添加一组需要的实验标记，并在"实验标记列表"中新建该标记组内的实验标记。选择好实验标记后，只需要按"OK"按钮即可。在一组特殊实验标记组中往往有多个特殊实验标记，你可以通过窗口右下角的"实验标记项"列表框选择一个特殊标记，然后在需要添加特殊标记的波形旁边单击一下鼠标左键，即可在你指定的位置添加上选择的特殊标记。

8. 刺激器的使用　刺激器调节区位于时间显示窗口的左边，此区内有两个按钮，左边按钮为"打开刺激器设置对话框"，用鼠标单击可弹出"刺激器设置对话框"，对话框内有两个属性页，它们分别是：设置和程控，每一个属性页相当于一个子对话框，可根据实验需要进行设置。再次单击该按钮可隐藏设置对话框。右边按钮为"启动/停止刺激"，当刺激方式为单刺激、双刺激、串刺激时，单击此按钮分别输出1个、2个、1串刺激；当刺激方式为连续单刺激或连续双刺激时，单击此按钮输出连续单刺激或连续双刺激，再次单击（按钮弹起）即停止刺激。

9. 打印　用鼠标单击工具条的"打开"按钮，弹出"打开"对话框，在文件名列表中，选择欲打印的剪缉后的数据图形文件名，然后用鼠标单击"打开"按钮，剪辑文件被打开。用鼠标单击工具条的"打印预览"按钮，首先会弹出"定制打印"对话框，"打印比例"组框中有100%、70%和50% 3个可选项，100%打印比例为正常打印，在这种情况下，在一张打印纸上只能打印一份图形。70%打印比例在一张纸上打印两张图形，但需要在打印设置中将打印方向设置为横向，否则，第二幅图形会超出打印纸的范围。50%打印比例使打印出来的图形为原始图形大小的50%，这是一种节约打印纸的打印方式，在这种打印方式下，我们可以指定图形在打印纸上的位置，也可以实现在一张打印纸上同时打印4份相同的图形，这样可以有效的节约打印纸。用户可以任意指定打印通道，凡是在通道号前面打一个小钩，即认为该通道需要被打印。默认情况下，软件自动选择有数据显示的通道为打印通道。其他参数设置组框中包括 4 个可设置参数："彩色打印"、"通用数据打印"、"4 张/组"和"打印整个文件"。"彩色打印"选项是指按照屏幕上波形显示的颜色进行打印，如果安装的是彩色打印机，选择"彩色打印"将获得生动的打印效果，如果您安装的是黑白打印机，最好不要选择这个参数，否则将得到较差的打印效果。"通用数据打印"选项是在每一个通道下面打印出从该通道测量出的通用数据，包括：最大值、最小值和平均值等。"4 张/组"选项只有在打印比例为 50% 时有效，设置这个参数，将在一张打印纸上打印出 4 幅相同的图形。"打印整个文件"选项把反演的整个数据文件打印出来，一般而言，不要轻易设置这个参数，因为一个文件的数据通常需要打印几十页打印纸，如果其中还含有很多无效数据，那么对打印纸的浪费将非常大。比较好的做法是用数据剪辑功能将有用的数据剪辑在一起组成一个较小的数据文件，然后再使用"打印整个文"件功能。所有参数设置完成后，用鼠标单击对话框中的"打印预览"按钮，预览显示的波形与从打印机打印出的图形是一致的，即"所见即所得"。预览效果满意，单击预览页左上角的"打印"按钮，会再次弹出"定制打印对话框"，单击"打印"按钮，弹出"打印"对话框，单击"确定"即可打印出一张剪辑后的图形。

四、Pclab 生物医学信号采集处理系统

（一）软件界面

Pclab 生物医学信号采集处理系统软件主界面包括：标题栏、菜单栏、工具栏、状态提示栏及采样窗、处理窗、数据窗等。启动后软件主界面如图 2 - 8 所示。

图 2 - 8　Pclab 生物医学信号采集处理系统软件主界面

五、Pclab 生物医学信号采集处理系统的使用

1. 启动程序　在 Windows 桌面或程序菜单，用鼠标左键双击 Pclab 生物医学信号采集处理系统快捷图标，进入系统软件主界面。

2. 软件参数设置

使用 Pclab 生物医学信号采集处理系统进行实验时首先要进行信号采样的软件参数设置。常用实验的参数设置可参考表 2 – 1。

（1）点击菜单栏"设置"，在下拉菜单中选择"采样条件"弹出"采样条件设置"窗口，即可进行"显示方式"、"触发方式"、"采样频率"（注意"采样频率"与"采样间隔"的关系）、"通道个数"等参数的设置。

（2）通道功能：点击控制面板（位于整个界面的右侧）中的"通道功能"，在"通道功能"列表中选择输入信号的性质或实验类型（如：张力、肌电、血压、呼吸等），完成通道功能进行设置。

（3）根据信号的大小、频率、带宽、有无干扰等，适当调节控制面板中"放大倍数"、"时间单位"、"时间常数"、"低通滤波"、"陷波"、"纵向放缩"等参数，以获得真实美观的信号数据曲线。

（4）调零：若使用直流状态，即使用传感器进行非电信号实验时，要对通道进行调零，点击菜单栏"设置"，在下拉菜单中选择"当前通道调零"，进行自动调零。注意调零是对直流信号进行的，只有在"时间常数"中选择"直流"的通道才能进行调零。

以上参数设置完成后，单击工具栏上的"采样"按钮即可开始信号的采样记录，再次单击"采样"按钮则可停止采样记录。在采样的过程中还可以实时调整"放大倍数"、"时间单位"、"时间常数"、"低通滤波"、"陷波"、"纵向放缩"等各项指标以使波形达到最佳效果。用左键双击信号窗可将该通道的波形放大，有利观察，再次双击双击信号窗即可恢复原来大小。

3. 实验标记　在信号窗中任何位置无论采样停止与否，点击鼠标右键即可在该通道相应位置添加一向下箭头作为标记。当控制面板中的"标记"列表框中空白无内容时，标记显示仅为一向下箭头，"标记"列表框中有内容时，标记显示为一向下箭头并在箭头后显示列表框中内容。"标记"列表框中的内容可实时编辑，也可通过菜单栏"设置"中"编辑标记"预先编辑。

4. 刺激器的使用　点击工具栏"切换"按钮，即可在"控制面板"和"刺激面板"之间进行相互切换。在刺激面板状态下，进行刺激方式、幅度、波宽、延时、周期、间隔等参数设置，然后单击工具栏上的"刺激"按钮即可启动所设置的刺激输出。刺激标记要显示在哪个通道上，在相应的通道上打钩，就可在该通道上显示相应的刺激标记及刺激幅度与波宽。

5. 记录存盘　点击"文件"菜单，在下拉菜单中选择需要的记录保存，即可记录存盘，也可在工具栏中"存盘"或"选存"进行记录存盘。

6. 打印输出　对于采样波形的打印输出，可以先通过工具栏上的"预览"按钮或"文件"菜单中的"打印预览"菜单项来进行波形的预览，然后通过"文件"菜单中的

"输出到 Word 打印" 菜单项直接打印输出，也可通过打印预览中的"打印"直接进行打印输出。

第二节 常用换能器

换能器又称传感器，是将非电信息转换成电信息的装置。在机能学实验中，有许多生理现象都是非电信息，如血压、心搏、肌肉收缩、温度变化等。为便于观察和记录这些生理现象，必须用换能器将它们转变成电信号。换能器的种类繁多，有血压换能器、心音换能器、张力换能器、呼吸换能器等。其中以压力换能器、张力换能器和呼吸换能器在机能学实验中应用最广泛。现将这三种常用换能器分别介绍如下。

一、压力换能器

压力换能器（图2-9）主要用于测量血压和其他可以通过液体或气体传导的压力。

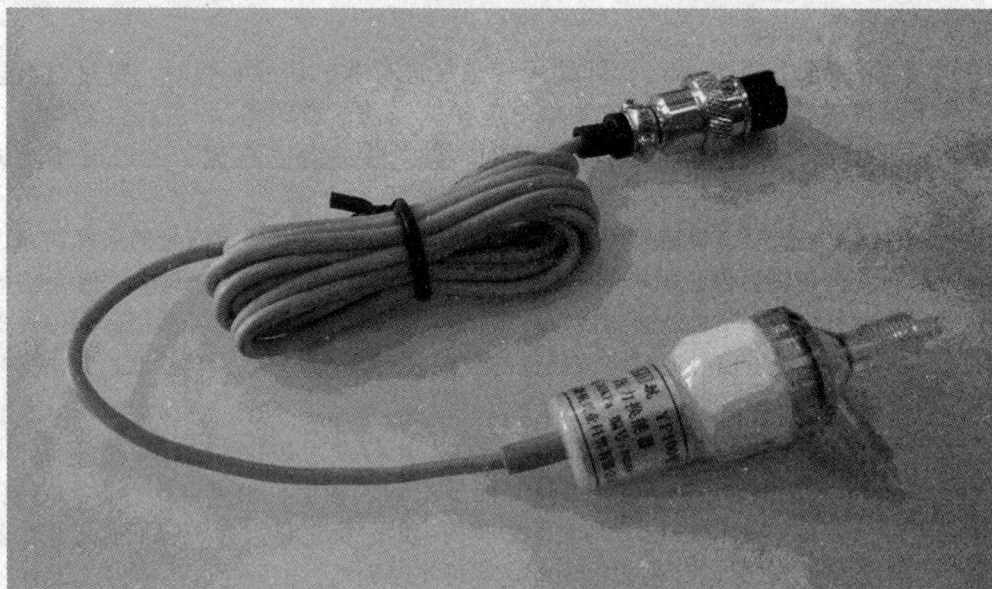

图2-9 压力换能器

1. 工作原理 压力换能器的工作原理是利用惠斯登电桥的基本结构来实现能量的转换。在换能器内部有一平衡电桥（如图2-10），该电桥的一部分由应变电阻元件构成，它将压力的变化转换成电阻值的变化。当换能器感受到的压力为零时，电桥平衡，输出为零；当压力作用于换能器时，应变电阻元件的电阻值发生变化，引起电桥失平衡，产生电流，从而换能器产生电信号输出。在换能器的测定范围内该电信号大小与压力呈相关的线性关系。压力换能器测量范围有 $-10 \sim +10$ kPa 和 $-10 \sim +40$ kPa 两种类型，前者用于测量静脉压，后者用于测量动脉压。

2. 使用方法 在观察、记录血压时，首先应将换能器及测压插管内充满抗凝液体，并排尽气泡，将测压管与大气相通，确定零压力时基线位置（调零），即可进行血压观察、记录。采用描记肺内压改变的方式记录呼吸运动时，亦可使用压力换能器，直接将换能器的压力传送管口与"L"型气管插管相连接，另一排汽管口与大气相通，动物通过该管口进行肺通气，即可进行呼吸运动记录。

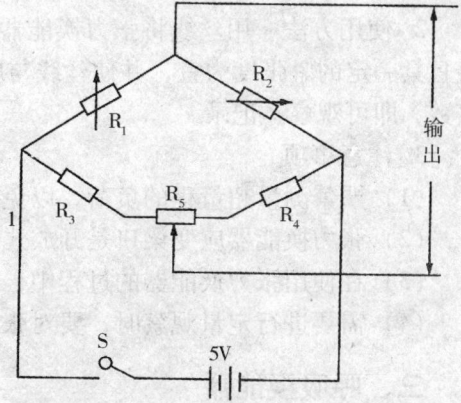

图 2 - 10　换能器原理示意

3. 注意事项

（1）测量血压时，换能器应放置在与心脏同一高度的水平位置，以保证测量结果的准确。

（2）不要用换能器测量超过其量程范围的压力。严禁在换能器管道处于闭合状态下，用注射器向换能器内加压。

（3）每次使用后，应即时清除换能器内液体，并用蒸馏水冲洗、晾干。

（4）压力换能器初次与记录仪或生物信号采集处理系统配合使用时，需要定标（详见有关说明）。

二、张力换能器

张力换能器（图 2 - 11）主要用于肌肉收缩和其他位移信号的换能。

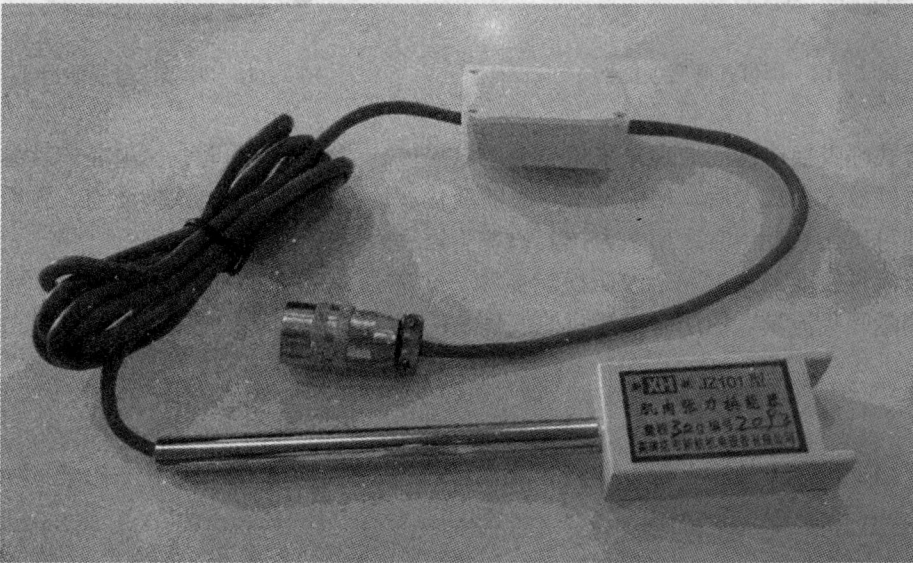

图 2 - 11　张力换能器

1. 工作原理　张力换能器的工作原理与压力换能器相同。张力换能器的应变电阻黏贴在应变梁上，力作用于应变梁，使应变梁变形，应变电阻阻值改变，电桥失平衡；换能器将张力信号转换成电信号输出。量程可有 $0 \sim 5g$，$0 \sim 10g$，$0 \sim 30g$，$0 \sim 50g$，$0 \sim 100g$

不等。

2. 使用方法　用丝线将张力换能器的应变梁与实验对象相连，连接的松紧以丝线拉直且具一定的紧张度为宜，并使丝线与应变梁平面垂直（线与面垂直），选择适当的放大倍数，即可观察、记录。

3. 注意事项

（1）严禁测量超量程的负荷，以免损坏换能器。

（2）张力换能器应变梁口是开放式的，在实验过程中应防止液体滴入换能器内部。

（3）在使用张力换能器的过程中，应避免换能器的碰撞、摔打。

（4）需要进行定量观察时，要对张力换能器进行定标。

三、呼吸换能器

呼吸换能器有绑带式呼吸换能器（图2-12）和呼吸流量换能器（图2-13）。

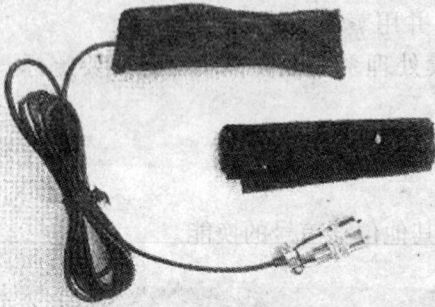

图2-12　绑带式呼吸换能器

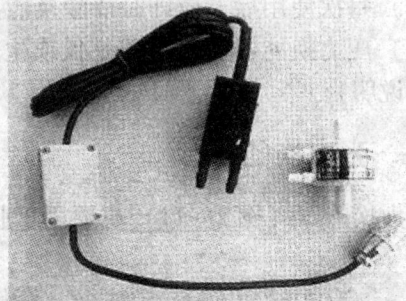

图2-13　呼吸流量换能器

绑带式呼吸换能器的原理是采用一个压电晶体，当外力作用时，压电晶体就会有电流输出，再经放大器放大后，便能记录呼吸的变化。该换能器属发电式换能器，无需外加激励电源即可工作。使用时，用微力拉紧，缚于被测人体或动物的胸部。

呼吸流量换能器是由一个差压换能器和一个差压阀组成，可以测呼吸波（潮气量），也可以测量呼吸流量。使用时要注意曲线代表的意义，需要时要先定标。

第三章 机能学基础实验

实验一 蛙坐骨神经－腓肠肌标本的制备

【实验目的】

1. 掌握蛙类坐骨神经腓肠肌标本的制备方法。
2. 观察组织的兴奋性、刺激与反应的规律以及骨骼肌收缩的特点。

【实验原理】

两栖类动物的一些基本生命活动和生理功能与哺乳类动物相似，但其离体组织所需的生活条件比较简单，易于控制和掌握，因此在生理实验中常用蛙或蟾蜍的离体组织或器官作为实验标本，可用来观察和研究兴奋性、兴奋过程、刺激与反应的规律、肌肉收缩及生物电现象等。

【实验对象】

蛙或蟾蜍。

【实验器材】

蛙类手术器械，任氏液，烧杯，滴管，锌铜弓等。

【方法与步骤】

1. 破坏蛙脑和脊髓（图3-1-1） 取蛙一只用自来水冲洗干净，一手握蛙，小指和无名指夹住两后肢，用拇指按压背部，中指放在胸腹部，用示指下压头部前端使头前俯，另一手持金属探针由枕骨沿正中线向脊柱端触划，当触到凹陷处即枕骨大孔处，可将探针由此垂直刺入皮肤，入枕骨大孔后将针折向前方插入颅腔并左右搅动，捣毁脑组织。而后退针至皮下，针尖向后刺入椎管并上下搅动以破坏脊髓。当蛙四肢松软、下颌呼吸消失、反射消失则表示脑和脊髓被完全毁坏，否则应按上法重复操作。

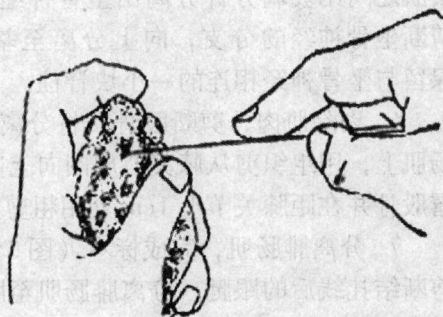

图3-1-1 破坏蛙脑和脊髓

2. 剪除躯干上部及内脏（图3-1-2） 在骶髂关节水平以上1cm处用粗剪刀剪断脊柱，一手握双后肢，使蛙的头与内脏自然下垂，一手持粗剪刀，沿两侧将蛙的头、前肢和内脏全部剪除并弃置入放污碟内，仅保留两后肢、腰骶部脊柱及由它发出的坐骨神经丛（呈淡黄色）。

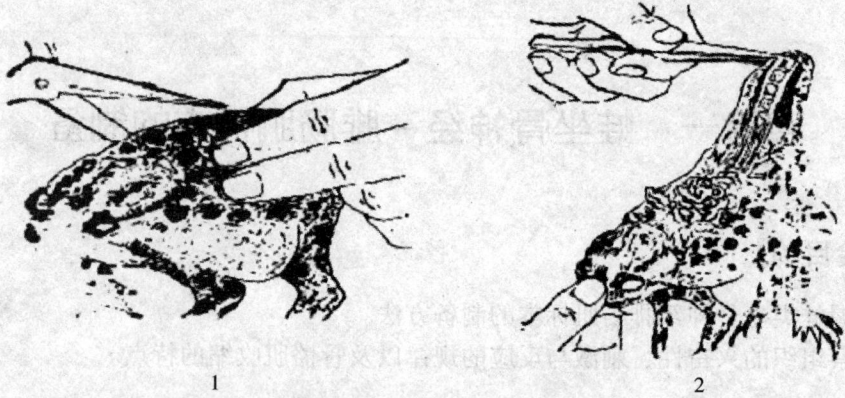

1   2

图 3-1-2 剪除躯干上部及内脏

3. 剥离皮肤（图 3-1-3） 一手持镊夹住脊柱端（注意镊子不要夹住或触及神经），另一手捏住其上的皮肤边缘，向下剥掉后肢的皮肤。然后将标本放在盛有任氏液的烧杯中备用。将手及使用过的手术器械洗净，防止蛙皮肤的分泌物可能对神经肌肉组织的影响。

4. 分离双后肢 用镊子从背位夹住脊柱将标本提起，用粗剪刀剪去向上突出的骶尾骨（注意勿损伤坐骨神经），然后沿正中线将脊柱分为两半并从耻骨联合中央剪开双后肢，最后将分离的双后肢浸于盛有任氏液的烧杯中。

5. 游离坐骨神经（图 3-1-4） 取一侧后肢，腹面向上，用蛙钉将其固定在蛙板上，在大腿背侧的半膜肌与股二头肌之间用玻璃分针分离出坐骨神经。分离时要仔细用剪刀剪断坐骨神经的分支，向上分离至基部，向下分离到腘窝。保留与坐骨神经相连的一小块脊柱。

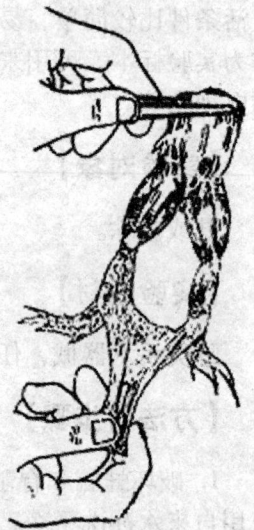

图 3-1-3 剥离皮肤

6. 剔除肌肉，剪断股骨 将分离出来的坐骨神经搭在腓肠肌上，用组织剪从膝关节周围向上剪除大腿所有肌肉，将膝关节上方的股骨刮干净，暴露股骨并在距膝关节上 1cm 处用粗剪刀剪断。

7. 分离腓肠肌，完成标本（图 3-1-5） 在腓肠肌跟腱处穿线结扎，提起结扎线，剪断结扎线后的跟腱，分离腓肠肌至膝关节处，在膝关节处将小腿除腓肠肌外的其余部分剪掉，即制备出一个具有附着在股骨上的坐骨神经-腓肠肌标本。

8. 检查标本的兴奋性 将浸有任氏液的锌铜弓短暂接触坐骨神经，若腓肠肌发生收缩，则表示标本的兴奋性良好，可放入任氏液中备用。

46

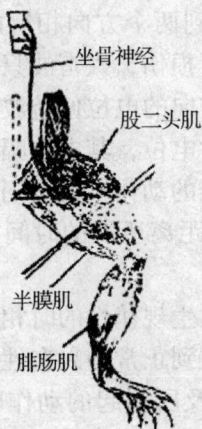

图 3-1-4 游离坐骨神经

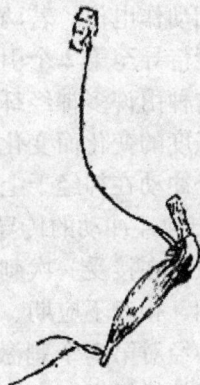

图 3-1-5 坐骨神经腓肠肌标本

【注意事项】

1. 制备神经肌肉标本过程中要经常给标本滴加任氏液，防止标本干燥，以免影响标本的正常生理活性。
2. 操作过程中应避免过度牵拉或器械损伤神经或肌肉。
3. 游离坐骨神经时应使用玻璃分针，避免金属器械或手触碰神经。

【思考题】

1. 为什么在制备神经肌肉标本过程中要经常滴加任氏液？能否用自来水或蒸馏水来代替任氏液？
2. 为什么锌铜弓接触坐骨神经就能使腓肠肌发生收缩？

实验二 神经干动作电位的引导、兴奋传导速度及不应期的测定

【实验目的】

1. 学习记录神经干复合动作电位的方法，掌握动作电位的测量。
2. 观察神经干动作电位的基本波形（包括双相和单相动作电位），了解神经兴奋传导速度及不应期测定方法。
3. 了解神经干动作电位发生后，自身兴奋性的规律性变化。

【实验原理】

神经组织是可兴奋组织，给予一定强度的刺激便可产生兴奋，即动作电位。动作电位

可沿神经纤维传导。如将两个引导电极分别置于正常完整的神经干表面，神经干一端兴奋时，兴奋向另一端传播并依次通过两个记录电极，可记录到两个方向相反的电位偏转波形，称为双相动作电位。若两个引导电极之间的神经组织有损伤，兴奋波只到达第 1 个引导电极，不能传导至第 2 个引导电极，则只能记录到一个方向的电位偏转波形，称为单相动作电位。这种由许多神经纤维动作电位综合而成的复合性电位，其电位幅度在一定范围内可随刺激强度的变化而变化。这一特点是与单根神经纤维的动作电位不同的。

测定神经冲动在神经干上传导的距离（d）与通过这些距离所需的时间（t）。即可根据 $v = d/t$ 求出神经冲动的传导速度。

可兴奋组织在接受一次刺激而被兴奋后，其兴奋性会发生规律性的时相变化，依次经过绝对不应期、相对不应期、超常期和低常期，然后再恢复到正常的兴奋性水平。利用双刺激可检查神经对第 2 个刺激的反应，了解其兴奋阈值以及所引起的动作电位的幅度变化，从而判定神经组织兴奋性的变化。

【实验对象】

蛙或蟾蜍。

【实验器材】

蛙类手术器械，Medlab 生物信号采集处理系统，神经标本屏蔽盒，任氏液等。

【实验步骤与观察项目】

一、制备蛙坐骨神经－腓（或胫）神经标本。（步骤 1～5 同实验一，详见实验一有关内容）

1. 破坏脑和脊髓。
2. 剪除躯干上部及内脏。
3. 剥离皮肤。
4. 分离两腿。
5. 游离坐骨神经。
6. 分离腓神经（或胫神经）　当坐骨神经游离到膝关节腘窝处后再向下继续分离，在腓肠肌两侧肌沟内，找到胫神经和腓神经，剪去任一分支，分离保留的另一分支直至踝关节以下。
7. 完成神经干标本　用线分别在神经干的脊柱端和足趾端结扎，在结扎的远端剪断神经，即制成坐骨神经－腓神经标本或坐骨神经－胫神经标本，将制备好的神经干标本浸泡于任氏液中备用。

二、实验装置与仪器连接

1. 按图 3-2-1 所示用导线将神经标本屏蔽盒与 Medlab 生物信号采集系统连接好。电极 s1、s2 为刺激电极，与实验系统的刺激输出相连；接地电极应妥善接地，其位置应根据实验的情况而调节；电极 r1、r1′；r2、r2′为引导电极，与实验系统的通道 2 和 4 相连。

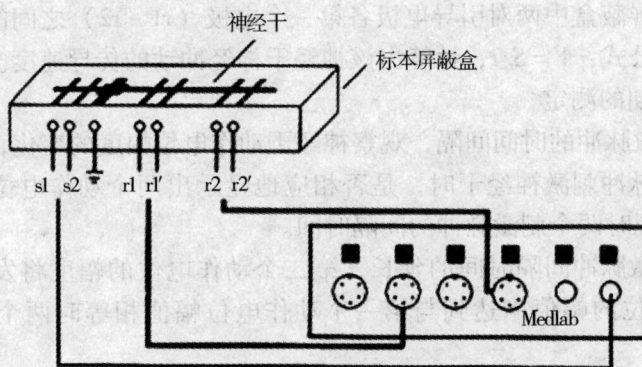

图 3-2-1 神经干动作电位及传导速度测定的装置图

2. 安放神经干标本 用浸有任氏液的棉球擦拭神经标本屏蔽盒内所有的电极，然后用镊子夹持已制备好的神经干标本两端的线头，将标本安放在电极上，注意应将神经干的中枢端安放在刺激电极上，而将外周端安放在引导电极上。

3. 启动 Medlab 生物信号采集处理系统，点击 Medlab 菜单"实验/常用生理学实验"，依次选择"神经干动作电位"，设置参数如下：

显示方式：记忆示波；采样间隔：25μs；X 轴显示压缩比：2:1；Y 轴显示压缩比：4:1；放大倍数：通道 2（200-1000）；通道 4（200-1000）。

刺激模式：自动幅度调节；主周期：1s；波宽：0.1ms；初幅度：0.2V；增量：0.02V；末幅度：1V；脉冲数：1；延时：5ms。

选择"神经干动作电位不应期的测定"，设置参数如下：

显示方式：记忆示波；采样间隔：25μs；X 轴显示压缩比：2:1；Y 轴显示压缩比：8:1；放大倍数：通道 2（200-1000）；通道 4（5-50）。

刺激模式：自动间隔调节；主周期：1s；波宽：0.1ms；首间隔：10ms；增量：-0.2ms；末间隔：1ms；脉冲数：2；延时：5ms。

三、实验观察

1. 观察不同刺激强度对神经干动作电位的影响 逐渐增大刺激强度，找到刚能引起微小的神经干动作电位的刺激强度（阈强度）。继续增加刺激强度，神经干动作电位也相应增大。当动作电位增至最大时，该刺激强度即为最大刺激强度。

2. 仔细观察神经干双相动作电位波形。测量最大刺激时双相动作电位上下相的幅度和整个动作电位的持续时间。

3. 观察把神经干标本放置方向倒换后双相动作电位波形有何变化？

4. 测定动作电位传导速度

（1）给予神经干最大刺激强度的刺激，在通道 2、4 的采样窗中，可观察到先后形成的两个双相动作电位波形。

（2）分别测量从刺激伪迹到两个动作电位起始点的时间，设通道 2 为 t_1，通道 4 为 t_2

（或直接测量两个动作电位起点的间隔时间），求出 $t_2 - t_1$ 的时间差值。

（3）测量标本屏蔽盒中两对引导电极各第一个电极（r1 – r2）之间的距离"S"。

（4）根据速度公式：$V = S/t$，计算出该神经干神经冲动的传导速度。

5. 神经干不应期的测定

逐次增大两刺激脉冲的时间间隔，观察神经干动作电位幅度的变化，注意观察：

（1）当以两个脉冲刺激神经干时，是否相应地显示出两个动作电位？记录下第二个动作电位刚开始出现时两个刺激脉冲的间隔时间。

（2）随着两刺激脉冲间隔时间的延长，第二个动作电位的幅度将发生什么变化？记录下第二个动作电位的幅值刚达到与第一个动作电位幅值相等时两个刺激脉冲的间隔时间。

6. 观察和测定单相动作电位波形

（1）用镊子在通道 4 两引导电极之间将神经干夹伤或用药物阻断，观察神经干动作电位的波形发生了什么变化？应注意：要保持神经干在电极上的位置，使其在夹伤神经干前后不改变。

（2）测量最大刺激时单相动作电位的幅度和整个动作电位持续的时间。

（3）比较单相动作电位的上升时间和下降时间的长短，并分析与双相动作电位波形的关系。

【注意事项】

1. 制备标本时切忌用手或金属器械夹持神经干；

2. 制备标本过程中应经常给神经干滴加任氏液，保持神经干的湿润。

【思考题】

1. 什么叫刺激伪迹？应怎样鉴别？刺激伪迹是如何发生的？

2. 倒置神经干后，动作电位有何变化？为什么？

3. 如果在实验中发现两个通道动作电位起点的时间间隔太短以致测定传导速度有困难时，应采取何种措施？

4. 如果单用一对引导电极能否测出神经干动作电位的传导速度？为什么？

5. 在接受一次刺激产生兴奋以后，神经干为什么会出现不应期？

实验三　刺激强度、刺激频率与收缩反应的关系

【实验目的】

1. 观察组织反应与刺激强度之间的关系；从而掌握阈强度、阈刺激、最大刺激等概念；加深对动作电位"全或无"特点的理解。

2. 观察不同刺激频率对骨骼肌收缩的影响，从而了解强直收缩的机制。

【实验原理】

刺激要引起组织细胞发生兴奋，刺激强度、刺激的持续时间和刺激强度－时间变化率这三个参数分别应达到某一临界值。如：在刺激的持续时间和刺激强度－时间变化率固定不变时，刚能引起组织兴奋所需的最小刺激强度，称为该组织的阈强度。阈强度是衡量组织兴奋性高低的最常用的客观指标，也常简称为阈值。具有阈强度的刺激称为阈刺激；强度小于阈强度的刺激称为阈下刺激；强度大于阈强度的刺激称为阈上刺激。

单根神经纤维对刺激的反应是"全或无"式的，阈刺激就可引起该神经纤维产生动作电位；如阈下刺激则不会导致动作电位的爆发；在阈上刺激范围内，神经纤维动作电位的幅度不会随刺激强度的增大而增大。

本实验中使用的标本为蛙坐骨神经干，为复合神经干，其中包含有许多根神经纤维，因此其与刺激强度的关系具有复合神经干的特点。由于组成神经干的神经纤维的兴奋性高低不一，对于不同强度的刺激，被兴奋而产生动作电位的神经纤维的数目就会不一样。保持足够的刺激时间不变，刚能引起其中兴奋性较高的神经纤维产生兴奋，并使其所支配的肌纤维发生收缩的刺激强度即为这些神经纤维的阈强度，具有此强度的刺激称为阈刺激。随着刺激强度的不断增加，有较多的神经纤维兴奋，肌肉的收缩反应也逐渐增大。当神经中全部纤维均产生兴奋，此时肌肉做出最大的收缩幅度，再继续增加刺激强度，肌肉收缩幅度不再随之增大。将引起肌肉最大收缩的最小刺激强度的刺激称为最大刺激。

给神经肌肉标本一个或一连串的有效刺激，可使肌肉出现不同的收缩形式：如果刺激是一个或者是间隔时间大于肌肉收缩的缩短期与舒张期之和的一串刺激，可产生一个或一串互相分开的单收缩；当刺激频率增加，两个刺激的间隔时间缩短，如果刺激间隔时间大于缩短期而小于缩短期与舒张期之和时，则后一刺激引起的收缩将落在前一刺激引起的收缩过程的舒张期内，肌肉收缩出现不完全的融合，即出现不完全强直收缩；如果刺激间隔时间小于缩短期时间，则后一刺激引起的收缩将落在前一刺激引起收缩的缩短期内，肌肉收缩出现完全的融合，即完全强直收缩。

【实验对象】

蛙或蟾蜍。

【实验器材】

蛙类常用手术器械，张力换能器，肌动器（肌槽），Medlab 生物信号采集处理系统，铁架台，双凹夹，任氏液，棉线等。

【方法与步骤】

一、制备坐骨神经－腓肠肌标本（参照"实验一"）。

二、实验装置及标本安放

将肌动器固定在铁架台的双凹夹上，并与张力换能器平行，然后把标本中预留的股骨固定在肌动器上，使肌肉处于自然拉长的长度；坐骨神经干放置在肌动器的刺激电极上，保持神经与刺激电极接触良好。将张力换能器与刺激电极分别连接 Medlab 生物信号采集与处理系统。

三、实验观察

1. 不同刺激强度对腓肠肌收缩的影响

启动 Medlab 生物信号采集处理系统，点击 Medlab 菜单"实验/常用生理学实验"，选择"刺激强度对骨骼肌收缩的影响"，设置放大器和刺激器参数如下：

放大倍数：通道 1（50 - 100）；通道 4（5 - 50）。

刺激模式：自动幅度调节；主周期：2s；波宽：2ms；初幅度：0.2V；增量：0.05V；末幅度：2V；脉冲数：1；延时：1ms。

刺激模式也可采用单刺激或主周期刺激，逐步增大刺激幅度，找出刚能引起肌肉出现微小收缩的刺激强度（阈强度）。继续增加刺激强度，观察肌肉收缩反应是否也相应增大，直至肌肉收缩曲线不能继续升高为止。找到刚能引起肌肉出现最大收缩的最小刺激强度，即最大刺激强度。

整理实验结果：在实验结果上，标注上"阈刺激"、"最大刺激"，并应用实验系统的"波形压缩"功能，将有意义的结果集中于同一画面上，进行标注，最后打印。

2. 不同刺激频率对腓肠肌收缩的影响

点击 Medlab 菜单"实验/常用生理学实验"，选择"刺激频率对骨骼肌收缩的影响"，设置放大器和刺激器参数如下：

放大倍数：通道 1（50 - 100）；通道 4（5 - 50）。

刺激模式：自动频率调节；串长：1s；波宽：2ms；幅度：最大刺激强度；首频率：1Hz；增量：10Hz；末频率：45Hz；串间隔：3s。

选用最大刺激强度刺激，使刺激频率按 1Hz、11Hz、21Hz、31Hz、41Hz 逐渐增加，依次记录不同刺激频率时的肌肉收缩曲线，观察不同频率刺激时肌肉收缩的变化，从而导出单收缩、不完全强直收缩和完全强直收缩（图 3 - 3 - 1）。按前述方法对实验结果进行处理，进行标注，最后打印。

【注意事项】

1. 注意爱护标本，每次连续刺激的时间不要太长，每两次刺激间要给标本休息一段时间。

2. 实验过程中要经常给神经和肌肉滴加任氏液以防标本干燥，但肌动器上也不能存留太多水分，应常吸去。

3. 实验过程中保持张力换能器与标本连线的张力不变。

【思考题】

1. 为什么在一定范围内增加刺激强度，骨骼肌收缩幅度会增加？

2. 为什么刺激频率增加时，骨骼肌收缩幅度也会增加？

3. 如果刺激直接施加在肌肉上会出现什么现象？

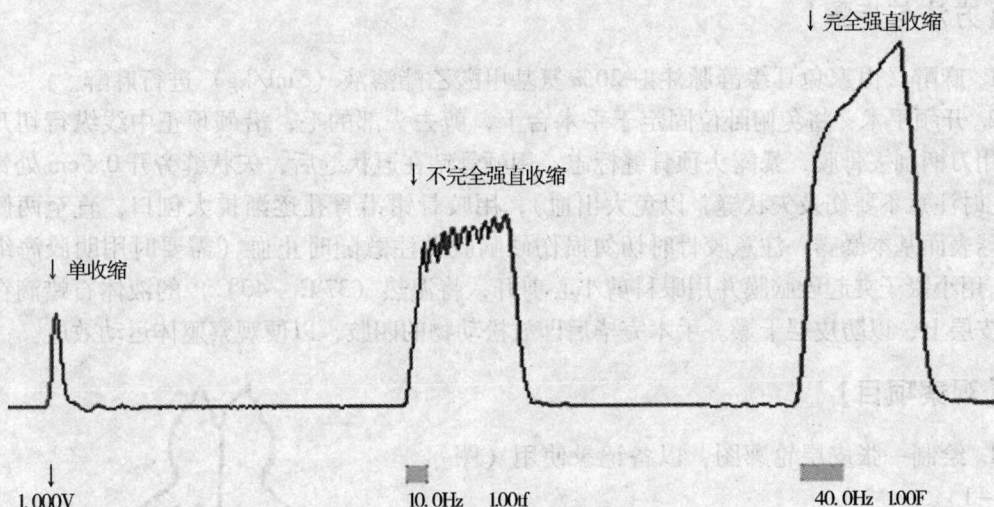

↓ 单收缩

↓ 不完全强直收缩

↓ 完全强直收缩

1.000V

10.0Hz　1.00tf

40.0Hz　1.00F

图 3 - 3 - 1　不同刺激频率对肌肉收缩的影响

实验四　大脑皮层运动区机能定位

【实验目的】

通过电刺激家兔大脑皮层不同部位，观察相关肌肉收缩活动，了解大脑皮层运动区与肌肉运动的定位关系及特点。

【实验原理】

动物和人的躯体运动受大脑皮层支配。在大脑皮层运动区有精细的功能定位，电刺激大脑皮层运动区不同部位，能够引起躯体特定的肌肉发生短促的收缩。这些皮层部位呈有秩序的排列，特别在人和高等动物的中央前回最为明显，称为皮层运动区机能定位或运动的躯体定位结构。在较低级的哺乳类动物如兔、大鼠，其大脑皮层运动区机能定位已初步形成。

【实验对象】

家兔。

【实验器材】

哺乳类动物手术器械，兔手术台，颅骨钻，咬骨钳，明胶海绵，纱布，生理盐水，20%氨基甲酸乙酯溶液，刺激电极，电刺激器，石蜡等。

【方法与步骤】

1. 麻醉 由家兔耳缘静脉注射20%氨基甲酸乙酯溶液（5ml/kg）进行麻醉。

2. 开颅手术 将兔俯卧位固定于手术台上，剪去头部的毛，沿颅顶正中线纵行切开头皮，用刀柄刮去骨膜，暴露头顶骨缝标志。用颅骨钻在冠状缝后，矢状缝旁开0.5cm处钻孔（钻孔时注意不要伤及矢状缝，以免大出血），用咬骨钳沿骨孔逐渐扩大创口，直至两侧大脑半球表面基本暴露。注意咬骨时切勿损伤硬脑膜并注意随时止血（需要时用明胶海绵止血），用小镊子夹起硬脑膜并用眼科剪小心剪开，将温热（37℃~40℃）的液体石蜡滴在暴露的皮层上，以防皮层干燥。手术完毕后即放松动物的四肢，以便观察躯体运动效应。

【观察项目】

1. 绘制一张皮层轮廓图，以备记录使用（图3-4-1）。

2. 将刺激电极的连线与电刺激器相连。参考电极放于兔的背部，剪去此处的毛并用少许生理盐水湿润以便接触良好。用刺激电极接触到皮层表面，逐点刺激一侧大脑皮层的不同部位。

刺激参数：波宽0.1~0.2ms，刺激频率20~100Hz，刺激强度5~10V，每次刺激持续5~10秒，每次刺激后休息1~2分钟。观察刺激不同部位引起的肢体和头面部运动的情况，并将观察的结果标记在皮层轮廓图上。

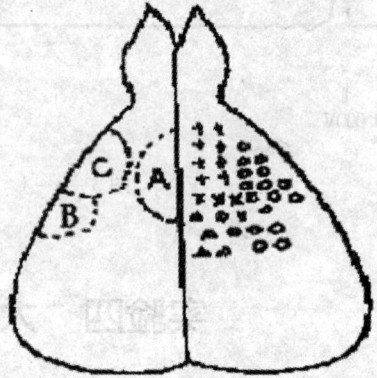

图3-4-1 兔大脑皮层的刺激效应
A. 中央后区；B. 脑岛区；C. 下颌运动区
+颜面肌和下颌动；○头动；△前肢动；×前后肢动

3. 在另一侧大脑皮层重复上述实验。

【注意事项】

1. 刺激不宜太强，选用的刺激强度可先用刺激电极刺激切口附近皮下肌肉，确定引起肌肉收缩的最小刺激强度，以该强度为参考值略调整即可。

2. 刺激点自头部前端向后部，自内向外按顺序刺激，每隔0.5mm为一点，每次刺激由弱渐强，以出现反应为度，每次刺激持续5~10s才能确定有无反应，因为刺激大脑皮层引起骨骼肌收缩的潜伏期较长。

3. 在开颅手术接近矢状缝和人字缝时要注意勿损伤矢状窦和横窦，避免大出血，可将手术刀柄伸入矢状缝下，使矢状窦与骨板分离。

4. 动物麻醉不宜过深，也不宜过浅，呈中等麻醉状态，即表现为动物瞳孔扩大，夹趾反应引起的屈肌反射减弱，肌张力中度松弛而不是显著松弛，角膜反射明显减弱而不是完全消失。

【思考题】

1. 刺激家兔大脑皮层一定区域会引起何侧肢体运动？为什么？

2. 根据实验结果，分析大脑皮层运动区有何特征？

3. 刺激大脑皮层引起骨骼肌收缩的神经路径是什么？

实验五　去大脑僵直

【实验目的】

观察去大脑僵直现象，了解高位中枢对肌紧张的调节作用。

【实验原理】

中枢神经系统对伸肌的肌紧张具有易化与抑制作用，在正常情况下，通过这两种作用使骨骼肌保持适当的肌紧张，以维持机体正常姿势。脑干网状结构是这两种作用发生功能联系的一个重要整合机构。如在动物中脑的上、下丘之间离断脑干，则抑制肌紧张的作用减弱而易化肌紧张的作用相对加强，动物将出现头尾昂起，四肢伸直，脊柱挺硬等伸肌紧张性亢进的特殊姿势，称为去大脑僵直。

【实验对象】

家兔。

【实验器材】

哺乳类动物手术器械，兔手术台，颅骨钻，咬骨钳，骨蜡或明胶海绵，纱布，丝线，生理盐水，20%氨基甲酸乙酯溶液，液体石蜡等。

【方法与步骤】

1. 麻醉　由兔耳缘静脉注射20%氨基甲酸乙酯溶液（5ml/kg）进行麻醉。

2. 颈部手术　将兔仰卧位固定于手术台上，剪去颈部的毛，沿颈部正中线切开皮肤，分离皮下组织及肌肉，暴露气管，插入气管插管，找出两侧颈总动脉，分别穿线结扎，以避免脑部手术时出血过多。

3. 脑部手术　将兔转为俯卧位，头部抬高，固定。剪去头顶部的毛，自两眉弓至枕部沿矢状缝将头皮切开，暴露头骨及颞肌，将颞肌上缘附着在头骨的部分切开，用手术刀柄将颞肌自上而下地剥离扩大顶骨暴露面，并刮去颅顶骨膜，用颅骨钻在顶骨两侧各钻一孔，用咬骨钳沿骨孔朝后渐渐扩大创口至枕骨结节，暴露出双侧大脑半球的后缘，用小镊子夹起硬脑膜，仔细剪除，暴露出大脑皮层并滴少许石蜡油以防脑表面干燥。

4. 横断脑干　松开动物四肢，左手将动物的头托起，右手用手术刀柄从大脑半球后缘与小脑之间伸入，轻轻托起两大脑半球枕叶，即可见到中脑上、下丘部分（四叠体），用手术刀在上、下丘之间向口裂方向呈45°角插至颅底，将脑干横断（图3-5-1）。

【观察项目】

1. 将兔摆放成侧卧位，几分钟后可见兔的躯干和四肢逐渐变硬伸直，前肢较后肢更明显，头昂举，尾上翘，呈角弓反张状态，即为去大脑僵直现象（图3-5-2）。

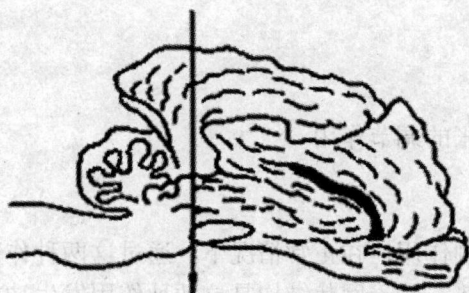

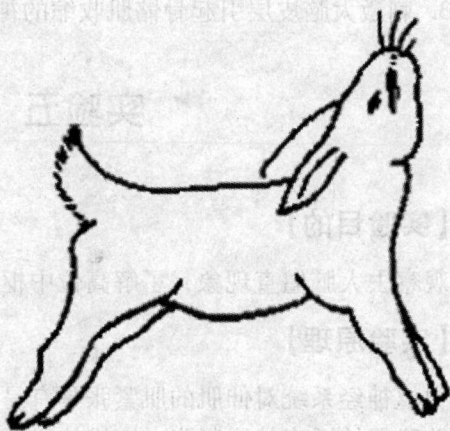

图 3 – 5 – 1　切断部位　　　　　　　　　　图 3 – 5 – 2　去大脑僵直

2. 明显的僵直现象出现后，在下丘稍后方再次切断脑干，观察肌紧张变化。

【注意事项】

1. 动物麻醉不宜过深，可给半量以免去大脑僵直不出现。术中动物挣扎可给少许局部麻醉。

2. 咬骨接近骨中线和枕骨时尤需防止伤及矢状窦而致大出血，应暂时保留矢状窦处的颅骨，细心将矢状窦与头骨内壁剥离，然后再轻轻去除保留的颅骨，并在矢状窦的前后两端各穿一线结扎。

3. 横断脑干几分钟后，僵直仍不明显时，可试用牵拉四肢（肢体伸肌传入），扭动颈部（颈肌传入），动物仰卧（前庭传入）等办法，使僵直易于出现。

4. 切断部位要准确，过低将伤及延髓，导致呼吸停止，过高则不出现去大脑僵直现象。如动物横断脑干后 5 ~ 10 分钟仍不出现僵直现象，呼吸尚平稳，可在原切断面再向后 2 毫米处重新再切一刀。

5. 横断脑干时，可将兔放于地上操作。

【思考题】

1. 去大脑僵直产生的机制是什么？
2. 什么叫 α 僵直和 γ 僵直？去大脑僵直应属于哪种僵直？为什么？
3. 将动物脊髓的背根切断，会出现什么结果？

实验六　损毁小白鼠小脑的观察

【实验目的】

观察毁坏小白鼠一侧小脑后对肌紧张和平衡等躯体运动的影响，了解小脑对躯体运动的调节机能。

【实验原理】

小脑是躯体运动的重要调节中枢之一，它与大脑皮质运动区、脑干网状结构、脊髓和前庭器官有广泛的联系。前庭小脑（绒球小结叶）调节身体的平衡；脊髓小脑参与调节肌紧张和随意运动的协调，皮层小脑参与随意运动的设计。小脑损伤后可发生躯体运动障碍，表现为身体平衡失调，肌张力增强或减弱以及共济失调等症状。

【实验对象】

小白鼠。

【实验器材】

小动物手术器械，鼠手术台，探针，干棉球，纱布，200ml 烧杯，乙醚等。

【方法与步骤】

1. 术前观察　手术前观察正常小白鼠的活动（姿势、肌张力和运动的表现）。

2. 麻醉　将小白鼠罩于烧杯内，然后放入一团浸透乙醚的棉球，待其呼吸变为深而慢且不再有随意运动时，将其取出。

3. 手术　将小白鼠俯卧于鼠台上，用镊子提起头部皮肤，用剪刀在两耳之间头正中横剪一小口，再沿正中线向前方剪开长约1cm，向后剪至枕部耳后缘水平，将头部固定，用手术刀背剥离颈肌，暴露顶间骨，通过透明的颅骨可看到顶间骨下方的小脑，再从顶间骨一侧的正中，用探针垂直刺入深约3～4mm，再将探针稍作搅动，以破坏该侧小脑。探针拔出后用棉球压迫止血（图 3 - 6 - 1）。

【观察项目】

待小白鼠清醒后观察其运动情况，可见小鼠行走不平衡，总向伤侧的方向旋转或翻滚，其站立姿势及肢体肌紧张度也有明显变化。

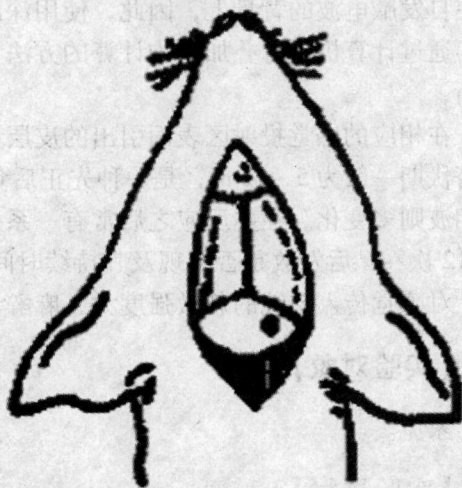

图 3 - 6 - 1　破坏小白鼠小脑位置示意图
小圆点为破坏进针处

【注意事项】

1. 麻醉不可过深，以防死亡，也不要完全密闭烧杯，避免窒息死亡。

2. 捣毁小脑时不可刺入过深，以免伤及中脑、延髓或对侧小脑，也不能过浅，小脑未被损伤，反而成为刺激作用。

3. 实验后应将小白鼠处死（颈椎脱臼法）后再丢弃入垃圾袋。

【思考题】

1. 一侧小脑损伤会导致动物躯体运动和站立姿势发生何种变化？为什么？
2. 小脑在调节躯体运动中有哪些功能？

实验七　兔大脑皮层诱发电位

【实验目的】

引导和分析大脑皮层的诱发电位，观察几种药物对诱发电位的影响，了解大脑皮层的功能活动。

【实验原理】

大脑皮层的诱发电位是指感觉传入系统受到刺激时，在皮层某一区域引出的电位变化。受刺激的部位可以是感觉器官、感觉神经或感觉途径上的任何一点，在无明显刺激情况下，由于大脑皮层经常地产生节律性电变化，称为自发性脑电波，由于诱发电位时常出现在自发脑电波的背景上，因此，使用深度麻醉方法可压抑自发脑电而突出诱发电位，此外，通过计算机进行叠加平均计算的方法，将埋藏于自发脑电背景中的诱发电位更为突出清晰。

在相应的感觉投射区表面引出的皮层诱发电位可分为两部分：主反应和后发放。主反应潜伏期一般为 $5 \sim 12ms$，是一种先正后负的电位变化，一般情况下，正相波比较恒定而负相波则多变化。在主反应之后常有一系列正相的周期性电位变化，称为后发放，一般为 $8 \sim 12$ 次/s，后发放是否出现及其持续时间的长短，取决于刺激强度与麻醉状态。一般来说，对感觉传入系统的刺激强度大、麻醉浅时，后发放易于出现，且持续时间较长。

【实验对象】

家兔。

【实验器材】

哺乳类动物手术器械一套、骨钻、MedLab 生物信号采集处理系统、脑立体定位仪、皮层引导电极（直径1mm 的银丝，头端呈球形）、电极操纵器、人工呼吸机、保护电极、骨蜡、止血海绵、棉花、纱布、20ml 注射器及针头、20% 氨基甲酸乙酯溶液、38℃ 液体石蜡、温热生理盐水、1% 普鲁卡因、1% 士的宁，三碘季胺酚。

【方法与步骤】

1. 用 20% 氨基甲酸乙酯溶液耳缘静脉注射麻醉（5ml/kg 体重），麻醉深度以维持呼吸在每分钟 $20 \sim 24$ 次，皮层自发脑电波尽可能被抑制为准。

2. 动物仰卧位固定于手术台上，颈部正中切口，做气管插管术。

3. 剪去右侧大腿背外侧毛，于大腿中部纵行切开皮肤，用止血钳钝性分离股二头肌与半膜肌，在深部找到粗大、白色的坐骨神经。固定保护电极于坐骨神经上，覆盖 38℃ 液体石蜡棉条，用止血钳夹闭切口皮肤。

4. 将兔头固定于立体定位仪上，剪去头顶部毛，沿正中线切开皮肤 4cm 左右、用刀柄钝性分离骨膜，清楚暴露颅骨骨缝。在刺激肢体的对侧开颅。开颅的范围：矢状缝 1~8mm、冠状缝前后各 5mm（如图 3-7-1）。切勿伤及正中线血管，骨缝出血可用骨蜡封闭。剪开脑膜，滴一滴蜡，保护皮质。

5. 将引导电极装在三向推进器上，电极尾端连接 MedLab 生物信号采集处理系统的输入端，无关电极夹在头皮切口边缘上，将动物接地。移动三向推进尺，使引导电极头端银球置于兔脑皮层后肢体感区范围内，相当于矢状缝旁开 2~4mm，人字缝尖前 10mm。

6. 打开计算机，启动 MedLab 生物信号采集处理系统，点击面板"实验项目"，选择"常用生理实验"项目下的"家兔大脑皮层诱发电位"，按照表 3-7-1 实验参数设置 MedLab 生物信号采集处理系统。

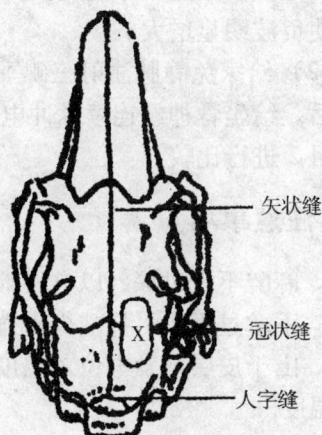

图 3-7-1　家兔颅顶开孔范围示意图
右侧颅骨 X 代表区为开孔范围

表 3-7-1　MedLab 生物信号采集处理系统采样和刺激器参数设置表

采样参数			刺激器参数	
显示方式	示波器	（触发叠加 100 次/分）	刺激模式	主周期刺激
采样间隔	20μs		主周期	2s
X 轴显示压缩比	10:1		波宽	0.1ms
通道	通道1	通道4	幅度	0.5V
DC/AC	AC	记录刺激标记	间隔	50ms
处理名称	脑电	刺激标记	脉冲数	1
放大倍数	10000	5~50	延时	1ms
Y 轴压缩比	4:1	64:1	周期数	连续

【观察项目】

1. 单个脉冲刺激坐骨神经，可见同侧下肢轻微抖动。显示屏上可观察到刺激伪迹，随着刺激的增强，可在刺激伪迹之后看到诱发电位。仔细调整引导电极在皮层表面的位置，逐点探测，寻找最大、恒定的诱发电位中心。观察皮层自发电波，即皮层脑电图，辨认皮层诱发电位。

2. 用 1Hz 的连续脉冲刺激坐骨神经，可在显示屏上见到一个稳定的先正后负的诱发电位图像。电位前面为刺激伪迹，根据刺激伪迹的位置可测量出诱发电位的潜伏期。注意观察诱发电位的潜伏期，主反应和后发放的时程、相位及振幅的大小。

3. 药物对皮层诱发电位的影响

（1）吸去皮层上的液体石蜡，并用温生理盐水冲洗。然后在记录电极处皮层上依次滴一滴药物（1%普鲁卡因、1%士的宁）。在每更换一次药物之前，都必须用温水冲洗，待皮层电位恢复正常才能更换另一药物。一般普鲁卡因对诱发电位负波起抑制作用，士的宁可使负波明显增大。

（2）给家兔静脉注射三碘季胺酚（2~3mg/kg）并进行人工呼吸，待出现活跃的自发脑电后，给坐骨神经连续脉冲电刺激，直到显示出清晰的诱发电位为止。将所得图像与观察项目2进行比较。

【注意事项】

1. 麻醉不宜过深，以自发脑电稳定为准。
2. 手术过程中尽量减少出血，切勿损伤皮层。
3. 由于皮层诱发电位对温度非常敏感，所以要经常更换温热液体石蜡，以维持皮层局部温度。
4. 对坐骨神经要注意保温保湿，防止干燥，保持神经的兴奋性。

【思考题】

1. 皮层诱发电位包括哪些组成成分？分析皮层诱发电位的产生机理。
2. 特异性投射系统的传导通路如何？有何特点？

实验八 反射时的测定及反射弧的分析

【实验目的】

用脊蛙分析屈肌反射反射弧的组成部分，探讨反射弧的完整性与反射活动的关系，加深对反射弧的理解。学习测定反射时的方法。

【实验原理】

在中枢神经系统参与下，机体对刺激所作的规律性应答称为反射。较复杂的反射需要较高级中枢部位的整合，而一些较简单的反射，只需通过中枢神经系统的低级部位就能完成。将动物的高位中枢切除，仅保留脊髓的动物称为脊动物，此时动物产生的各种反射活动为单纯的脊髓反射。反射活动的结构基础是反射弧，它包括感受器、传入神经、神经中枢、传出神经和效应器五部分。反射弧的任一部分受到破坏，完整的反射活动均不能实现。完成某一反射所需的时间称为反射时，反射时的长短与反射弧在中枢交换神经元的多少以及是否有中枢抑制、刺激强度等因素密切相关。

【实验对象】

蛙或蟾蜍。

【实验器材】

蛙类手术器械一套、铁支架、铁夹、MedLab 生物信号采集处理系统、刺激电极、棉球、纱布、培养皿、烧杯、0.5%硫酸溶液。

【实验步骤与观察项目】

1. 制备脊蛙 取蛙或蟾蜍一只，用自来水冲洗干净，用去脑法制备脊蛙。用粗剪刀横向伸入口腔，从两侧鼓膜后缘处剪去颅脑部，保留下颌部分。以棉球压迫创口止血，然后用铁夹夹住下颌，悬挂在铁支架上。此外，也可用探针由枕骨大孔垂直进针后横断脊髓，再刺入颅腔捣毁脑组织，以一小棉球塞入创口止血制备脊蛙。

2. 测定反射时

同时用秒表记录从浸入硫酸溶液时至腿发生屈曲所需要的时间，即屈腿反射的反射时。然后用烧杯盛自来水洗去皮肤上的硫酸溶液，用纱布擦干。重复 3 次，求其平均值。

3. 反射弧分析

（1）用培养皿盛 0.5% 硫酸溶液，将蛙或蟾蜍左侧后肢的脚趾尖浸于硫酸溶液中，观察屈腿反射有无发生，然后用烧杯盛自来水洗去皮肤上的硫酸溶液，用纱布擦干。

（2）绕左侧后肢在趾关节上方皮肤作一环状切口，将足部皮肤剥掉，重复步骤（1），观察屈腿反射有无发生，为什么？

（3）按步骤（1）的方法以硫酸溶液刺激右侧脚趾尖，观察屈腿反射活动。

（4）在右侧大腿背侧剪开皮肤。在股二头肌和半膜肌之间分离，找出坐骨神经，在神经上作两个结扎，在两结扎间剪断神经。重复步骤（3），观察结果如何。

（5）用中等强度的连续电刺激刺激右侧坐骨神经中枢端，观察同侧及对侧后肢活动的有何不同。

（6）以探针捣毁蛙或蟾蜍之脊髓后重复步骤（5）。

（7）用连续电刺激刺激右侧坐骨神经外周端，观察同侧腿的反应。

（8）直接电刺激右侧腓肠肌，其反应如何？

【注意事项】

1. 剪颅脑部位应适当，太高则部分脑组织保留而出现自主活动，太低则可能伤及上部脊髓而使上肢的反射消失。

2. 每次浸入硫酸的部位尽量一致（应限于一个趾尖，勿浸入太多），以保持刺激范围不变。

3. 每次用硫酸溶液刺激后，应迅速用烧杯中自来水洗去皮肤上残存的硫酸，并用纱布擦干，以保护皮肤和防止冲淡硫酸溶液。

【思考题】

1. 试分析本实验中屈肌反射的过程及反射弧的具体组成部分。
2. 本实验能否以电刺激替代硫酸刺激，为什么？

实验九 疼痛反应与药物的镇痛作用

一、化学刺激化（扭体法）

【实验目的】

学习镇痛药的化学刺激实验方法，观察并比较哌替啶和罗通定的镇痛作用。

【实验原理】

某些化学物质，如酒石酸锑钾溶液注入小鼠腹腔可刺激腹膜引起持久性疼痛，而产生"扭体"反应，表现为腹部内凹、后肢伸张、臀部高起、躯体扭曲。该反应在注射15分钟内出现频率高，故以注射后15分钟内发生的扭体次数或发生反应的鼠数作为疼痛的定量指标。通常给药组比对照组扭体反应发生率减少50%以上，即认为该药有镇痛作用。

【实验对象】

小鼠，体重 18 ~ 22g，雌雄不拘。

【实验器材】

天平、小鼠笼、注射器；2mg/ml 盐酸哌替啶溶液、2mg/ml 罗通定溶液、0.5mg/ml 酒石酸锑钾溶液、30mg/ml 苦味酸溶液、生理盐水。

【方法与步骤】

1. 取小鼠30只，称重，按完全随机分组法分成甲、乙、丙3组。每组10只。各实验小组从上述3组中分别抽取3只小鼠，用苦味酸溶液染色标记。
2. 观察每组小鼠的活动情况，然后各鼠分别腹腔注射下列药物 10ml/kg（体重），记录给药时间。
   甲组：2mg/ml 盐酸哌替啶溶液；
   乙组：2mg/ml 罗通定溶液；
   丙组：等容量生理盐水。
给药后30分钟，各组小鼠均腹腔注射酒石酸锑钾溶液 10ml/kg（体重），观察15分钟内各组出现扭体反应动物数。

【实验结果】

1. 综合全室实验结果填入表 3 – 9 – 1

表 3 - 9 - 1　药物镇痛作用实验结果

组别	药物	鼠数	扭体动物数	无扭体动物数	镇痛百分率
甲	哌替啶				
乙	罗通定				
丙	生理盐水				

2. 计算镇痛百分率（P）

$$P = \frac{给药组无扭体反应的动物数 - NS 组无扭体反应的动物数}{NS 组扭体反应的动物数} \times 100\%$$

【注意事项】

1. 酒石酸锑钾溶液应在临用时配制，避免放置过久使其作用减弱。
2. 本实验结果可进行 X^2 检验。

【思考题】

哌替啶与罗通定的镇痛作用有何异同？

二、刺激化（热板法）

【实验目的】

学习镇痛药的热板实验方法，观察吗啡和乙酰水杨酸的镇痛作用。

【实验原理】

利用一定强度的温度刺激动物躯体的某一部位以产生疼痛反应。将小鼠置于 55℃ 左右的热板上，热刺激小鼠足部产生痛觉反应，以热刺激开始至出现为舐后爪或跳跃反应的时间作为测痛指标，并以此作为评价药物的镇痛作用。具有镇痛作用的药物可延长痛觉反应出现的时间，若延长 1 倍以上者，可视为有镇痛作用。

【实验对象】

雌性小白鼠，体重 18 ~ 22g。

【实验器材】

恒温水浴、烧杯、秒表、天平、小鼠笼、注射器；1mg/ml 盐酸吗啡溶液、40mg/ml 乙酰水杨酸溶液、30mg/ml 苦味酸溶液、生理盐水。

【方法与步骤】

1. 筛选实验动物　向恒温水浴加水，使水面触及大烧杯底部。调节水浴温度为 55 ± 0.5℃。将小鼠放入烧杯内，立即启动秒表记录从小鼠进入烧杯到出现舐后爪或跳跃反应的时间作为痛阈的指标。用此法选出痛阈在 30s 以内的小鼠供实验用，大于 30s 或小于 5s 的小鼠剔除。

2. 实验动物分组 取筛选合格的小白鼠30只，随机分为甲、乙、丙3组，各实验小组从上述3组中分别抽取3只小鼠用苦味酸溶液标记编号。

3. 给药 各组动物腹腔注射下列药品为10ml/kg（体重），并记录给药时间：

甲组：1mg/ml 盐酸吗啡溶液；

乙组：40mg/ml 乙酰水杨酸溶液；

丙组：等容量生理盐水。

4. 给药后15分钟，30分钟及60分钟时用上述方法测痛觉阈值1次。对60秒内不舐后足的小鼠应立即取出，痛阈值则按60秒计算，以免烫伤脚爪而影响下次测定。

【实验结果】

1. 收集全实验室数据，计算出各组的痛阈值的平均数及标准差，填入表3-9-2。

表3-9-2 药物的镇痛作用实验结果（$X \pm SD$）

组别	动物数	药前痛阈值p（s）	药后15分钟痛阈值p（s）	药后30分钟痛阈值p（s）	药后60分钟痛阈值p（s）
吗啡					
乙酰水杨酸					
生理盐水					

2. 计算各组动物用药后15分钟、30分钟、60分钟时的痛阈改变百分率（P）

$$P = \frac{药后痛阈值均数 - 药前阈值均数}{药前阈值均数} \times 100\%$$

3. 以痛阈改变百分率为纵坐标，时间为横坐标，绘制各组用药后15分钟、30分钟、60分钟小鼠痛阈改变百分率的时-效曲线。

【注意事项】

1. 小鼠以雌性为好，因雄性小鼠受热后阴囊下垂，触及大烧杯底部可致反应过敏。

2. 热板法个体差异大，实验动物应预先筛选，一般以疼痛反应在内者为敏感鼠，可供实验用。

3. 水浴温度应恒定。室温以15℃为宜，过低动物反应迟钝，过高则反应敏感，易产生跳跃，影响观察。

【思考题】

1. 简述吗啡的镇痛作用机制及临床应用。

2. 乙酰水杨酸与吗啡的镇痛作用有何异同。

实验十 苯妥英钠与苯巴比妥钠的抗惊厥作用

【实验目的】

学习电刺激导致动物惊厥模型的制作方法，了解苯妥英钠、苯巴比妥钠的抗电惊厥作用。

【实验原理】

用电刺激器电极分别夹往小鼠两耳，构成电回路，通一强电流，使小鼠大脑产生高频异常放电，引起全身强直性惊厥，模拟癫痫大发作病人的脑部病灶发生异常而致高频放电，并向周围正常脑细胞扩散，引起大脑的广泛兴奋而发生全身强直性惊厥。苯妥英钠和苯巴比妥钠均是中枢抑制药，可阻滞高频异常放电的神经元的 Na^+ 通道，抑制其高频反复放电。同时苯妥英钠还抑制神经元的短时程（T 型）Ca^{2+} 通道，抑制 Ca^{2+} 内流，较大浓度时尚能抑制 K^+ 外流，延长动作电位时程及不应期。高浓度苯妥英钠还能抑制神经末梢对 γ – 氨基丁酸（GABA）的摄取，诱导 CABA 受体增生，间接增强 CABA 的作用，使 Cl^- 内流增加而出现超极化，从而抑制异常高频放电产生与扩散。

【实验对象】

小白鼠，体重 18g ~ 22g，雌雄不拘。

【实验器材】

药理生理多用仪，天平，注射器，0.5% 苯妥英钠，0.5% 苯巴比妥钠，生理盐水。

【实验步骤与观察项目】

1. 电惊厥动物模型的制备　每组取小白鼠数只，将药理生理多用仪输出线上的两只鳄鱼夹用生理盐水润湿，分别夹住小鼠的两耳根部。将刺激方式旋钮置于"单次"位置，频率 A 置于"8Hz"，后面板开关拨向"电惊厥"边，电压调至 100V。"启动"按钮，观察小鼠是否发生强直性惊厥。小鼠的惊厥过程为：潜伏期→僵直屈曲期→后肢伸直期→阵挛期→恢复期。每组按此方法选出三只出现惊厥反应的小鼠，称重并编号。

2. 甲组鼠腹腔注射 0.5% 苯妥英钠 0.15ml/10g（75mg/kg），乙组鼠腹腔注射生理盐水 0.15ml/10g，丙组鼠腹腔注射 0.5% 苯巴比妥钠 0.15ml/10g（75mg/kg）。

3. 给药 30 分钟后，再用原来强度的电流刺激各鼠，观察记录各小鼠是否发生强直性惊厥，比较用药前后有何不同。

4. 统计各组实验结果，填入表 3 – 10 – 1，分析药物作用。

表 3 – 10 – 1　实验结果

组别	动物数（只）	发生惊厥动物数（只）	惊厥百分率（%）
苯妥英钠组			
生理盐水组			
苯巴比妥钠组			

【注意事项】

1. 实验中应避免夹住两鼠耳的鳄鱼夹短路，以免引起刺激器损坏。
2. 动物发生惊厥后，应立即断电，以免致动物呼吸窒息而死亡。

3. 腹腔注射应规范操作，不可伤及内脏器官。

【思考题】

1. 苯妥英钠和苯巴比妥钠的主要作用和用途有何异同？
2. 电刺激引起动物惊厥的发生机制是什么？

实验十一　有机磷酸酯类中毒及其解救

【实验目的】

了解有机磷酸酯类中毒症状，观察阿托品和碘解磷定对中毒的解救效果，分析和比较两药解毒作用特点和原理。

【实验原理】

敌百虫是一种有机磷酸酯类的剧毒农药，可与体内胆碱酯酶牢固结合，使该酶失去水解乙酰胆碱的能力，引起体内乙酰胆碱大量堆积，导致人或动物 M 样、N 样中毒症状。而解救药物主要有缓解 M 样症状的阿托品，复活胆碱酯酶药有碘解磷定、氯磷定等。

阿托品通过竞争性和 M 受体结合，迅速阻断 M 受体兴奋而解除有机磷酸酯类中毒时的 M 样症状，如呼吸道和胃肠平滑肌的痉挛，心血管系统的抑制；也能解除一部分中枢神经系统中毒症状，使昏迷病人苏醒。大量阿托品还具神经节阻断效应，从而对抗有机磷酸酯类的神经节兴奋作用。

胆碱酯酶复活药能与胆碱酯酶的阴离子部位以静电引力相结合，使其肟基趋向磷酸化胆碱酯酶的磷原子，进而与磷酸基形成共价键结合，生成磷酸化胆碱酯酶和复活药三者的复合物，其后进一步裂解成为磷酰化碘解磷定或氯磷定，此时酶的结构恢复而活性亦恢复。

两药单用时效果较差，两药合用则使有机磷酸酯类的中毒症状得到全面改善，疗效大大提高。故临床对有机磷酸酯类中毒的抢救治疗以阿托品＋胆碱酯酶复活药进行。

【实验对象】

家兔。

【实验器材】

注射器、秒表、测瞳孔尺、干棉球、5% 精制敌百虫溶液、0.2% 硫酸阿托品溶液、2.5% 碘解磷定溶液。

【实验步骤与观察项目】

1. 取兔 1 只，称重。观察并记录下列生理指标：活动情况、呼吸（频率、深度、节律是否均匀）、瞳孔大小、心跳次数、唾液分泌、小便、肌张力及有无肌震颤等。

2. 耳缘静脉注入 5% 敌百虫溶液 2ml/kg。注毕，密切观察并记录上述各项生理指标的变化（如 20 分钟后尚未出现中毒症状，可追补 1/3 剂量）。

3. 中毒症状明显后，立即给家兔耳缘静脉注射 0.2% 硫酸阿托品溶液 1ml/kg，密切观察中毒症状是否有改善，并记录上述各项指标。然后耳缘静脉注射 2.5% 碘解磷定溶液 2ml/kg，给药后密切观察各项生理指标的变化，将实验结果记录于表 3 – 11 – 1 中。观察比较中毒症状消除的情况及两药解毒作用的特点。

表 3 – 11 – 1   实验结果记录

观察 阶段	活动 情况	呼吸 情况	心率 （次/分）	瞳孔（mm） 左 右	唾液分泌	小便次数 及性状	肌张力 大小	肌震颤
给敌百虫前								
给敌百虫后								
给阿托品后								
给碘解磷定后								

【注意事项】

1. 给解救药要及时，以免动物死亡。
2. 敌百虫可通过皮肤吸收，接触后应立即用自来水冲洗干净。

【思考题】

分析阿托品和碘解磷定解毒的作用机制。

实验十二   红细胞比容

【实验目的】

学习红细胞比容的测定方法。

【实验原理】

红细胞在血液中所占的容积百分比称为红细胞比容。将一定量的抗凝血置于 2.5mm 的平底分血计中，用离心沉淀的方法使血细胞与血浆分离。离心后，红细胞下沉，彼此压紧而又不改变每一个红细胞的正常形态，根据分血计上的刻度计算出红细胞的比容。正常成年男性为 40% ~ 50%，女性为 37% ~ 48%。

【实验对象】

人或兔。

【实验器材】

离心机，玻璃试管，试管架，2.5mm 平底分血计，吸管，止血带，消毒注射器，75%酒精棉球，碘酒，3.8%柠檬酸钠溶液。

【方法与步骤】

1. 采血　如采集人血，须用消毒而又干燥的注射器和针头由肘正中静脉抽取；如用兔血可从颈总动脉放血。取血 2ml，立即将血液沿管壁缓缓注入已盛有 3.8%柠檬酸钠溶液干燥的试管中，用拇指堵住管口，轻轻倒转试管 2~3 次，使血液与抗凝剂充分混合。用吸管从试管内吸取抗凝的全血，然后将吸管插入分血计底部，慢慢将血液注入分血计至刻度"10"为止。

2. 离心　用天平称重，使离心机旋转轴两侧相应的两个套筒及其内容物的总重量相等。开动离心机，初速为 100 转/分，然后加速至 3000 转/分，离心 30 分钟，再使转速逐渐减慢而停止。再以同样速度离心 5 分钟，如红细胞层不再压缩，则按下列公式计算红细胞比容。

血细胞比容 = 血细胞层高度/全血的高度 ×100%

【观察项目】

取出分血计仔细观察，可见下段为深红色血柱，即为红细胞；上段淡黄色液体为血浆；在两段之间有一白色薄层为白细胞和血小板。自下而上读取红细胞所在的刻度即为红细胞比容。

【注意事项】

1. 抗凝剂要新鲜，器皿均应清洁干燥。
2. 自采血起，应在 2 小时内完成实验，以免溶血和水分蒸发，影响红细胞比容。
3. 血液的抗凝血试管或血细胞比容管内，应加管塞，防止血浆内水分蒸发。

【思考题】

1. 测定红细胞比容的生理意义？
2. 什么情况下会出现血细胞比容的增高或降低？

实验十三　红细胞渗透脆性试验

【实验目的】

学习红细胞渗透脆性的测定方法；了解细胞外液的渗透压对维持细胞正常形态和功能的重要性。

【实验原理】

血浆渗透压包括血浆胶体渗透压和血浆晶体渗透压，由于血浆中的晶体物质绝大部分不易透过细胞膜，所以细胞外液晶体渗透压的相对稳定对保持细胞内外水平衡和维持细胞形态有重要意义。在临床或生理实验中使用的各种溶液，其渗透压与血浆渗透压相等的称为等渗溶液，如 0.9% NaCl 溶液，其渗透压高于或低于血浆渗透压的溶液称为高渗溶液或低渗溶液。红细胞在等渗溶液中其形态和大小可保持不变。若将红细胞悬浮于低渗的 NaCl 溶液中，则水分进入红细胞使之膨胀甚至破裂溶解，故临床常用不同浓度的低渗 NaCl 溶液来测定红细胞膜的渗透脆性，开始出现溶血现象的低渗盐水溶液浓度，为该血液红细胞的最小抵抗力，即最大脆性值；出现完全溶血时的低渗盐水溶液的浓度，则为该红细胞的最大抵抗力，即最小脆性值．对低渗盐水溶液的抵抗力小表示红细胞脆性高；反之，表示脆性低。正常人红细胞最大脆性为 0.40% ~ 0.45% NaCl 溶液，最小脆性为 0.30% ~ 0.35% NaCl 溶液。

【实验对象】

人或家兔。

【实验器材】

试管架，小试管 10 支，2ml 吸管 3 支，消毒的 2ml 注射器及 8 号针头，棉签，1% 氯化钠溶液，蒸馏水，75% 酒精，4% 碘酒。

【实验步骤】

1. 制备不同浓度的低渗盐溶液　取干燥洁净的小试管 10 支，编号排列在试管架上，按表 3 – 13 – 1 所示，分别向试管内加入 1% 氯化钠溶液和蒸馏水并混匀，配制成 0.70% ~ 0.25% 10 种不同浓度的氯化钠低渗溶液。

表 3 – 13 – 1　低渗氯化钠溶液的配制及浓度

试剂	1	2	3	4	5	6	7	8	9	10
1% NaCl 溶液（ml）	1.40	1.30	1.20	1.10	1.00	0.90	0.80	0.70	0.60	0.50
蒸馏水（ml）	0.60	0.70	0.80	0.9	1.00	1.10	1.20	1.30	1.40	1.50
NaCl 浓度（%）	0.70	0.65	0.60	0.55	0.50	0.45	0.40	0.35	0.30	0.25

2. 采血　用干燥的 2ml 注射器从兔耳缘静脉取血 1ml，（如采人血则须严格消毒，从肘正中静脉取血 1ml），立即依次向 10 支试管内各加 1 滴血液，轻轻颠倒混匀，切勿用力振荡，室温下静置 1 小时，然后根据混合液的色调进行观察。

【观察项目】

1. 如果试管内液体下层为混浊红色，上层为无色透明，说明红细胞完全没有破裂溶解。
2. 如果试管内液体下层为混浊红色，而上层出现透明红色，表示部分红细胞破坏和溶解，称为不完全溶血。开始出现部分溶血的盐水溶液浓度，即为红细胞的最小抵抗力，即红细胞的最大脆性。

3. 如果试管内液体完全变成透明红色，说明红细胞全部破裂，称为完全溶血。此时该溶液浓度即为红细胞最大抵抗力，即红细胞最小脆性。

4. 记录红细胞脆性范围，即最小抵抗力时的溶液浓度和最大抵抗力时的溶液浓度。

【注意事项】

1. 试管编号排列顺序切勿弄错、颠倒。

2. 不同浓度的低渗氯化钠溶液的配制应准确，小试管必须清洁干燥。

3. 静脉采血时速度要缓慢，滴加血液时要靠近液面，使血滴轻轻滴入溶液中，以免血滴冲击力太大，使红细胞破损而造成溶血的假象。

4. 各管加血量应相同，加血时持针角度应一致。血液滴入试管后，立即轻轻混匀，避免血液凝固和假象溶血。

5. 在光线明亮处进行观察。

【思考题】

1. 何谓红细胞的最小脆性和红细胞最大脆性？

2. 测定红细胞渗透脆性有何临床意义？

3. 输液时为何要输等渗溶液？

实验十四　红细胞沉降率试验

【实验目的】

学习血沉的魏氏（Westergen）测量法。

【实验原理】

将加有抗凝剂的血液置于一支小直管（血沉管）中，室温下静置 1 小时，由于红细胞的比重比血浆大，故红细胞因重力而下沉。通常以第一小时末红细胞下沉的距离来表示红细胞沉降的速度，称红细胞沉降率（ESR），简称血沉。血沉的快慢取决于红细胞是否相互叠连，红细胞叠连后，表面积与容积之比减小，因而与血浆的摩擦力减小，沉降加快。而红细胞叠连的形成主要决定于血浆的成分。临床上某些疾病可引起血沉加快。因此，红细胞沉降试验具有临床诊断意义。

【实验对象】

人或家兔。

【实验器材】

魏氏沉降管，血沉固定架，试管架，2ml 吸管，小吸管，已消毒的 5ml 注射器及 8 号针头，棉签，75%酒精棉球，碘酒，3.8%柠檬酸钠溶液。

【方法与步骤】

1. 将 3.8%柠檬酸钠溶液 0.4ml 加入小试管内。从兔颈总动脉取血 2ml，（若采人血则须严格消毒，从肘正中静脉取血 2ml），将 1.6ml 血液注入加有抗凝剂的小试管内，轻轻颠倒小试管 3～4 次，使血液与抗凝剂充分混匀，但不需剧烈振荡，以免破坏红细胞。

2. 用干燥的魏氏沉降管从小试管内吸血至刻度 "0" 点为止，管内不能有气泡，拭去下端管口外面的血液。

3. 将沉降管垂直静置于固定架上并计时。

【观察项目】

1 小时末，读取红细胞下沉的 mm 数，该值即为血沉值（mm/h）。

【注意事项】

1. 抗凝剂应新鲜，血液与抗凝剂的容积比为 4：1。

2. 一切器具均应清洁干燥，防止溶血。

3. 自采血时起，应在 2 小时内完成实验，否则会影响结果的准确性。

4. 若红细胞上端成斜坡或尖锋形时，应读取斜坡部分的中点数值。

5. 血沉的快、慢与温度有关、在一定范围内温度愈高，血沉愈快。故实验时室温以 22℃左右为宜。

【思考题】

1. 为什么红细胞沉降速度慢，比较稳定地悬浮于血浆中，而月经期为什么血沉显著加快？

2. 影响血沉的因素有哪些？

3. 如何证实影响血沉的快慢取决于血浆而不是红细胞？

实验十五　影响血液凝固的因素

【实验目的】

观察影响血液凝固的某些因素。

【实验原理】

血液由流动的溶胶状态变成不能流动的凝胶状态，这一过程称血液凝固。由于激发凝血反应的原因和凝血酶原复合物形成途径的不同，凝血过程可以分为内源性和外源性两条途径。采用颈总动脉放血取血，血液几乎未与组织因子接触，其发生的凝血过程基本上可以看作是由血浆中凝血因子启动的内源性凝血。若用肺组织浸液（含有丰富的组织因子）启动外源性途径，可以观察外源性凝血系统的作用。血液凝固过程受许多因素的影响，除凝血因子可直接参与凝血过程外，还受温度、接触面光滑度等的影响。

【实验对象】

家兔。

【实验器材】

兔手术台，手术器械一套，动脉夹，细塑料管，20ml 注射器，8 支小试管，小烧杯 2 个，竹签 1 束，冰块，棉花。液体石蜡，肝素，3.8% 柠檬酸三钠中生理盐水，20% 乌拉坦，肺组织浸液。

【方法与步骤】

1. 用 20% 乌拉坦给兔耳静脉注射麻醉，仰卧固定于兔手术台上，分离一侧颈总动脉，头端用线结扎，尾端用动脉夹夹上，在尾端血管剪一小口，向心脏侧插入细塑料管，结扎固定，以备取血之用。

2. 制备肺组织浸液　取新鲜兔肺脏，洗净血液，剪成小碎块置于烧杯中。在烧杯中加入 3~4 倍生理盐水混匀，放冰箱中备用。

3. 将试管准备好，每个试管加血 2ml。

【观察项目】

1. 按表 3-15-1 的实验条件进行操作，每个试管加血 2ml 后，即刻开始计时，每隔 15s，将试管倾斜一次，观察血液是否成为凝胶状，试管倒立时血液不流出为止，即为凝血时间，比较血液凝固时间。

表 3-15-1　各种因素对血液凝固的影响

实验仪器	编号	实 验 条 件		凝血时间	解释
10ml 试管，每管加血 2ml	1	对照管			
	2	粗糙面	放棉花少许		
	3		石蜡油润滑内表面		
	4	温度	置于 37℃ 水浴槽中		
	5		置于冰浴槽中		
	6	加肝素 8 单位			
	7	加 3.8% 柠檬酸三钠 0.2ml			
	8	加肺浸液 0.2ml			
2 只小烧杯各放血 10ml，其一为对照		放血于小烧杯时用竹签不断搅动，约 2~3 分钟取出竹签，用水洗净竹签上的血，观察有无纤维蛋白产生 .			

注：每隔 10~15s 钟慢慢倾斜试管，血浆不流动时即为凝固。

如果肝素管及柠檬酸三钠管不出出血凝，两管各加 2% $CaCl_2$ 溶液 0.2~0.3ml，观察血液是否会凝固？

【注意事项】

1. 准确记录凝血时间。

2. 不应过于频繁摇动试管，应每隔 15s 将试管倾斜，判断凝血的标准要力求一致。一般以倾斜试管达 45°时，试管内血液不见流动为凝固的标准。

3. 每管滴加试剂的量要一致。

【思考题】

1. 体外抗凝的机制？

2. 温度如何影响血液凝固？

实验十六　出血时间测定

【实验目的】

本实验的目的是了解出血时间的测定方法及临床意义。

【实验原理】

出血时间是指从刺破皮肤毛细血管后，开始出血到出血停止所需的时间。当毛细血管和小血管受损伤时，受伤的血管立即收缩，局部血流减慢，血小板发生黏着与聚集，形成松软的止血栓，同时血小板释放血管活性物质及 ADP。形成凝血块，有效堵住伤口使出血停止。因此，测定出血时间可了解毛细血管的功能及血小板的质和量。正常人的出血时间约为 1~4min。

【实验对象】

人。

【实验器材】

采血针、吸水纸、秒表、消毒棉球、75%酒精棉球。

【方法与步骤】

1. 用 75% 酒精棉球消毒耳垂或无名指端，用消毒采血针刺入 2~3mm 深，让血自然流出，勿挤压，自血液流出时起计算时间。

2. 每隔 30s 用吸水纸吸干流出的血液一次（注意吸水纸勿接触伤口，以免影响结果的准确性），血滴应在滤纸条上依次排列，直到无血可吸为止，停止计时。

【观察项目】

记录开始出血至止血的时间，或计算吸水纸上的血点数并除以 2 即为出血时间。

【注意事项】

1. 采血过程应严格消毒，采血针要一人一针，不能混用。

2. 针刺皮肤不要太浅，使血自然流出，不要挤压。如针刺深度不够，血流量太少，切勿挤压，应重新针刺。

3. 如果出血时间超过 15 分钟，应停止实验，进行止血。

【思考题】

1. 血液凝固的基本过程及临床意义？
2. 什么情况下出血时间延长？

实验十七　凝血时间测定

【实验目的】

了解凝血时间的测定方法及临床意义。

【实验原理】

凝血时间是指血液从离开血管后至完全凝固所需的时间。凝血时间的长短取决于凝血因子的量与活性，而受血小板的数量及毛细血管的脆性影响较小。凝血时间延长，表示凝血功能失常，往往是由于血浆中缺乏某种凝血因子或异常疾病所致。临床上某些血液病如血友病、维生素 K 缺乏症的鉴别，需要测定凝血时间。凝血时间正常值：玻片法 2~5 分钟，试管法 4~12 分钟。

【实验对象】

人。

【实验器材】

采血针，玻片，秒表，棉球，棉签，试管架，小试管，消毒 5ml 注射器，75% 酒精棉球，碘酒。

【实验步骤与项目观察】

1. 玻片法　用 75% 酒精棉球消毒耳垂或指尖，用消毒的采血针刺入 2~3mm 深，让血自然流出，用干棉球轻轻拭去第一滴血液，待血液重新自然流出，立即开始计时，以清洁干燥的载玻片接取血液一大滴，2 分钟后，每隔 30 秒用针尖挑血一次，直至挑起细纤维蛋白丝为止，所需时间即为凝血时间。

2. 试管法　碘酒、酒精消毒皮肤，由静脉采血 1ml 并计时，将血置于试管中，然后每隔 30 秒将试管倾斜一次，观察血液是否流动，直到血液凝固为止。

【注意事项】

1. 每次用针挑血时都应沿血滴边缘向里的同一方向轻挑，切勿多方向挑动。30s 一次，不要频繁。

2. 用试管法时，试管必须清洁，不得混入组织液，不能有泡沫，倾斜试管动作要轻，角度要小。

【思考题】

1. 凝血时间与出血时间有何不同？出血时间长的患者凝血时间是否一定延长？
2. 测定凝血时间有何临床意义？

实验十八　ABO 血型鉴定

【实验目的】

了解 ABO 血型系统的分型依据及血型鉴定方法。

【实验原理】

血型是指血细胞膜上特异的凝集原（抗原）类型。ABO 血型系统的分型是以红细胞膜所含的凝集原种类为依据的，红细胞膜上含 A 凝集原称为 A 型，其血清中含抗 B 凝集素（抗体）；红细胞膜上含 B 凝集原称为 B 型，其血清中含有抗 A 凝集素；红细胞膜上含 A、B 两种凝集原称为 AB 型，其血清中不含抗 A、抗 B 凝集素；红细胞膜上既不含 A 凝集原，也不含 B 凝集原称为 O 型，其血清中既含抗 A 凝集素也含抗 B 凝集素，因此不会发生红细胞的凝集反应。ABO 血型鉴定原理就是根据抗原抗体是否发生凝集反应。鉴定方法是用已知的标准 A、B 血清与鉴定人的血液相混合，依其发生凝集反应的结果来判断被鉴定人红细胞表面所含的抗原种类。

【实验对象】

人。

【实验器材】

采血针，人类标准 A、B 型血清，玻片，滴管，消毒镊子，消毒牙签，消毒干棉球，显微镜，75% 酒精棉球，0.9% 氯化钠溶液（生理盐水）。

【方法与步骤】

1. 取一载玻片，用红蜡笔在玻片上一分为二划好记号，两角分别标上 A 型（抗 B）、B 型（抗 A）标记。
2. 分别将标准抗 B 血清与标准抗 A 血清各一滴滴在已划好记号的玻片上。
3. 75% 酒精棉球消毒左手无名指端或耳垂，用消毒采血针刺破皮肤，用消毒牙签一端采一滴血，与玻片的一侧标准血清混匀；再挤一滴血，用牙签的另一端采集一滴血与玻片的另一侧标准血清混匀。

【观察项目】

1. 静置数分钟后，用肉眼观察红细胞有无凝集现象，如无凝集现象，可再静置 15 分钟，再观察。根据下表，判定受试者的血型。

2. 区分红细胞凝集与红细胞叠连。轻轻晃动玻片，若红细胞可散开表明是叠连现象；若红细胞不能散开并有凝血块或凝集颗粒，表明是凝集现象。

表 3－18　　（＋表示凝集）

受试者血型	A 型血清（含抗 B 凝集素）	B 型血清（含抗 A 凝集素）
A	－	＋
B	＋	－
AB	＋	＋
O	－	－

【注意事项】

1. 牙签沾取血液切勿过多，以防止在血清中形成团块，影响判断结果。
2. 用牙签将血液与标准血清混匀时，谨防两种血清接触。
3. 血清必须新鲜，污染后可产生假凝集。
4. 肉眼看不清凝集现象时，应在显微镜下观察。

【思考题】

1. 什么是凝集原和凝集素？
2. 你是何种的血型，可给哪些血型的人输血，是大量还是少量？为什么？

实验十九　　蛙心起搏点观察

【实验目的】

采用斯氏结扎法观察蛙心起搏点，分析心脏兴奋传导途径。了解在体观察器官生理特点的方法，并理解内环境稳态的重要性。

【实验原理】

哺乳类动物心脏特殊传导系统具有自律性，但各部分的自律性高低不同。正常情况下，窦房结（S－A node）自律性最高，它自动产生的兴奋向外扩布，依次激动心房肌、房室交界、房室束、心室内传导组织和心室肌，引起整个心脏兴奋和收缩。由于窦房结是主导整个心脏兴奋和跳动的正常部位，故称之为正常起搏点（normal pacemaker）；其他部位自律组织受窦房结的"抢先占领（preoccupation）或超速驱动压抑（overdrive suppression）"控制，并不表现出它们自身的自动节律性，只是起着兴奋传导作用，故称之为潜在起搏点。一旦窦房结的兴奋不能下传时，则潜在起搏点可以自动发生兴奋，使心房或心室依从节律性最高部位的兴奋节律而跳动。

哺乳类动物心脏的正常起搏点是窦房结。两栖类动物心脏的正常起搏点是静脉窦，在正常情况下，其心房和心室在静脉窦冲动作用下依序搏动，只有当正常起搏点的冲动受阻时，"超速压抑"解除，心脏的自律性次之的部位才可能显示其自律性。本试验利用结扎阻断传导通路的方法来确定蛙心起搏点和传导途径，并用改变蛙心不同部位局部温度的方法来观察温度对心脏自律性的影响。

【实验对象】

蛙或蟾蜍。

【实验器材】

蛙类手术器械，蛙心夹，滴管，小离心管，棉球，丝线，任氏液。

【方法与步骤】

1. 取蟾蜍或蛙一只，用探针破坏中枢神经系统，仰卧位固定于蛙板上。

2. 用剪刀剪开胸骨表面皮肤并自剑突向两侧角方向打开胸腔，剪开胸骨，可见心脏包在心包中，仔细剪开心包膜，暴露心脏。

3. 剪开心包膜，参见图 3 – 19 – 1 识别心房、心室、房室沟、动脉圆椎、动脉干、静脉窦、窦房沟（半月线）。

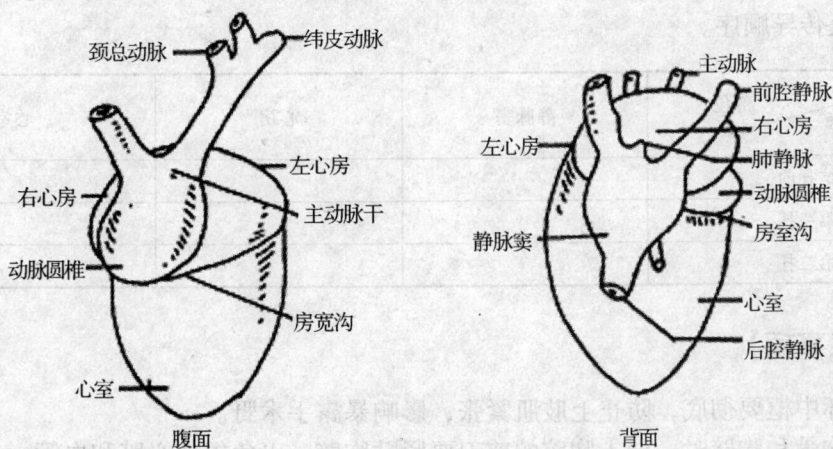

图 3 – 19 – 1　蛙心外形

4. 在主动脉干下穿线备用。

【观察项目】

1. 观察静脉窦、心房和心室的活动顺序及各部位在单位时间内的跳动次数。

2. 用盛有 35~40℃ 热水的小离心管（或用加热的刺针柄）或用小冰块先后分别接触

心室、心房和静脉窦以改变它们的温度，并分别观察和记录心脏跳动有何变化？

3. 按图3-19-2所示，在静脉窦和心房交界的半月形白线（窦房沟）处用线沿着半月形白线的近心尖侧结扎（斯氏第一扎），以阻断静脉窦和心房之间的传导。观察心房和心室的跳动是否停止？静脉窦是否照常在跳动？

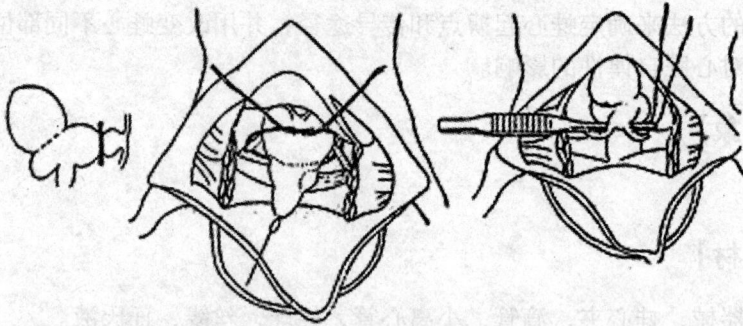

图3-19-2 斯氏第一结扎

4. 在第一结扎后，约经15~30分钟，房室可恢复跳动（为促其恢复，可用镊柄轻叩房室交界区）。分别计数静脉窦、心房和心室跳动频率，并观察它们的跳动是否一致。

5. 在房室交界房室沟进行第二结扎（斯氏第二扎），以阻断房-室间的兴奋传导，观察并计数静脉窦、心房、心室跳动情况。

6. 松开结扎线，使心房、心室恢复跳动，并分别计算各部位的心跳次数，比较第一和第二结扎前后，静脉窦、心房、心室跳动频率，将实验结果填入下表，分析心脏各部分的自律性及传导顺序。

结扎＼速率＼部位	静脉窦	心房	心室
结扎前			
第一扎			
第二扎			

【注意事项】

1. 破坏中枢要彻底，防止上肢肌紧张，影响暴露手术野。

2. 剪胸骨和胸壁时，伸入胸腔的剪刀要紧贴胸壁，以免损伤心脏和血管。

3. 在改变心脏某局部温度操作中，所接触的局部位置要准确，可暂不滴任氏液，尽量减少该局部温度过快波及其他部位而影响结果。

4. 实验中经常用任氏液湿润心脏。

5. 第一结扎时，注意勿扎住静脉窦。第一结扎后，如心房、心室长时间不恢复跳动，可提前进行第二结扎而促使心房、心室恢复跳动。而每次结扎不宜扎得过紧过死，以能刚阻断兴奋传导为合适。

6. 结扎后如心房和心室停跳的时间过长，可用玻璃分针给心房和心室一机械刺激，或者给心房和心室加温，促进心房心室恢复跳动。

【思考题】

1. 分析本实验每一项试验结果的产生原因。根据实验结果，可得出什么结论？
2. 当静脉窦局部温度发生变化时，心率为何会随之发生变化？与只改变心房或心室局部温度所引起效应为什么不同？
3. 本实验能否证实心房和心室的特殊传导组织具有自动节律性？为什么？

实验二十　期前收缩和代偿间歇

【实验目的】

学习在体蛙（或蟾蜍）心搏动曲线的记录方法；观察心脏在兴奋过程中的周期性变化的特征；观察期前收缩和代偿间歇，并理解其生理意义。

【实验原理】

心肌每兴奋一次，其兴奋性就发生一次周期性的变化。心脏的兴奋性变化分为以下几个时期：有效不应期（effective refractory period）、相对不应期（relative refractory period）和超常期（supernormal period）。心肌兴奋性的特点在于其有效不应期特别长，约相当于整个收缩期和舒张早期。在此期中，任何强大的刺激均不能使之产生动作电位，均不能引起心肌兴奋和收缩。但在心脏的有效不应期之后，一次较强的阈上刺激就可以在正常节律性兴奋到达心室以前，引起一次扩布性的兴奋和收缩，称之为期前兴奋或期前收缩（premature beat）（亦称"早搏"）。同理，期前收缩也是一次心脏兴奋，期前收缩也有不应期。因此，下一次正常的窦性节律性兴奋到达时正好落在期前收缩的有效不应期内，便不能引起心肌兴奋和收缩。此时心室停留舒张状态。直至下一次正常节律性兴奋到达时，才恢复正常的节律性收缩。这样，期前收缩之后就会出现一个较长的舒张期，称为代偿间歇。

【实验对象】

蛙或蟾蜍。

【实验器材】

蛙类手术器械，铁支架，张力换能器，滴管，蛙心夹，微调固定器，刺激电极，生物信号采集处理系统，任氏液，双凹活动夹，丝线、小烧杯。

【方法与步骤】

1. 蛙心标本制备

（1）取蟾蜍或蛙一只，破坏脑和脊髓，将其仰卧位固定于蛙板上。从剑突下将胸部皮肤向上剪开（或剪掉），然后剪掉胸骨，打开心包，暴露心脏。

（2）将有连线的蛙心夹在心室舒张期夹住心尖约 1 毫米，蛙心夹的线头连至张力换能器的悬梁臂。此线应有一定的紧张度。将刺激电极固定于铁支架，使心室无论收缩或舒张均与刺激电极的两极接触。

2. 连接实验仪器装置

张力换能器接生物信号采集处理系统第一通道（亦可选择其他通道）。刺激电极的插口与生物信号采集处理系统的刺激输出相连。

3. 心室期前收缩与代偿间歇的观察

打开计算机启动生物信号采集处理系统，点击菜单"实验/实验项目"，按计算机提示逐步进入期前收缩与代偿间歇的实验模块。使用鼠标单击工具条上的"开始"命令按钮，从而启动波形的记录。根据信号窗口中显示的波形，再适当调节实验参数以获得最佳的实验效果。参数设置见表 3 – 20 – 1。

表 3 – 20 – 1　仪器参数设置表

参数		Medlab 系统		BL – 410 系统	RM – 6240B/C 系统
采样参数	显示方式				连续示波
	扫描速度	记录仪		1.0s/div	1.0s/div
	采样间隔	2ms			400Hz
	X 轴压缩比	50:1			
	通道	通道 1	通道 4	通道 1	通道 1
	DC/AC	DC	记录刺激标记	DC	DC
	处理名称	张力	刺激标记	张力	张力
	放大倍数	50 ~ 100	5 ~ 50	100	10mV
	Y 轴压缩比	4:1	64:1		
	滤波			10Hz	10Hz
	灵敏度				
刺激器参数	刺激模式	单刺激		单刺激	单刺激
	延时	1ms		1ms	1ms
	波宽	5ms		5ms	5ms
	幅度	5V		5V	5V

【观察项目】

1. 描记正常蛙心的搏动曲线，观察曲线的收缩相和舒张相。

2. 用中等强度的单刺激分别在心室收缩期和舒张早期刺激心室，观察能否引起期前收缩。

3. 用同等强度的刺激在心室舒张早期之后刺激心室，观察有无期前收缩的出现。刺激如能引起期前收缩，观察其后是否出现代偿间歇。

4. 增加刺激强度，在心缩期给予心肌一次刺激，观察曲线是否发生变化。

【注意事项】

1. 破坏蛙脑和脊髓要完全。

2. 用蛙心夹夹住心尖时应当避免刺破心脏。

3. 蛙心夹与张力换能器间的连线应有一定的紧张度。

4. 实验过程中，要经常用任氏液保持心脏的湿润。

5. 每刺激一次心室后，要让心脏恢复 2～3 次正常搏动后，再行下一次刺激。

【思考题】

1. 在心脏的收缩期和舒张早期，分别给予心室一中等强度的阈上刺激，能否引起期前收缩，为什么？

2. 期前收缩是否也有不应期，它与代偿间歇的关系？

3. 在什么情况下，期前收缩之后可以不出现代偿间歇？

4. 分析产生期前收缩和代偿间歇的原因，通过对期前收缩和代偿间歇的理解，充分理解心脏的兴奋性及心脏的有效不应期长有何生理意义？

实验二十一　化学物质对离体动物心脏的作用

【实验目的】

学习离体蛙心的灌流方法，并观察钠、钾、钙三种离子、肾上腺素、乙酰胆碱等体液因素对心脏活动的影响。对递质、受体、受体阻断剂的概念有初步的感性认识。

【实验原理】

心脏受体液和神经的调节和影响。心脏的泵血功能和正常节律性活动有赖于心脏生活的理化环境的相对稳定，如果理化环境被干扰或破坏，心脏活动就会受到影响。其中，心脏受自主神经的双重支配，交感神经兴奋时，其末梢释放去甲肾上腺素，使心肌收缩力加强，传导速度增快，心率加快；而迷走神经兴奋时，其末梢释放乙酰胆碱，使心肌收缩力减弱，心率减慢。蟾蜍或蛙的心脏离体后，只要用理化特性近似于其血浆的任氏液灌流，在一定时间内，可保持节律性收缩和舒张。改变灌流液的成分，心脏活动的频率和幅度会随之发生变化。

【实验对象】

蛙或蟾蜍。

【实验器材】

蛙类手术器械，任氏液，滴管，蛙心夹，蛙心插管，微调固定器，试管夹，铁支架，滑轮，烧杯，丝线，张力换能器，生物信号采集处理系统，0.65% NaCl 溶液，3% $CaCl_2$ 溶液，1% KCl 溶液，10^{-4} 去甲肾上腺素溶液，10^{-5} 乙酰胆碱溶液，10^{-4} 普萘洛尔溶液，5 $\times 10^{-4}$ 阿托品溶液，3% 乳酸溶液，2.5% $NaHCO_3$ 溶液。

【方法与步骤】

1. 离体蛙心制备

（1）取蛙一只，毁坏脑和脊髓，将其仰卧位固定于蛙板上。从剑突下将胸部皮肤向上剪开（或剪掉），然后剪掉胸骨，打开心包，暴露心脏。

（2）在主动脉干下方穿引两根线。一条在主动脉上端结扎作插管时牵引用，另一根则在动脉圆锥上方，系一松结，用于结扎和固定蛙心插管。

（3）左手持左主动脉上方的结扎线，用眼科剪在松结上方左主动脉根部剪一小斜口，右手将盛有少许任氏液的大小适宜的蛙心插管由此剪口处插入动脉圆锥。当插管头部到达动脉圆锥时，再将插管稍稍后退，并转向心室中央方向，在心室收缩期插入心室。判断蛙心插管是否进入心室，可根据插管内任氏液的液面是否能随心室的舒缩而上下波动而定。如蛙心插管已进入心室，则将预先准备好的松结扎紧，并固定在蛙心插管的侧钩上，以免蛙心插管滑出心室。剪断主动脉左右分支。

（4）轻轻提起蛙心插管以抬高心脏，用一线在静脉窦与腔静脉交界处做一结扎，结扎线应尽量下压，以免伤及静脉窦。在结扎线外侧剪断所有组织，将蛙心游离出来。

（5）用任氏液反复换洗蛙心插管内含血的任氏液，直至蛙心插管内无血液残留为止。此时，离体蛙心已制备成功，可供实验。

2. 连接实验仪器装置

（1）用试管夹将蛙心插管固定在铁支架上，用蛙心夹在心室舒张期夹住心尖，并将蛙心夹的线头通过滑轮连至张力换能器的悬梁臂上。此线应有一定的紧张度，但注意勿过度牵拉心脏。

（2）张力换能器输出线接生物信号采集处理系统第一通道（亦可选择其他通道）。

3. 打开计算机启动生物信号采集处理系统，点击菜单"实验/实验项目"，按计算机提示逐步进入离体蛙心灌流的实验模块。使用鼠标单击工具条上的"开始"命令按钮，从而启动波形的记录。根据信号窗口中显示的波形，再适当调节实验参数以获得最佳的实验效果。参数设置见表 3 - 21 - 1。

表 3 - 21 - 1　仪器参数设置表

参　数		Medlab 系统	BL - 410 系统	RM - 6240B/C 系统
	显示方式	记录仪		连续示波
	扫描速度		1.0s/div	2.0s/div
采样参数	采样间隔	2ms	400Hz	400Hz
	X 轴压缩比	50:1		
	通道	通道1	通道1	通道1
	DC/AC	DC	DC	DC
	处理名称	张力	张力	张力
	放大倍数（增益）	50 ~ 100	5mV	5.0mV
	Y 轴压缩比	4:1		
	滤波		10Hz	10Hz

【观察项目】

1. 描记正常的蛙心搏动曲线，注意观察心跳频率、强度及心室的收缩和舒张程度。

曲线的疏密：反映心跳的频率；曲线的规律性：反映心跳的节律；曲线的幅度：反映心室收缩的强弱；曲线的基线：反映心室舒张程度。

2. 把蛙心插管内的任氏液全部更换为 0.65% NaCl 溶液，观察心跳变化。

3. 吸出 0.65% NaCl 溶液，用任氏液反复换洗数次，待曲线恢复正常后，再在任氏液内滴加 3% $CaCl_2$ 溶液 1~2 滴，观察心跳变化。

4. 将含有 $CaCl_2$ 溶液的任氏液吸出，用任氏液反复换洗，待曲线恢复正常后，在任氏液中滴加 1% KCl 溶液 1~2 滴，观察心跳变化。

5. 将含有 KCl 的任氏液吸出，用任氏液反复换洗，待曲线恢复正常后，再在任氏液中加 10^{-4} 去甲肾上腺素溶液 1~2 滴，观察心跳变化。接着加入 10^{-4} 普萘洛尔溶液 1~2 滴，观察心跳变化，然后，再加 10^{-4} 去甲肾上腺素溶液 1~2 滴，观察与前面去甲肾上腺素的曲线有何不同？

6. 用任氏液反复换洗，待曲线恢复正常后，再在任氏液中加 10^{-5} 乙酰胆碱溶液 1~2 滴，观察心跳变化。接着加 $5×10^{-4}$ 阿托品溶液 1~2 滴，观察心跳变化，然后再滴入 10^{-5} 乙酰胆碱溶液 1~2 滴，观察心跳变化。

7. 用任氏液反复换洗，待曲线恢复正常后，在任氏液中滴加 2.5% $NaHCO_3$ 1~2 滴，观察心跳变化。

8. 用任氏液反复换洗，待曲线恢复正常后，在任氏液中滴加 3% 乳酸 1~2 滴，观察心跳变化。

【注意事项】

1. 制备蛙心标本时，勿伤及静脉窦。

2. 每次换入灌流液或加试剂，一旦出现明显效应后，应立即用任氏液换洗，以免心肌受损，而且必须待心跳恢复正常后方能进行下一步实验。

3. 蛙心插管内灌流液面高度应始终保持一致。

4. 每次滴加药品和换取任氏液，必须及时做标记。

5. 经常滴加任氏液于心脏表面使其保持湿润状态。

6. 吸取任氏液和吸取蛙心插管内溶液的吸管应区分专用，不可混淆使用。而且，吸管不能接触蛙心插管，以免影响实验结果。

7. 化学药物作用不明显时，可再适量滴加，密切观察药物剂量添加后的实验结果。

8. 固定换能器时，应稍向下倾斜，以免自心脏滴下的液体流入换能器内。

【思考题】

1. 实验过程中插管内的灌流液面为什么都应保持相同的高度？

2. 哪些因素对心脏收缩有影响？各种因素对心脏收缩活动有什么影响？分析各项结果所产生的原因。

3. 了解机体环境对器官生存的影响。通过资料，了解当发生疾病时，机体内环境的改变特点。

实验二十二 家兔动脉血压的调节

【实验目的】

学习哺乳类动物动脉血压的直接测量方法，观察神经和体液因素对心血管活动的调节。

【实验原理】

心脏受交感神经和副交感神经支配。心交感神经兴奋使心跳加快，心肌收缩力加强，房室传导加速，从而使心输出量增加。支配心脏的副交感神经为迷走神经，兴奋时心率减慢，心房收缩力减弱，房室传导减慢，从而使心输出量减少。

支配血管的自主神经绝大多数属于交感缩血管神经，兴奋时使血管收缩，外周阻力增加。同时由于容量血管收缩，促进静脉回流，心输出量亦增加。

心血管中枢通过反射作用，调节心血管的活动，改变心输出量和外周阻力，从而调节动脉血压。

心血管活动除受神经调节外，还受体液因素的调节，其中最重要的为肾上腺素和去甲肾上腺素。它们对心血管的作用既有共性，又有特殊性。肾上腺素对 α 与 β 受体均有激活作用，使心跳加快，收缩力加强，传导加快，心输出量增加。它对血管的作用取决于两种受体中哪一种占优势。去甲肾上腺素主要激活 α 受体，对 β 受体作用很小，因而使外周阻力增加，动脉血压增加。其对心脏的作用远较肾上腺素为弱。静脉内注入去甲肾上腺素时，血压升高，可反射性地引起心动过缓。本实验通过动脉血压的变化来反映心血管活动的变化。

【实验对象】

家兔。

【实验材料】

哺乳类动物手术器械，兔手术台，Medlab 生物信号采集处理系统，压力换能器，刺激电极，保护电极，铁支架，气管插管，动脉导管，动脉夹，有色丝线，20% 氨基甲酸乙酯溶液，1000u/ml 肝素生理盐水，1:10000 去甲肾上腺素溶液，1:10000 肾上腺素溶液，生理盐水。

【实验步骤】

1. 连接实验仪器装置

将压力换能器固定在铁支架上，换能器的位置大致与心脏在同一水平。将动脉导管经三通开关与压力换能器正中的输入接口相接，压力换能器侧管上的输入接口与另一三通开关连接。压力换能器的输入信号插头与生物信号采集处理系统的信号放大器输入盒的 2 通道相连。用注射器通过三通开关向压力换能器及动脉导管内注满肝素生理盐水，排尽气泡，然后关闭三通开关备用。若压力换能器事先没有定标，要对压力换能器定标，定标方法见总论"生物信号采集处理系统"。将刺激电极输入端与刺激输出口相连，将刺激电极输出端与保护电极相连。

打开计算机启动生物信号采集处理系统，点击菜单"实验/实验项目"，按计算机提示逐步进入动脉血压记录的实验项目。参数设置见表3－22－1（可根据实验实际情况调整各参数）。

表3－22－1　Medlab 放大器、采样和刺激参数表

采样参数		刺激器参数	
显示方式	记录仪	刺激模式	串刺激
采样间隔	1ms	串长	5s
X轴显示压缩比	20:1	波宽	3~5ms
通道	通道2	幅度	0.5~2V
DC/AC	DC	频率30~50Hz	
处理名称	血压		
放大倍数	100~200		
Y轴压缩比	4:1		

2. 手术

（1）动物的麻醉与固定：用20％氨基甲酸乙酯溶液以5ml/kg体重的剂量由耳缘静脉注入。动物麻醉后，仰卧位固定于手术台上。

（2）气管插管：剪去颈部的毛，沿颈正中线作5~7cm的皮肤切口。分离皮下组织及肌肉，暴露、分离气管。在气管下方穿一丝线，于甲状软骨下方2~3cm处作"⊥"形切口，插入气管插管，以丝线结扎固定。

（3）分离颈部神经和血管：在气管两侧辨别左右颈动脉鞘，分离右侧鞘内降压神经、交感神经、迷走神经和颈总动脉。三条神经中，迷走神经最粗，交感神经次之，降压神经最细，常与交感神经紧贴在一起。分别在各神经下方穿以不同颜色的丝线备用。分离时特别注意不要过度牵拉，并随时用生理盐水湿润。分离左侧颈总动脉，在其下方穿两条线以备动脉插管时用。

（4）动脉插管：将左侧颈总动脉的远心端用线结扎，近心端夹一动脉夹。用眼科剪在结扎线的下方0.5cm处的动脉壁上向心脏方向剪一斜切口，切口为管径的一半。然后将准备好的动脉导管向心脏方向插入，用备用的线结扎固定。利用头端结扎线将动脉插管再次结扎固定。

3. 记录血压　启动生物信号采集处理系统进入测量状态。小心松开动脉夹，即可记录动脉血压曲线。

【观察项目】

1. 观察正常血压曲线　记录家兔正常血压曲线，观察正常血压波动曲线及心率、血压。

一级波：（心搏波）：由于心室舒缩所引起的血压波动。

二级波：（呼吸波）：由于呼吸运动所引起的血压波动。

三级波：常不出现，可能由于血管运动中枢紧张性周期性变化所致。

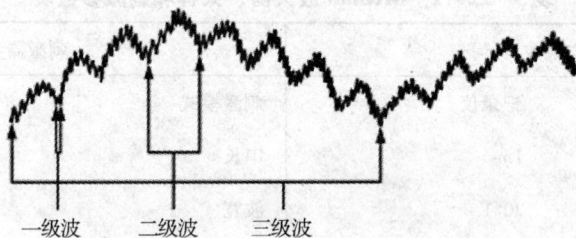

图 3 - 22 - 1　家兔颈总动脉血压三级波

2. 夹闭颈总动脉　用动脉夹夹闭右侧颈总动脉 15s，观察血压和心率的变化。

3. 牵拉左侧颈总动脉残端　观察血压和心率的变化。

4. 电刺激降压神经　用设置的串刺激刺激降压神经，观察血压和心率的变化。在神经中部双结扎并中间剪断，分别刺激其中枢端与外周端，观察血压和心率的变化。

5. 电刺激迷走神经　结扎并剪断右侧迷走神经。电刺激其外周端，观察血压和心率的变化。

6. 静脉注射去甲肾上腺素　由耳缘静脉注入 1 : 10000 去甲肾上腺素 0.3ml，观察血压和心率的变化。

7. 静脉注射肾上腺素　由耳缘静脉注入 1 : 10000 肾上腺素 0.3ml，观察血压和心率的变化。

【注意事项】

1. 麻醉药注射剂量不能过量，注射速度不宜过快，同时注意呼吸变化，以免过量、过快引起动物死亡。

2. 每个实验项目要有前后对照记录。

3. 夹闭颈总动脉和刺激神经，均要避免过度牵拉，应尽可能在原位置上轻柔地进行。

【思考题】

1. 正常血压的一级波、二级波及三级波各有何特征？其形成机制如何？

2. 夹闭左侧颈总动脉，血压和心率发生什么变化？机制如何？

3. 刺激兔完整的降压神经及其中枢端和外周端，血压和心率各有何变化？为什么？

4. 为何预先切断迷走神经，再刺激其外周端？血压和心率有何变化？为什么？

实验二十三 家兔左心室内压的测定

【实验目的】

学习心导管插管术，观察药物对左心室内压的影响，学习利用计算机进行左心室内压的测定和分析。

【实验原理】

利用右颈总动脉从主动脉弓右侧顶端发出并与升主动脉形成一直线的特征，可将心导管插入左心室。左心室内压的变化直接反映了心脏泵血功能的情况。左心室内压经计算机处理后，可求出心动周期中左心室内压（LVP）的压力变化率（dp/dt）、心肌收缩成分缩短速度（V_{pm}，V_{max}）及心力环面积等多项参数，通过对这些参数的综合分析，可用以评判左心室泵血功能状况。

【实验对象】

兔。

【实验材料】

哺乳类动物手术器械，兔手术台，动脉夹，心导管，气管插管，Medlab 生物信号采集处理系统，压力换能器，1m 长橡胶管，注射器，20% 氨基甲酸乙酯溶液，1000u/ml 肝素溶液，1:10000 肾上腺素溶液，1:10000 去甲肾上腺素溶液，10^{-4} 普萘洛尔溶液。

【实验步骤】

1. 准备检压系统　将心导管与压力换能器相连。通过三通开关用肝素溶液充灌压力换能器和心导管，排尽压力换能器与心导管中的气泡，然后关闭三通开关备用。压力换能器连接生物信号采集处理系统第 2 通道。事先应对压力换能器进行压力定标，定标方法见总论"生物信号采集处理系统"。打开计算机，启动生物信号采集处理系统，点击菜单"实验/实验项目"，按计算机提示逐步进入左心室内压的测定的实验项目。系统调零后，参数设置见表 3 – 23 – 1（可根据实验实际情况调整各参数）。

表 3 – 23 – 1　**Medlab 放大器和采样参数表**

显示方式	记录仪
采样间隔	1ms
X 轴显示压缩比	20:1
通道	通道 2
DC/AC	DC
处理名称	心室内压
放大倍数	100 ~ 200
Y 轴压缩比	4:1

2. 手术

（1）家兔麻醉、固定：称重后，按 5ml/kg 体重的剂量于耳缘静脉注射 20% 氨基甲酸乙酯溶液。麻醉后，将家兔仰卧位固定于兔手术台上。

（2）气管插管：沿颈部皮肤正中线切开 5~7cm，分离皮下组织。于正中分开颈部肌肉，暴露气管。在气管下方穿过一根线备用，在甲状软骨下约 2~3cm 处剪一"⊥"型切口，插入气管插管。用备用线结扎并固定。

（3）分离颈总动脉：在气管右侧游离出右侧颈总动脉鞘，分离颈总动脉长约 3~4cm。在该动脉下穿两根线。一根在尽可能靠近头端处将动脉结扎；另一根留作固定心导管用。

（4）注射肝素：在耳缘静脉按 1000U/kg 剂量注射肝素生理盐水，并等肝素与家兔体内的血液混合均匀后再进行下面的操作。

（5）插入心导管：用动脉夹在尽可能靠近心脏端处夹闭右侧颈总动脉，然后用眼科剪在近头端结扎处下约 0.3cm 的动脉壁上剪一个向心脏方向的斜形切口。于家兔左胸前触摸到心尖波动最明显处，测量此点到右侧颈总动脉切口的距离，并将该段距离标记在心导管上，以便掌握导管推进的最大深度。将充满肝素溶液的心导管经右侧颈总动脉切口插入动脉腔内，直至动脉夹处。将备用线打一松结。然后用左手拇指和示指捏住动脉和插在里面的心导管，右手慢慢放开动脉夹，如有血液由切口流出，可再次夹住动脉夹并将松结稍稍扣紧，再放开动脉夹。放开动脉夹后，立即将导管缓缓向动脉腔内推进。根据导管上的距离标记可估计导管离左心室的距离。插管时，应密切注视计算机屏幕上显示的血压波形，以判断心导管所处的位置与状态。一般情况下，当导管尖端进入主动脉瓣入口时，有明显的抵触、抖动感。当突然产生一个突空感时，表示导管已进入左心室内，计算机屏幕上所显示的波形会有明显变化，即舒张压突然下降到 $-1.33~0kPa$（$-10~0mmHg$）。用备用线结扎心导管，并将心导管固定于近旁活动度较小的组织上。

【观察项目】

1. 记录静息状态下家兔左心室压力曲线，并求得心泵功能各项参数，如心率（HR）、左室峰压（LVP）、左室舒张末期压（LVEDP）、室内压上升最大变化速率（dp/dt max）、室内压下降最大变化速率（ -dp/dt max）、心肌收缩成分缩短速度（V_{pm}）、LVP × HR、t - dp/dt max 等。

2. 耳缘静脉注射 1:10000 肾上腺素溶液 0.2~0.5ml，观察心泵功能的变化。

3. 耳缘静脉注射 1:10000 去甲肾上腺素溶液 0.2~0.5ml，观察心泵功能的变化。

4. 应用长管呼吸增大无效腔，观察家兔窒息时心泵功能的变化。

5. 给家兔耳缘静脉注射 10^{-4} 普萘洛尔溶液 0.3ml，观察心泵功能的变化。

【注意事项】

1. 麻醉时，麻醉剂不宜过量，注射速度不宜过快，且注意家兔的呼吸频率。

2. 推进导管时，应根据动脉走向而改变推进的方向和力度，以防止导管刺破动脉壁而造成动物死亡。插管时，速度应尽可能缓慢，用力应适度，当推进阻力较大时，可采用退退进进，不断改变方向的办法插入。

4. 做各项观察项目时，需使动物有足够的恢复时间，并做好前、后对照。

【思考题】

1. 给家兔耳缘静脉注射 1∶10000 肾上腺素溶液后，其心泵功能有什么变化？为什么？
2. 给家兔耳缘静脉注射 1∶10000 去甲肾上腺素溶液后，其心泵功能有什么变化？为什么？
3. 应用长管呼吸增大无效腔，使家兔窒息，其心泵功能有什么变化？为什么？

实验二十四　肠系膜微循环观察

【实验目的】

观察蛙或蟾蜍肠系膜血管内的血流，以了解血管系统外周部分的小动脉、毛细血管和静脉的血流特点。

【实验原理】

微循环区是血液与组织液直接进行物质交换的场所，其血流情况可以借助于显微镜来观察。蛙或蟾蜍的肠系膜部位的组织薄，易透过，适合于用肉眼或低倍显微镜观察微循环区血管的舒缩与血流情况。

动脉与小动脉的血流是从主干（比较大的血管）流向分支，即从肠系膜的中央流向肠管的。其特点是流速快、有搏动，红细胞在血管中有轴流现象。

毛细血管透明，近乎无色，最细的毛细血管在高倍镜下可见到单个红细胞流动，速度虽有快、慢的差异，但流速均匀，无搏动。

小静脉与静脉的血流方向均为从肠管流向肠系膜的中央、由分支汇流入主干。血管愈粗则红色愈浓，速度愈快，但无搏动，也无轴流现象。

【实验对象】

蛙或蟾蜍。

【实验器材】

显微镜，有孔的软木蛙板，蛙类手术器械，大头针，20%氨基甲酸乙酯溶液，任氏液。

【方法和步骤】

1. 取蛙或蟾蜍一只，以 20% 氨基甲酸乙酯溶液进行皮下淋巴囊注射，剂量是 2ml/100g 体重。约 10～15 分钟后进入麻醉状态。
2. 将蛙或蟾蜍固定在蛙板上（背位或腹位），于下腹部的旁侧剪一长形切口，拉出一段小肠，用大头针数枚将肠系膜展开，并固定在有孔的蛙板上。

【观察项目】

1. 在低倍显微镜下，分辨小动脉、小静脉和毛细血管。
2. 观察上述血管中的血流速度以及血细胞在血管内流动的特征。

【注意事项】

1. 手术和拉出小肠过程中要避免出血，拉展肠系膜时不要扭转和过于紧张。
2. 为防止肠系膜干燥，需经常用任氏液湿润，但不宜过多。

【思考题】

1. 影响微循环血流量的因素有哪些？
2. 动脉、静脉和毛细血管内的血液流动各有什么特点？

实验二十五 心音听诊

【实验目的】

掌握心音听诊方法、正常心音的特点及其产生原理，为临床心音听诊奠定基础。

【实验原理】

心脏泵血过程中，由于瓣膜关闭和血流冲击等因素而产生心音。将听诊器置于胸前壁可听到两次音调不同的心音，分别称为第一心音（S_1）和第二心音（S_2）。S_1 标志着心缩期开始，S_2 标志着心舒期开始。4 套瓣膜各有特定的听诊部位，当某心瓣膜病变而产生杂音时，则在该瓣膜听诊区听得最清楚。

【实验对象】

人。

【实验材料】

听诊器。

【实验步骤】

1. 受试者解开上衣，裸露前胸，取坐位或卧位。检查者坐在受试者对面或站在受试者卧床的右侧。

2. 检查者将听诊器耳件塞入外耳道，使耳件的弯曲方向与外耳道一致，向前弯曲。用右手拇、食、中指持听诊器胸件，紧贴受试者心尖搏动处，听取心音，并仔细区分 S_1 或 S_2。

3. 在左房室瓣听诊区听取心音后，再按主动脉瓣、肺动脉瓣及右房室瓣听诊区的顺序听心音。

4. 瓣膜听诊区如图 3 – 25 – 1。

（1）左房室瓣（二尖瓣）听诊区：左锁骨中线第 5 肋间稍内侧部（心尖部）；

（2）右房室瓣（三尖瓣）听诊区：第 4 肋间胸骨上或右缘处；

（3）主动脉瓣听诊区：第 2 肋间胸骨右缘处；

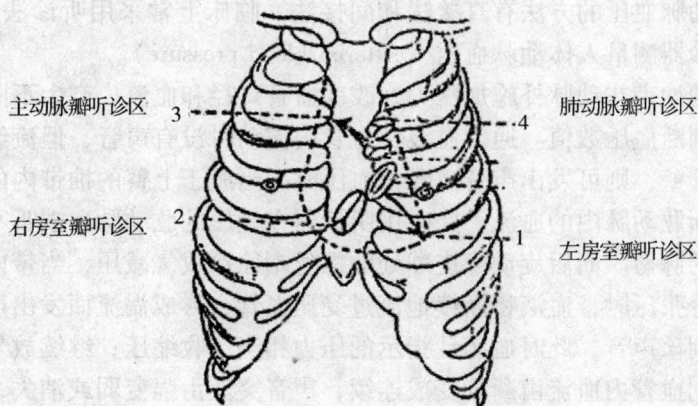

图 3 - 25 - 1　心脏瓣膜听诊部位

（4）肺动脉瓣听诊区：第 2 肋间胸骨左缘处。

5. S_1 和 S_2 的鉴别法

（1）按心音的性质：S_1 音调低，持续时间长；S_2 音调高，持续时间较短。

（2）按两次心音的间隔时间：S_1 与 S_2 间隔时间较短，S_2 与下一次 S_1 之间的间隔时间较长。

（3）与心尖搏动同时听到的心音为 S_1，与桡动脉搏动同时听到的心音为 S_2。

【注意事项】

1. 保持室内环境安静。

2. 听诊器胸件按于听诊部位，不宜过重或过轻。

【思考题】

1. 心音听诊区是否在各瓣膜解剖的相应位置？

2. 怎样区别第一心音和第二心音？

实验二十六　人体动脉血压测定

【实验目的】

了解间接测定动脉血压的原理和方法，掌握人体动脉血压正常值及其生理波动。

【实验原理】

血压（Blood pressure，BP）是指血管内的血液对于单位面积血管壁的侧压力，也即压强。血压的单位通常用 kPa 或 mmHg 来表示，1mmHg = 0.133kPa。血压的形成是由于心血管内有血液充盈、心脏射血、血液在血管中流动及外周血管对血流的阻力和大动脉弹性贮器作用。测量动脉血压的方法有直接法和间接法。临床上常采用听诊法间接测量血压，使用血压计、听诊器测量人体动脉血压（Arterial blood pressure）。

通过血压计的袖带在动脉外施加压力，改变血管口径和血流，产生不同的声音，根据听诊音的变化来判断血压数值。通常血液在血管内流动时没有声音，但流经血管狭窄处形成涡流，撞击血管壁，则可发出声音。测量血压时，当缠于上臂的袖带内的压力超过收缩压时，可完全阻断肱动脉内的血流，此时用听诊器在受压的肱动脉远端听不到声音，也触不到该侧桡动脉的脉搏。而后旋动橡皮球处的螺丝帽徐徐放气减压，当带内压力低于肱动脉收缩压而高于舒张压时，血液将断续地流过受压血管，形成涡流而发出声音，可在被压的肱动脉远端听到该声音，此时血压计指示的压力相当于收缩压；继续放气，使外加压力等于舒张压时，则血管内血流由断续变成连续，声音突然由强变弱或消失，此时血压计指示的压力为舒张压。

【实验对象】

人。

【实验器材】

听诊器，血压计。

【方法与步骤】

1. 受试者准备　受试者静坐 5~10 分钟，取仰卧位或坐位，脱去一侧衣袖。前臂与心脏位置等高，手掌向上，上臂伸直并轻度外展。

2. 绑袖带　检查者松开血压计橡皮球上的螺丝帽，将血压计袖带展平，驱除袖带内残留气体，然后将螺丝帽旋紧。将袖带气囊部分对准肱动脉，紧贴皮肤缚于上臂，袖带下缘应距肘窝横纹上半部 2~3cm。松紧要适度。

3. 放置听诊器　检查者戴好听诊器（耳件弯曲方向与外耳道一致），先于肘窝处触及肱动脉搏动，再将听诊器胸件置于肘窝内侧肱动脉搏动处。轻压听诊器胸件使之与皮肤紧密接触。

4. 充气与放气并记录　用橡皮球向袖带内充气加压，边充气边听诊，待肱动脉搏动消失后继续充气，血压计水银柱升高 20~30mmHg（2.6~4.0Kpa）后，一般上升到 24kPa（180mmHg），随即松开气球螺丝，缓慢均匀地放气，两眼平视汞柱，在水银柱缓慢下降的同时仔细听诊，当听到的第一声脉搏音时，血压表上所指刻度即为收缩压。继续放气减压，声音则发生一系列变化，先由低而高；而后突然由高变低，最后完全消失。声音消失或突然变低一瞬间，血压计上所指刻度即为舒张压。重复测定 3 次，记录测定值，以收缩压/舒张压 kPa（mmHg）表示。

【注意事项】

1. 保持环境安静，受试者尽量安静放松。
2. 手臂、血压计必须与心脏水平等高。

3. 发现血压超出正常范围时，应让受试者休息 10 分钟后复测。

4. 血压计用毕，应将袖带内气体驱尽，卷好，放置盒内。将检压计向右略倾斜，使管内水银退回储槽内，然后关闭，防止水银外泄。

【思考题】

1. 哪些因素会影响动脉血压的测定？

2. 测量血压时，测左侧上肢与测右上肢所得的血压值是否相同？为什么？

实验二十七　人体心电图的描记

【实验目的】

了解人体心电图的描记方法和正常心电图的波形，学习各波形的测量和分析方法。

【实验原理】

在一个心动周期中，由窦房结发出的兴奋，按一定途径和时程，依次传向心房和心室，引起整个心脏的兴奋。心脏各部分兴奋过程中的电变化及其时间顺序、方向和途径等，都有一定规律，这些电变化通过心脏周围的导电组织和体液这个容积导体传导到体表，将测量电极放置在人体表面的一定部位引导和记录到的心脏电变化曲线，就是临床上常规记录的心电图（electrocardiogram ECG）。因此心电图是整个心脏在心动周期中电活动的综合向量变化。根据电极所置放的位置和导线的连接不同，所测得的心电图波形也不一样。心电图反映心脏兴奋的产生、传导和恢复过程中的生物电变化，与心脏的机械收缩无直接关系。心电图反映心脏正常机能活动，对心脏起搏点、传导功能的判断和分析，以及心律失常、房室肥大，心肌损伤的诊断具有重要价值。

【实验对象】

人。

【实验器材】

心电图机，电极糊（导电膏），75% 酒精棉球，3% 盐水棉球，分规，诊察床。

【方法与步骤】

1. 心电图的描记

（1）接好心电图机的电源线、地线和导联线。接通电源，预热 3~5 分钟。

（2）受试者仰卧于诊察床上，全身肌肉放松。裸露腕部、踝部和胸前，用酒精棉球擦净置放电极处的皮肤，待皮肤干燥后涂上导电膏，再将电极与皮肤固定，保证导电良好，防止肌电干扰和基线漂移。在手腕、足踝和胸前安放引导电极、V_1 在胸骨右缘第四肋间，V_3 在胸骨左缘第四肋间与左锁中线第五肋间相交处之间，V_5 在左腋前线第五肋间（图 3 – 27 – 1），接上导联线。为了保证导电良好，可在引导电极部位涂上少许电极糊。

按规定的导联接好导线（有一定的颜色标志）：红色－右手，黄色－左手，绿色－左足，黑色－右足（接地），白色－胸导联导线。

（3）心电图机定标，使 1mV 标准电压推动描笔向上移动 10mm。然后依次打开导联开关，记录Ⅰ、Ⅱ、Ⅲ、aVR、aVL、aVF、V_1、V_3、V_5 导联的心电图。

（4）在记录纸上注明各导联代号，受试者姓名、年龄、性别及记录日期，取下心电图记录纸，进行分析。

2. 心电图的分析

（1）波幅和时间的测量

①波幅：纵坐标表示电压，当 1mV 的标准电压使基线上移 10mm 时，纵坐标每一小格（1mm）代表 0.1mV（图 3－27－2）。测量波幅时，凡向上的波形，其波幅沿基线的上缘量至波峰的顶点；凡向下的波形，其波幅应从基线的下缘量至波峰的底点。

医学机能学实验

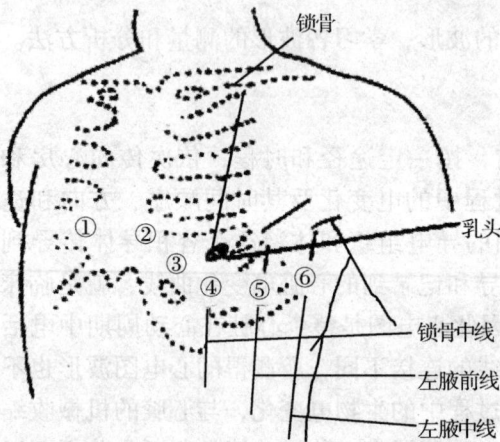

图 3－27－1　心前导联的电极安置部位

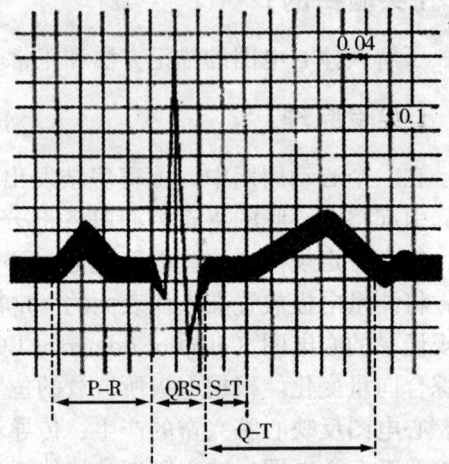

图 3－27－2　心电图各波测量

②时间：横坐标表示时间，心电图机的纸速由心电图机固定转速的马达所控制，一般分为 25mm/s 和 50mm/s 两档，常用的是 25mm/s。这时心电图纸上横坐标的每一小格（1mm）代表 0.04s（图 3－27－2）。

（2）波形的辨认和分析

①心电图各波形的分析：在心电图记录纸上辨认出 P 波、QRS 波群和 T 波，并根据各波的起点确定 P－R 间期和 Q－T 间期。测定Ⅱ导联中 P 波、QRS 波群，T 波的时间和电压，并测量 P－R 间期和 Q－T 间期的时间（图 3－27－2）。测量波宽时，从该波的一侧内缘量至另一侧内缘。

②心率的测定：测量相邻两个心动周期的 R－R 间期（或 P－P 间期），按下列公式进行计算，求出心率。如心律不齐时，可将五个心动周期的 R－R 或 P－P 间期时间加以平均，取得平均值，代入下列公式：

$$心率（次／分）= \frac{60}{P－P 或 R－R 间隔时间（S）}$$

③心律的分析：心律的分析包括：主导节律的判定；心律是否规则整齐；有无期前收

缩或异位节律出现。

分析时，首先要认出 P 波、QRS 波群，根据 P 波决定基本心律。窦性心律的心电图表现是：P 波在 Ⅱ 导联中直立，aVR 导联中倒置；P－R 间期在正常值范围（0.12～0.20s）。如果心电图中的最大 P－P 间隔和最小 P－P 间隔时间相差 0.12s 以上，称为窦性心律不齐。成年人正常窦性心律的心率为 60～100 次/分。

【注意事项】

1. 描记心电图时，受试者静卧，全身肌肉放松。
2. 室内温度应以 22℃ 为宜，避免低温时肌电的干扰。
3. 电极和皮肤应紧密接触，防止干扰和基线漂移。
4. 记录完毕后，将电极和皮肤擦净，心电图各控制旋钮转回关的位置，最后切断电源。

【思考题】

1. 何谓心电图？它是怎样记录到的？
2. 何谓导联？常用的心电图导联有哪些？为什么各导联心电图波形不一样？
3. 心电图各波的正常值及其生理意义？

实验二十八　减压神经放电

【实验目的】

观察家兔在体减压神经传入冲动的发放，学习在体记录神经活动的方法并加深对减压反射的理解和认识。

【实验原理】

当机体处于不同的生理状态或机体内、外环境发生变化时，可引起各种心血管反射，使心输出量和各器官的血管收缩状况发生相应的改变，动脉血压也可发生变化。这些心血管反射主要包括颈动脉窦和主动脉弓压力感受性反射、心肺感受器引起的心血管反射、颈动脉体和主动脉体化学感受性反射等。其中，压力感受性反射（bororeceptor reflex）在平时经常地起作用。当动脉血压升高或降低时，压力感受器的传入冲动也随之增加或减少，通过中枢机制引起心率、心肌收缩力、心输出量、血管阻力等发生相应变化，使动脉血压降低或回升，从而调节血压相对稳定，这一反射称为减压反射。家兔减压反射的主动脉弓压力感受器的传入神经在颈部单独成一束，称为主动脉神经或减压神经。它是减压反射的传入神经，可将感受器感受血压变化的传入冲动传送到中枢。用电生理学实验方法可引导、显示、记录减压神经放电，并用监听器监听减压神经放电的声音，帮助实验者加深对减压反射的理解和认识。

【实验对象】

家兔。

【实验器材】

哺乳类动物手术器械，兔手术台，生物信号采集处理系统或示波器，引导电极，电极架，注射器，玻璃分针，烧杯，棉球及丝线，纱布，皮兜架，滴管，液体石蜡，生理盐水，20%氨基甲酸乙酯，10^{-4}肾上腺素溶液，10^{-4}乙酰胆碱溶液。

【方法与步骤】

1. 手术

（1）麻醉和固定：用20%氨基甲酸乙酯，按5ml/kg体重（1g/kg体重）的剂量从兔耳缘静脉缓慢注入，待动物麻醉后，取仰卧位固定于兔手术台上。

（2）分离减压神经：颈部剪毛，在颈部正中切开皮肤（约6~8cm），钝性分离皮下组织及肌肉，暴露气管。沿气管两侧小心分离减压神经，用玻璃分针仔细分离出一段减压神经，穿线备用。分离另一侧颈总动脉，在肝素化的条件下作动脉插管术以记录动脉血压。

（3）安置电极：用玻璃针轻轻地把减压神经放到引导电极上，用温石蜡油棉花盖神经以防干燥。注意神经不可牵拉过紧，记录电极应悬空并固定于电极支架上，不能触及周围组织。将接地线就近夹在皮肤切口组织上。

2. 连接实验仪器装置

（1）神经放电引导电极接到生物信号采集处理系统第1通道上，记录减压神经放电。

（2）颈总动脉插管通过压力换能器输入到生物信号采集处理系统第2通道上，记录动脉血压曲线变化。

（3）打开示波器或计算机，启动生物信号采集处理系统，点击菜单"实验/实验项目"，按计算机提示逐步进入减压神经放电的实验模块。参数设置见表3-28-1（可根据实验实际情况调整各参数）。

表3-28-1 仪器参数设置表

参数		MedLab		BL-410	示波器	RM6240C
采样参数	显示方式	记忆示波			同步触发	同步触发示波
	扫描速度			0.625ms/div	1~2ms/cm	1ms/div
	采样频率				1mm/s	40KHz
	采样间隔	25μs		20000Hz		
	X轴压缩比	2:1				
	通道	通道1	通道2	通道1		通道1 通道2
	DC/AC	AC	DC	AC	AC	AC
	处理名称	神经干AP	血压	神经干AP		神经干AP
	放大倍数	200-1000	100-200	200	1500	
	Y轴压缩比	4:1	4:1			
	滤波			10KHz	1~10KHz	1KHz
	时间常数			0.01s	0.1~0.01s	0.001s
	灵敏度				1~2mV/cm	2mV

【观察项目】

1. 正常减压神经放电 减压神经伴随血压波动而呈现群集性放电，电压约 100 ~ 200uV；从监听器中可听到如火车开动样的"轰轰"声。
2. 压迫颈动脉窦 观察减压神经群集性放电和动脉血压曲线的变化。
3. 夹闭颈动脉 观察减压神经群集性放电和动脉血压曲线的变化。
4. 静脉注射 1∶10000 乙酰胆碱溶液 0.1ml/kg，观察减压神经群集性放电和动脉血压曲线的变化。
5. 静脉注射 1∶10000 去甲肾上腺素溶液 0.3ml，观察减压神经群集性放电和动脉血压曲线的变化。

【注意事项】

1. 麻醉不宜过浅，以免动物躁动，产生肌电干扰。
2. 仪器和动物均要接地，并注意适当屏蔽。
3. 分离神经时动作要轻柔，不要牵拉；分离后及时滴加温热液体石蜡，以防止神经干燥，并可保温。
4. 保持神经与引导电极接触良好；引导电极不可触及周围组织，以免带来干扰。

【思考题】

1. 正常减压神经放电的基本波形有何特征？
2. 静脉注射肾上腺素、乙酰胆碱后，减压神经放电频率、幅度有何变化？与血压的关系如何？
3. 肾上腺素、乙酰胆碱是如何影响动脉血压的？

实验二十九 呼吸运动的调节

【实验目的】

1. 观察血液理化因素改变对家兔呼吸运动的影响。
2. 了解肺牵张反射在呼吸运动调节中的作用。

【实验原理】

肺通气是由呼吸肌的节律性收缩来完成的，呼吸肌由呼吸中枢的节律性所控制。机体内外各种刺激可以直接作用于呼吸中枢和（或）外周感受器，反射性地影响呼吸运动。肺牵张反射是保证呼吸运动节律的机制之一。血液中的 O_2 分压、CO_2 分压、H^+ 浓度的改变刺激中枢和外周化学感受器，产生反射性调节，是保证血液中气体分压稳定的重要机制。

【实验对象】

兔。

【实验器材】

兔手术台，哺乳动物手术器械，呼吸换能器，刺激电极，气管插管，20% 氨基甲酸乙酯溶液，生理盐水，橡皮管，2% 乳酸溶液，N_2 气囊，CO_2 气囊，MedLab 生物信号采集处理系统等。

【方法与步骤】

1. 由兔耳缘静脉缓慢注入 20% 氨基甲酸乙酯溶液（5ml/kg 体重），待动物麻醉后，仰卧位固定于手术台上。

2. 剪去颈前部兔毛，颈前正中切开皮肤 5~7cm，分离气管并做气管插管。分离颈部双侧迷走神经，穿线备用。手术完毕后，用温生理盐水纱布覆盖手术野。

3. 实验装置

（1）将呼吸换能器与 MedLab 生物信号采集处理系统的第一通道（CH1）相连接，橡皮管连接气管插管和呼吸换能器。

（2）打开计算机，启动 MedLab 生物信号采集处理系统。点击 MedLab 菜单"实验/常用生理学实验"，选择"呼吸运动的调节"。设置 MedLab 放大器、采样和刺激器参数，见表 3-29-1。

表 3-29-1 MedLab 放大器、采样和刺激器参数表

采样参数			刺激器参数	
显示方式		记录仪	刺激模式	串刺激
采样间隔		1ms	串长 5s	
X 轴显示压缩比		20:1	波宽 3~5ms	
通道	通道1	通道4	幅度 0.5~2V	
DC/AC	DC	记录刺激标记	频 率 30 ~50Hz	
处理名称	潮气量	刺激标记		
放大倍数	500	5~50		
Y 轴压缩比	4:1	64:1		

【观察项目】

1. 正常呼吸运动 记录一段正常呼吸运动曲线作为对照，观察吸气相、呼气相、呼吸幅度和频率。

2. CO_2 对呼吸运动的影响 将 CO_2 气囊管口与气管插管的通气管用小烧杯罩住，打开气囊，使吸入气中含较多的 CO_2（避免气囊内气体直接冲击气道，影响描记结果），观察呼吸运动的变化。移开气囊和烧杯，待呼吸恢复正常后再进行下一步实验。

3. 缺氧对呼吸运动的影响 方法同上，将 N_2 气囊打开，使吸入气中含较多的 N_2，造

成缺氧，观察呼吸运动的变化。移开气囊和烧杯，观察呼吸运动的恢复过程。

4. 增大无效腔对呼吸运动的影响　将40cm长的橡皮管连接于气管插管的一个侧管上，观察此时呼吸运动的变化。变化明显后，去掉橡皮管，观察呼吸恢复过程。

5. 血液中［H^+］升高时对呼吸运动的影响　用5ml注射器，由耳缘静脉较快地注入2%乳酸3ml，观察此时呼吸运动的变化及恢复过程。

6. 迷走神经在呼吸运动调节中的作用　先剪断一侧迷走神经，观察呼吸运动有何变化，再剪断另一侧迷走神经，观察呼吸运动又有何变化。

7. 以中等强度电刺激迷走神经中枢端，观察呼吸运动的变化。

【注意事项】

1. 手术过程中，应避免伤及主要血管（如：颈总动脉、颈外静脉等），以防大量出血。

2. 气管插管时，应注意止血，并将气管分泌物清理干净。

3. 每项观察项目前均应有正常描记曲线作为对照。每项观察时间不宜过长，出现效应后应立即去掉施加因素，待呼吸运动恢复正常后再进行下一项观察。

4. 经耳缘静脉注射乳酸时，注意不要刺穿静脉，以免乳酸外漏，引起动物躁动。电极刺激迷走神经中枢端之前，一定要调整好刺激强度，以免因刺激强度过强而造成动物全身肌肉紧张，发生屏气，影响实验结果。

【思考题】

1. 比较PCO_2升高、PO_2降低以及血液［H^+］升高对呼吸影响的异同点，分别说明它的作用途径。

2. 迷走神经在节律性呼吸运动中起何作用？

实验三十　胸内负压的观察

【实验目的】

学习胸膜腔内压测定方法，观察了解影响胸内压变化的因素，了解胸内负压的成因和维持条件。

【实验原理】

在平静呼吸时，胸膜腔内的压力随呼气和吸气而升降，但始终低于大气压，称为胸膜腔负压。在胸膜腔密闭性被破坏时，外界空气进入胸膜腔，产生气胸，胸膜腔内负压便消失。

【实验对象】

兔。

【实验器材】

兔手术台，哺乳动物手术器械，气管插管，压力换能器，18 号注射针头，水检压计，20% 氨基甲酸乙酯溶液，生理盐水，MedLab 生物信号采集处理系统。

【方法和步骤】

1. 由兔耳缘静脉缓慢注入 20% 氨基甲酸乙酯溶液（5ml/kg 体重），待动物麻醉后，仰卧位固定于手术台上。

2. 手术操作　剪去颈部及右侧胸部兔毛，颈前正中切开皮肤，分离气管并做气管插管。用橡皮管将 18 号注射针头与水检压计（水中滴蓝墨水以便观察水柱）相连。在兔右侧腋前线沿第 5 肋骨上缘，将针头斜面朝内刺穿皮肤，然后控制进针力量，扎入胸膜腔。当看到检压计水柱随呼吸运动上下波动时即停止进针，并固定针头。也可接压力换能器输入 MedLab 做进一步记录处理。

【观察项目】

1. 平静呼吸时的胸内压　待动物呼吸平稳后，从检压计读出或从 MedLab 记录吸气末、呼气末胸内负压数值。

2. 加强呼吸时胸内压　夹闭一侧气管插管侧管，另一侧管连接 50cm 胶管，以增大无效腔。当呼吸加强时，记录深呼吸条件下胸内压的变化。

3. 憋气效应　在吸气末与呼气末分别夹闭气管插管，此时动物虽用力呼吸，但不能呼出或吸入外界空气，处于憋气状态。观察记录此时胸内压变化的最大幅度，并注意胸内压是否可以为正（高于大气压），何时为正压？

4. 气胸及其影响　在穿刺侧沿第 7 肋骨上缘切开皮肤，分离肋间肌，造成一个长约 1cm 的胸壁贯通伤，使胸膜腔与大气相通，形成气胸。观察此时胸内压的升降情况和肺组织是否发生萎缩。

【注意事项】

1. 用穿刺针穿刺时，应控制好进针力量，以免刺破肺组织或血管，形成气胸或出血。

2. 穿刺针头与橡皮管和检压计的连接必须严密，切不可漏气。

3. 如针头被阻塞时，可轻轻挤压橡皮管或轻动针头，避免刺破脏层胸膜。

【思考题】

1. 平静呼吸时，为何吸气和呼气时胸膜腔内压都低于大气压？

2. 气胸时可出现哪些病理情况？

3. 维持胸内负压的条件有哪些？

实验三十一　胰液和胆汁分泌的调节

【实验目的】

了解动物胆汁和胰液的分泌，以及神经、体液对它们分泌的调控。

【实验原理】

胰液和胆汁的分泌受神经和体液两种因素的调节。迷走神经兴奋，促使胰液和胆汁分泌，拟胆碱药物能模拟迷走神经兴奋的效应。由小肠黏膜分泌的促胰液素是促进胆汁和胰液分泌的主要激素。十二指肠内给予稀盐酸、蛋白胨、胆盐、胆汁酸等也可使胰液或胆汁分泌增加。

【实验对象】

兔（或狗）。

【实验器材】

兔手术台，哺乳动物手术器械，MedLab 生物信号采集处理系统，保护电极，20% 氨基甲酸乙酯溶液，胰管插管和胆总管插管（细塑料管），记滴器，注射器，1:10000 乙酰胆碱溶液，0.1mol/L 盐酸溶液（pH = 1）等。

【方法和步骤】

1. 动物手术

（1）由兔耳缘静脉缓慢注入 20% 氨基甲酸乙酯溶液（5ml/kg 体重），待动物麻醉后，仰卧位固定于手术台上。

（2）沿颈部正中切开皮肤，分离气管并做气管插管。

（3）胰管和胆管插管：从剑突下沿正中线切开皮肤 8～10cm，打开腹腔。用示指和中指向右侧腹腔深部插入，触及一段直下走行的较粗肠管，用这两个手指夹住肠管拉出腹腔外，此即十二指肠。将十二指肠向右侧横放，可见一部分胰腺与十二指肠紧密相连，从连接点向幽门端方向于十二指肠壁上仔细寻找，可隐约见到一白色小管从胰腺穿入十二指肠，此为胰主导管，在其下方穿一丝线。于胰主导管靠近十二指肠处切开一小口，插入注满生理盐水的胰管插管，并结扎固定。在十二指肠上端的背面，见一黄绿色较粗的管穿入十二指肠，此为胆总管。在其下方穿线，上方剪口，插入胆管插管，结扎固定。将两个插管游离端引至腹腔外，分别将液滴引导至记滴器上，下置一培养皿盛液滴。亦可直接用量筒收集胰液和胆汁进行计量。

（4）在膈下食管的末端找出迷走神经的前支，下方穿一线备用。

2. 连接实验装置　将记滴器输入导线分别连接 MedLab 的 CH2 和 CH4 通道，MedLab 刺激输出连接保护电极。启动 MedLab 生物信号采集处理系统，设置采样和刺激器参数，见表 3 - 31 - 1。

表 3 - 31 - 1　MedLab 放大器、采样和刺激器参数表

采样参数			刺激器参数	
显示方式		记录仪	刺激模式	串刺激
采样间隔		1ms	串长	60s
X 轴显示压缩比		20:1	波宽	3 ~ 5ms
通道	通道2	通道4	幅度	0.5 ~ 2V
DC/AC	DC	DC	频率	30 ~ 50Hz
处理名称	记滴	记滴		
放大倍数	5 ~ 50	5 ~ 50		
Y 轴压缩比	4:1	4:1		

【观察项目】

1. 观察胰液和胆汁的基础分泌　未给予任何刺激情况下记录每分钟的分泌量。

2. 耳缘静脉缓慢注射 1:10000 乙酰胆碱 0.5ml，观察胰液和胆汁的分泌量的变化。

3. 酸化十二指肠的作用　向十二指肠腔内注入 37℃ 的 0.1mol/L 的盐酸溶液 10 ~ 20ml，记录潜伏期，观察胰液和胆汁分泌有何变化（观察时间约 30 分钟）。

4. 耳缘静脉注射促胰液素 1 ~ 2ml，观察胰液和胆汁的分泌量有何变化。

5. 将所收集的胆汁 1ml 用生理盐水稀释 10 倍，然后从耳缘静脉注射 1ml 稀释胆汁，观察胰液和胆汁分泌量的变化。

6. 电刺激膈下迷走神经，观察胰液和胆汁分泌量的变化。

【注意事项】

1. 术前应充分熟悉手术部位的解剖结构。

2. 手术操作应细心，尽量防止出血，若遇大量出血须完全止血后再行分离手术。

3. 实验前 2 ~ 3h 给动物少量喂食，用以提高胰液和胆汁的分泌量。

4. 为了避免胃肠因暴露时间过长、腹腔内温度下降、表面干燥而影响胃肠运动，应随时用台氏液湿润胃肠。

【思考题】

1. 向十二指肠内注入盐酸后，胰液和胆汁的分泌有何变化？为什么？

2. 静脉注射胆囊胆汁后，胰液和胆汁的分泌变化是否相同？为什么？

3. 电刺激迷走神经和注射促胰液素引起的胰液和胆汁分泌有何不同？

实验三十二 离体小肠平滑肌运动

【实验目的】

学习动物离体器官灌流的方法，观察某些因素对离体小肠平滑肌运动的影响，加深理解消化道平滑肌的生理特性。

【实验原理】

消化道平滑肌具有与心肌、骨骼肌不同的生理特性，它具有自动节律性缓慢而不规则、较大的伸展性、较低的兴奋性、对化学物质和温度改变及牵张刺激较为敏感等特点。本实验所用的测量离体小肠平滑肌活动的方法，不仅在理论上可以证明平滑肌活动的特点，而且这种方法还可用来测定微量化学物质或药物的生物学特性。

【实验对象】

兔或豚鼠。

【实验器材】

哺乳类动物手术器械，MedLab 生物信号采集处理系统，恒温平滑肌槽或麦氏浴槽，氧气瓶，张力换能器（量程为 10g），铁支架，螺旋夹，微调固定器，温度计，乳胶管，烧杯，台式溶液，1:10000 肾上腺素溶液，1:10000 乙酰胆碱溶液，1% $CaCl_2$ 溶液，1mol/L NaOH 溶液，1mol/L HCl 溶液等。

【方法和步骤】

1. 离体组织灌流装置的准备

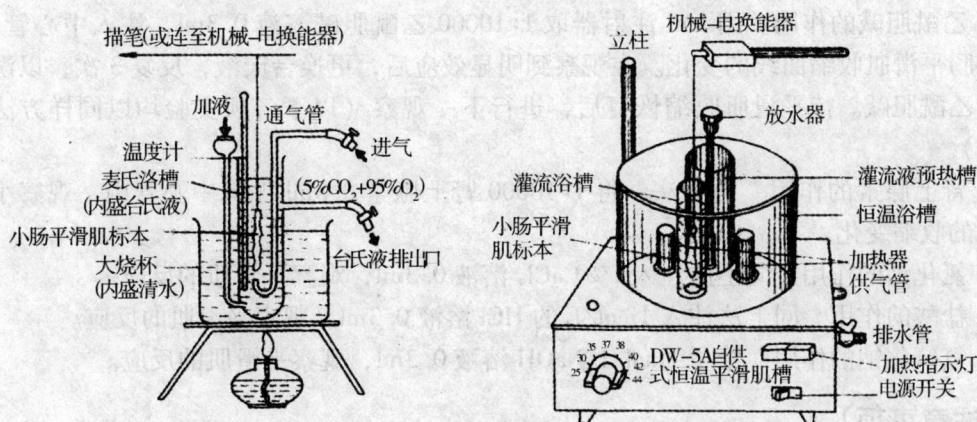

图 3-32-1 麦氏浴槽和恒温平滑肌槽

（1）麦氏浴槽：将麦氏浴槽置于水浴装置内，水浴装置中水的温度恒定在 38~39℃之间，在麦氏浴槽内盛 38~39℃台氏液，温度计悬挂在浴槽内，用以监测温度的变化。氧气瓶经乳胶管缓慢向浴槽底部通氧气，调节乳胶管上的螺旋夹，控制通氧气速度，使氧气气泡一个接一个的通过中心管，为台氏液供氧。

（2）恒温平滑肌槽：在恒温平滑肌槽的中心管加入台氏液，外部容器中加装温开水，开启电源加热，浴槽温度将自动稳定在 38℃左右。将浴槽通气管与氧气瓶相连接，调节橡皮管上的螺旋夹，使气泡一个接一个的通过中心管，为台氏液供氧。

2. 标本制备　将兔执于手中倒悬，用木槌猛击兔头的枕部，使其昏迷，立即剖开腹腔，找出胃幽门与十二指肠交界处，以此处为起点取长 20~30cm 的肠管，置于台氏液内轻轻漂洗肠段内容物，当肠腔内容物洗净后，用 38℃左右的台氏液浸浴，当肠管出现明显活动时，将其剪成约 3cm 长的肠段。实验时，取出一段约 3~4cm 的肠段，用线结扎其两端，迅速将小肠一端的结扎线固定于通气管的挂钩上，另一端固定于张力换能器上。适当调节换能器的高度，使肠段勿牵拉过紧或过松。

3. 连接实验装置　将张力换能器连接 MedLab 的 CH2 通道，启动 MedLab 生物信号采集处理系统，点击 MedLab 菜单"实验/常用生理学实验"、选择"离体小肠平滑肌运动"。设置采样和刺激器参数，见表 3-32-1。

表 3-32-1　MedLab 采样参数表

显示方式	记录仪	DC/AC	DC
采样间隔	50ms	处理名称	张力
X 轴显示压缩比	20:1	放大倍数	50~200
通道	通道2	Y 轴压缩比	4:1

【观察项目】

1. 自动节律收缩　描记一段离体小肠平滑肌的自动节律性收缩曲线，此时不给予任何刺激，观察收缩曲线的节律、波形和幅度（注意：收缩曲线的基线升高，表示小肠平滑肌的紧张性升高；相反，收缩曲线的基线下降，表示紧张性降低）。

2. 乙酰胆碱的作用　用 1ml 注射器取 1:10000 乙酰胆碱溶液 0.3ml，注入中心管内，观察小肠平滑肌收缩曲线的变化。在观察到明显效应后，更换台氏液，反复 3 次，以洗涤残留的乙酰胆碱。待平滑肌收缩恢复后，进行下一观察（以下各项实验均以同样方法进行洗涤）。

3. 肾上腺素的作用　同上法，将 1:10000 肾上腺素 0.3ml 注入中心管内，观察小肠平滑肌的收缩变化。

4. 氯化钙的作用　同上法注入 1% $CaCl_2$ 溶液 0.3ml，观察平滑肌的反应。

5. 盐酸的作用　同上法注入 1mol/L 的 HCl 溶液 0.3ml，观察平滑肌的反应。

6. 氢氧化钠的作用　给予 1mol/L NaOH 溶液 0.3ml，观察平滑肌的反应。

【注意事项】

1. 加药液以前，应先准备好更换用的 37℃台氏液。

2. 上述各药液加入的量是参考数据，可以根据平滑肌的反应而改变加入量。

3. 每次效果明显后，立即放掉含药液的台氏液，并冲洗多次，以免平滑肌出现不可逆反应。

【思考题】

1. 小肠平滑肌有什么特性？上述各种因素如何影响小肠平滑肌运动？

2. 有一未知药液加入浴槽内，可引起平滑肌收缩幅度加大，基线升高，如果事先加入阿托品，再加入此药液，平滑肌基本上无反应，设想此药液中可能含有什么物质？

实验三十三　胃肠运动观察

【实验目的】

观察胃肠运动的各种形式以及神经和某些药物对胃肠运动的影响。

【实验原理】

胃肠道平滑肌具有自发性节律运动，有多种运动形式，在消化道的不同部位运动形式也有所差别，但消化道运动的基本形式是蠕动。在整体内，消化管的运动主要受神经和体液调节。

【实验对象】

兔。

【实验器材】

兔手术台，哺乳类动物手术器械，保护电极，MedLab 生物信号采集处理系统，在体胃肠张力换能器，注射器，台氏液，20% 氨基甲酸乙酯溶液，1∶10000 肾上腺素溶液，1∶10000 乙酰胆碱溶液，阿托品注射液，新斯的明注射液。

【方法和步骤】

1. 动物手术

（1）由兔耳缘静脉缓慢注入 20% 氨基甲酸乙酯溶液（5ml/kg 体重），待动物麻醉后，仰卧位固定于手术台上。

（2）沿颈部正中切开皮肤，分离气管并做气管插管。

（3）从家兔胸骨剑突下剖开腹壁，约 7～8cm 长，暴露胃肠，以便观察。在膈下食管末端找出迷走神经前支，穿线备用。

（4）用温热盐水纱布将小肠推向右侧，在左侧腹后壁肾上腺的上方找出左侧内脏大神经，穿线备用。

（5）将在体胃肠张力换能器缝合在胃肠壁上，固定。

（6）为了便于肉眼观察，可用4把止血钳将腹壁切口夹住、悬挂，形成一皮兜，腹腔内可灌注38℃生理盐水。

2. 连接实验装置　在体胃肠张力换能器连接 MedLab 信号采集处理系统的 CH2 通道，MedLab 刺激输出连接保护电极。启动 MedLab 生物信号采集处理系统，点击 MedLab 菜单"实验/常用生理学实验"、选择"胃肠运动观察"。设置采样和刺激器参数，见表 3 – 33 – 1。

表 3 – 33 – 1　MedLab 采样和刺激器参数表

采样参数		刺激器参数	
显示方式	记录仪	刺激模式	串刺激
采样间隔	50ms	时程	30s
X 轴显示压缩比	20:1	波宽	1ms
通道	通道2	幅度	1V
DC/AC	DC	频率	30Hz
处理名称	张力		
放大倍数	50～200		
Y 轴压缩比	4:1		

【观察项目】

1. 先观察未受刺激时的胃肠运动形式和紧张度（胃肠有无蠕动，如有蠕动，记录蠕动频率、行走的方向及起源）。

2. 用串刺激刺激迷走神经，观察胃肠运动变化。

3. 用串刺激刺激内脏大神经，观察胃肠运动变化。

4. 耳缘静脉注射 1:10000 乙酰胆碱溶液 0.5ml，或直接滴加在胃和小肠表面，观察胃肠运动的变化。

5. 耳缘静脉注射 1:10000 肾上腺素 0.5ml，或直接滴加在胃和小肠表面，观察胃肠运动的变化。

6. 耳缘静脉注射新斯的明 0.2～0.3mg，观察胃肠运动的变化。

7. 耳缘静脉注射阿托品 0.5mg，再观察胃肠运动的变化。

【注意事项】

1. 麻醉不宜过深，以免各种现象不明显。麻醉动物要保温，电刺激强度要适中，不可过强。

2. 为了避免胃肠因暴露时间过长、腹腔内温度下降、表面干燥而影响胃肠运动，应随时用温盐水湿润胃肠。

【思考题】

1. 试比较平滑肌、心肌和骨骼肌生理特性的异同点。

2. 小肠运动的主要形式有哪些？各有何生理意义？

3. 新斯的明的药理作用是什么？

实验三十四　影响尿生成的因素

【实验目的】

学习家兔尿液收集的实验方法，观察某些神经、体液因素对尿生成的影响，以加深理解尿生成的过程和影响尿生成因素的作用机制。

【实验原理】

尿的生成过程包括肾小球滤过、肾小管和集合管重吸收及分泌、排泄过程。肾小球滤过作用受滤过膜通透性、肾小球有效滤过压和肾小球血浆流量等因素的影响。肾小管和集合管重吸收受小管液的溶质浓度和血液中血管升压素及肾素－血管紧张素－醛固酮系统等因素的影响。凡能影响上述各种因素者，均可影响尿的生成。

【实验对象】

兔。

【实验器材】

Medlab 生物信号采集处理系统，压力换能器，记滴器，哺乳类动物手术器械，兔手术台，气管插管，动脉插管，膀胱漏斗，输尿管导管（或细塑料管）、注射器（2ml 和 20ml）及针头，棉线，生理盐水，20% 氨基甲酸乙酯溶液，1000u/ml 肝素溶液，20% 葡萄糖溶液，1∶10000 去甲肾上腺素溶液，垂体后叶素，呋塞米，尿糖试纸。

【方法与步骤】

1. 一般手术操作

（1）麻醉和固定：用 20% 氨基甲酸乙酯溶液按 5ml/kg 体重由兔耳缘静脉注射，待动物麻醉后，取仰卧位固定于兔台上。

（2）气管插管：剪去颈部兔毛，沿颈部正中切开皮肤，用止血钳钝性分离气管，在甲状软骨以下剪开气管，插入气管插管，用棉线将气管插管结扎固定。

（3）左侧颈总动脉插管：在气管旁分离左侧颈总动脉，按常规将充满肝素生理盐水的动脉插管（已连接血压换能器）插入颈总动脉内。

（4）分离迷走神经：分离两侧迷走神经，穿线备用。

2. 尿液收集方法

（1）输尿管插管法：腹部剪毛，自耻骨联合上缘沿正中线向上作一长约 5cm 的皮肤切口，再沿腹白线剪开腹壁和腹膜（勿损伤腹腔脏器），找到膀胱，将膀胱慢慢向下翻转移出体外腹壁上。暴露膀胱三角，在膀胱底部找出两侧输尿管，并从周围组织中细心分离一小段输尿管。用线将输尿管近膀胱端结扎，然后在结扎上方的管壁处斜剪一小切口，把充满生理盐水的细塑料管向肾脏方向插入输尿管内，用线结扎、固定好。再以同样方法插好另一侧输尿管。两侧的细塑料插管可用 Y 形管连起来，然后连到记滴器上记滴。此时，可看到尿液从细塑料管中慢慢逐滴流出。手术完毕后，将膀胱与脏器送回腹腔，用温生理盐水纱布覆盖在腹部创口上，以保持腹腔内温度。

（2）膀胱插管法：同上述输尿管插管法，切开腹壁将膀胱轻移至腹壁上。先辨认清楚膀胱和输尿管的解剖部位，用棉线结扎膀胱颈部，以阻断它与尿道的通路，然后在膀胱顶部选择血管较少处剪一纵行小切口，插入膀胱插管（可用一滴管代替），插管口最好正对着输尿管在膀胱的入口处，但不要紧贴膀胱后壁而堵塞输尿管。将切口边缘用线固定在管壁上。膀胱插管的另一端用导管连接至记滴器记滴。此时，可看到尿液从插管中缓慢逐滴流出。手术完毕后，用温热的生理盐水纱布覆盖在腹部的膀胱与脏器上，以保持温度。

3. 系统的联接与参数的设置

（1）把连动脉插管的压力换能器输入到 Medlab 生物信号采集处理系统第 2 通道上，记录动脉血压曲线。

（2）记滴器输入到 Medlab 生物信号采集处理系统第 4 通道上，记录尿量。

（3）Medlab 刺激输出连接保护电极。

（4）启动 Medlab 生物信号采集处理系统，点击 Medlab 菜单"实验/常用生理学实验"，选择"尿生成的影响因素"，设置采样和刺激参数。见表 3 - 34 - 1。

表 3 - 34 - 1　Medlab 放大器、采样和刺激参数表

采样参数			刺激器参数	
显示方式		记录仪	刺激模式	串刺激
采样间隔		1ms	串长	30s（或主周期刺激）
X 轴显示压缩比		20:1	波宽	3～5ms
通道	通道 2	通道 4	幅度	0.5～2V
DC/AC	DC	DC	频率	30～50Hz
处理名称	血压	记滴		
放大倍数	100～200	5～50		
Y 轴压缩比	4:1	4:1		

【观察项目】

1. 记录基础尿量（滴/分钟）和动脉血压曲线（kPa）　记录实验前动物的基础尿量（滴/分钟）作为正常对照数据。同步记录动脉血压曲线（kPa）作为参照曲线。

2. 耳缘静脉注射生理盐水　从耳缘静脉迅速注入 37℃ 生理盐水 20ml，观察记录尿量、动脉血压的变化。

3. 耳缘静脉注射 20% 葡萄糖　用尿糖试纸接取 1 滴尿液进行尿糖测定，然后从耳缘静脉注射 20% 葡萄糖溶液 5ml，观察、记录尿量、动脉血压的变化。在尿量明显增多时，再用尿糖试纸接取 1 滴尿液进行尿糖测定。

4. 耳缘静脉注射去甲肾上腺素　从耳缘静脉注射 1:10000 去甲肾上腺素溶液 0.3ml，观察记录尿量、动脉血压的变化。

5. 静脉注射呋塞米　从耳缘静脉注射呋塞米（5mg/kg 体重），观察、记录尿量和动

脉血压的变化。

6. 注射垂体后叶素 从耳缘静脉注射垂体后叶素 2 单位，观察、记录尿量、动脉血压变化。

7. 剪断右侧颈迷走神经 剪断右侧颈迷走神经，以中等强度重复脉冲电流刺激迷走神经的外周端，使动脉血压下降并维持在 6.65kPa（50mmHg）水平 20 秒 ~ 30 秒，观察、记录尿量、动脉血压的变化。

【注意事项】

1. 为保证动物在实验时有充分的尿液排出，实验前给兔多喂青菜，或用橡皮导管向胃灌入清水 40 ~ 50ml，以增加其基础尿量。

2. 手术操作要轻柔，腹部切口不可过大，不要过度牵拉输尿管，以免因输尿管挛缩而不能导出尿液。剪腹膜时，注意勿伤及内脏。

3. 输尿管插管时，应仔细辨认输尿管，要将插管插入输尿管管腔内，注意不要插入管壁与周围结缔组织间，也不要扭曲输尿管，否则可能会妨碍尿液排出。

4. 本实验需多次兔耳缘静脉注射，故需注意保护耳缘静脉，开始注射时应尽量从耳尖部位开始，再逐步向耳根移行，以免造成后期注射困难。

5. 每项实验前均应有对照数据和记录，原则上是前一项药物作用基本消失，尿量和血压基本恢复到正常水平后再进行下一项实验。

【思考题】

本实验中哪些因素是通过影响肾小球滤过作用而影响尿量？哪些因素是通过影响肾小管和集合管的重吸收作用而影响尿量？

第四章　机能学综合实验

实验一　缺　　氧

【实验目的】

1. 观察环境温度变化对缺氧耐受性的影响；
2. 观察机体状况不同对缺氧耐受性的影响；
3. 观察不同年龄（成年鼠、新生鼠）对缺氧耐受性的影响及低张性缺氧时机体的一般改变；
4. 在动物身上复制血液性缺氧并观察血液性缺氧血液颜色等的变化。

【实验原理】

缺氧是临床上常见的病理过程，根据其原因不同可分为乏氧性缺氧、血液性缺氧、循环性缺氧及组织性缺氧四种类型。引起乏氧性缺氧的常见原因有大气中氧分压降低和呼吸系统疾病，其共同特征是动脉血氧分压、血氧含量、血氧饱和度均降低。实验中将小白鼠放入缺氧瓶或真空干燥器内，塞紧瓶盖或人工抽气，通过低氧的环境复制乏氧性缺氧的模型，观察乏氧性缺氧对机体的影响。通过给予不同的条件如本实验不同的环境温度、不同年龄、不同的机体状态，观察对缺氧耐受性的影响。血液性缺氧是由于血红蛋白数量减少或性质改变所致的缺氧。本实验利用一氧化碳和亚硝酸钠中毒的方法复制血液性缺氧的模型，通过观察皮肤黏膜、血液颜色的变化，了解一氧化碳中毒和亚硝酸钠中毒对机体的影响。

【实验对象】

小白鼠

【实验器材】

缺氧瓶、10% 尼可刹米、0.25% 氯丙嗪、生理盐水、冰块、1ml 注射器、温度计、500ml 烧杯、真空干燥器、真空泵、水银检压计、钠石灰、甲酸、浓硫酸、5% 亚硝酸钠、1% 美蓝，CO 发生装置、剪刀、镊子、试管、吸管、蒸馏水。

【实验步骤与观察项目】

一、影响缺氧耐受性的某些因素

1. 环境温度变化对缺氧耐受性的影响

（1）取500ml烧杯二只，一只加入碎冰及自来水，将杯内水温调至0℃～4℃，另一只加入热水，将温度调至40℃～42℃。

（2）称取体重相近的小白鼠三只，取三个缺氧瓶分别盛装5g钠石灰，将小白鼠分别装入缺氧瓶内，将其中的两只缺氧瓶分别放入盛有冰水或热水的烧杯内，另一只置室温中，塞紧瓶盖后开始计时。

（3）持续观察各瓶中小白鼠的活动情况，待小白鼠死亡后（其中二只死亡后），计算存活时间，比较三只小白鼠存活时间。

2. 机体状况不同对缺氧耐受性的影响

（1）称取体重相近的小白鼠三只，分别作如下处理：

A：腹腔注射10%尼可刹米0.2ml/10g体重；

B：腹腔注射0.25%氯丙嗪0.1ml/10g体重；

C：腹腔注射生理盐水0.1ml/10g体重。

（2）将三只小白鼠分别放入缺氧瓶内密闭（缺氧瓶分别盛装5g钠石灰）。

（3）观察各瓶内小白鼠的活动情况，待小白鼠死亡后，计算存活时间。

3. 不同年龄对缺氧耐受性的影响及观察缺氧时机体的一般改变

（1）取成年小白鼠及新生小白鼠各一只，分别测定在室温常压下的呼吸（小鼠的呼吸是以腹腔的搏动来计算）（计算10秒钟呼吸次数），观察各鼠活动情况，唇部颜色等，并记录。

（2）把干燥器打开，将上述二只小白鼠同时置于真空干燥器内（乳鼠在下层，成年鼠在上层，之间用滤纸铺在隔板上令两鼠相隔以防止成鼠撕咬乳鼠），然后密封干燥器（干燥器瓶口均匀地涂上少许凡士林并转动瓶盖即可），注意不要漏气。

（3）连接减压装置（图4－1－1），用真空泵抽出瓶内一半空气，使相当于380mmHg气压（或记录实际减低的气压）夹紧抽气橡皮管，每隔5分钟观察各鼠呼吸活动情况，唇色等，做好记录，记录各鼠的死亡时间（或一只鼠死亡，另一只鼠尚存活，即有对照意义）。

二、血液性缺氧

1. 一氧化碳中毒　　　　（$HCOOH + H_2SO_4 \longrightarrow H_2O + CO \uparrow$）

（1）取二支小试管分别加入1ml蒸馏水，取小白鼠一只，剪去尾部少许，取出1～2滴血放入其中预先盛有蒸馏水的小试管中，记录其颜色。

（2）将小白鼠放入广口瓶，并开放B夹（图4－1－2）待片刻，观察并记录呼吸次数、皮肤及唇部颜色。

（3）装置气体发生管，管底放3ml甲酸，上端放浓硫酸2～3ml，连接广口瓶，实验开始时关闭B夹，开放A夹将硫酸倾斜倒入甲酸中即有CO产生（为了加快CO产生，必要时可用酒精灯在试管底稍微加热）。

（4）隔3分钟左右观察小白鼠呼吸及其他表现，记录结果。

（5）小鼠出现明显痉挛时，即移走酒精灯，关闭A夹停止通气打开瓶口将动物倒出。

（6）迅速在小白鼠尾部取血1～2滴，放入预先盛有1ml蒸馏水的小试管中，记录其颜色。

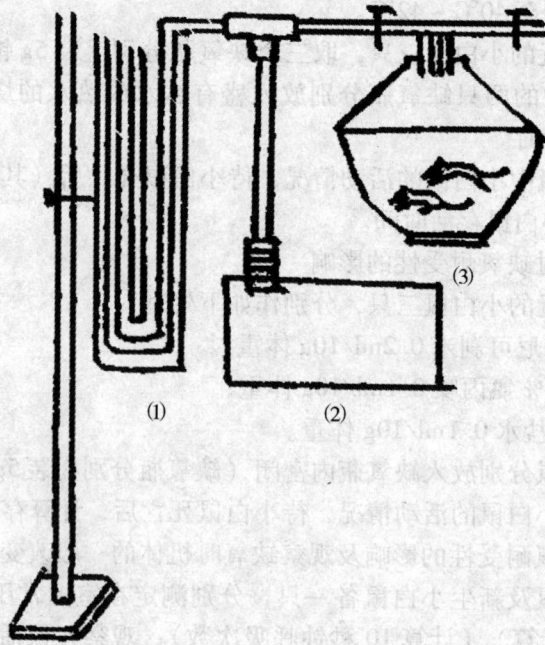

图 4 - 1 - 1　低气压装置系统示意图
（1）水银检压计　　（2）抽气机（真空泵）　　（3）减压瓶（硫酸干燥器）

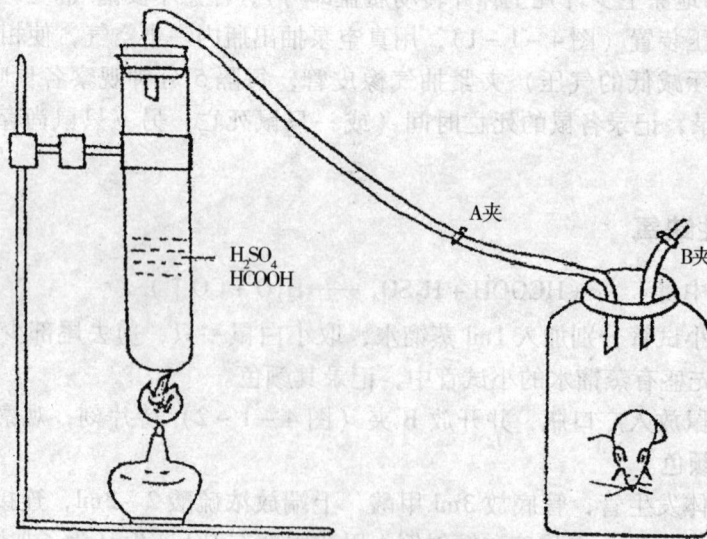

H₂SO₄
HCOOH

A夹

B夹

图 4 - 1 - 2　CO 发生装置

（7）观察记录小白鼠的皮肤及唇部颜色。解剖并观察肝脏颜色，并与正常小白鼠肝脏（由第一实验小组负责解剖）颜色比较。

（8）整理实验结果、写实验报告。

2. 亚硝酸钠中毒

（1）取体重相近的两只小白鼠，先观察一般情况，然后一只小白鼠腹腔注入 5% 亚硝酸钠 0.4ml 后，立即经腹腔注入 1% 美蓝溶液 0.3ml；另一只小白鼠腹腔注入 5% 亚硝酸钠 0.4ml 后，再经腹腔注入生理盐水 0.3ml。

（2）将上述两只小白鼠分别装入缺氧瓶内（不要盖瓶盖），观察动物的一般情况，皮肤和唇部颜色变化，并记录死亡时间。

（3）整理实验结果、写实验报告，比较两鼠的表现及死亡时间有无差异。

三、不同类型缺氧动物脏器和皮肤颜色比较

1. 拉颈椎处死正常小白鼠 1 只。
2. 剪开缺氧死亡的小白鼠（新生鼠除外）胸、腹腔，观察肝脏的颜色，并与正常小鼠进行比较。

【注意事项】

1. 使用硫酸应格外小心，以免发生事故；
2. 血液稀释倍数适当才易比较，不宜太浓或太淡，二管稀释倍数要大致相等；
3. 通入 CO 不宜太快，否则症状出现太快，来不及观察和进行呼吸计数。用酒精灯加热时，注意不可加热至液体沸腾，因 CO 产生过多过快动物迅速死亡，血液颜色改变不明显；
4. 小白鼠尾部取血时不必把尾巴剪去太多（太多反而无血）。CO 有毒，用完后尽快将气体发生装置试管冲洗干净。
5. 复制乏氧性缺氧时，必须检查缺氧瓶，要求做到绝对密闭。
6. 各组小白鼠的性别、体重以及一般状态应尽可能相近。

【思考题】

1. 注入氯丙嗪或尼可刹米使动物处于不同的状态，对其缺氧耐受性有何影响？为什么？
2. 在亚硝酸钠中毒实验中，注入美蓝的小鼠比注射生理盐水的小鼠的存活时间延长还是缩短？为什么？

实验二　钾代谢障碍

【实验目的】

1. 观察高血钾对心脏的毒性作用。
2. 了解高血钾心电图改变的特征。

【实验原理】

高血钾可使心肌的传导性、自律性、收缩性下降。严重的高血钾可使心肌的兴奋性下降，因此可出现各种各样的心律失常，特别是一些致死性的心律失常如心跳骤停、心室纤颤。这是高钾血症对机体的主要威胁。本实验旨在通过静脉给钾，复制高钾血症的动物模型，通过观测心电图的变化，了解高钾血症对心脏的影响。

【实验对象】

家兔

【实验器材】

婴儿秤、兔手术台、20%氨基甲酸乙酯、2%、5%、10%氯化钾溶液、5ml注射器、小儿头皮针、手术剪、止血钳、纱布块（小方巾）、Medlab生物信号采集系统。

【实验步骤与观察项目】

1. 将动物称重，用20%氨基甲酸乙酯5ml/kg耳缘静脉注射麻醉，仰卧固定。

2. 沿胸壁正中线切开皮肤，上端自胸锁关节处开始，向下延长4~5厘米，分离左侧胸壁肌肉，找出左侧第2及第3肋骨，用粗剪刀在靠近胸骨左缘处剪断肋软骨，撑开胸腔切口，暴露心脏（注意勿穿破纵隔）。

3. 将心电图针形电极分别插入四肢皮下，导线连接按右前肢（红），左前肢（黄），右后肢（黑），左后肢（绿）顺序。

4. 选择Ⅱ导联，必要时用aVF导联描记心电图。记录一段正常心电图。纸长以小组内每人能分到4~5个心跳为度。

5. 经耳缘静脉缓慢推进2%氯化钾1ml/kg，在1~1.5分钟内推注完毕。注射后5分钟观察心电波形，记录心电图。

6. 以后每5分钟从耳缘静脉注入2%氯化钾2ml，间断记录心电图改变，观察高钾血症心电图的表现，观察有否出现室颤。如40分钟后仍未出现室颤，可由耳缘静脉缓慢注入10%氯化钾，边注射边观察心脏活动情况，记录心电改变，直到心脏停搏，观察心脏停跳的状态。

【注意事项】

1. 每次使用针形电极时，要用酒精或盐水擦干净，并清除电线周围的血和水迹。动物区要保持干燥，保持良好的导电状态。

2. 记录心电图出现干扰时，要排除仪器本身故障及交流电和肌电的干扰。检查各导线有否脱落，电极接触是否完好，导线不宜纵横交错。

3. 严格遵守仪器使用规则。

【思考题】

高血钾时心电图改变的特征是什么？

实验三 实验性肺水肿

【实验目的】

复制急性实验性肺水肿动物模型，了解肺水肿的表现及其发生机制。

【实验原理】

水肿的发生与影响血管内外液体交换的因素（如毛细血管流体静压、血浆胶体渗透压、毛细血管通透性）改变有密切关系。毛细血管流体静压升高、血浆胶体渗透压下降、毛细血管通透性增高均可促使水肿发生。本实验通过大量快速输入生理盐水、切断双侧迷走神经、输注肾上腺素等方法复制急性实验性肺水肿的动物模型，观察机体的表现。

【实验对象】

家兔

【实验器材】

婴儿秤、气管插管、呼吸描记及静脉输液装置、颈部手术器械、听诊器、天平、滤纸、20%氨基甲酸乙酯、生理盐水、2ml注射器及针头2个、纱布块（小方巾）、肾上腺素生理盐水（肾上腺素1ml＋生理盐水100ml）。

【实验步骤与观察项目】

本实验分两组，即实验组和对照组。实验过程中要对比观察两组动物的表现及结果。

1. 麻醉和固定　取家兔两只，用20%氨基甲酸乙酯，按5ml/kg体重（1g/kg体重）的剂量从兔耳缘静脉缓慢注入，待动物麻醉后，取仰卧位固定于兔手术台上，剪去颈部正中的兔毛。

实验组：切开颈部皮肤，分离气管，插入气管插管，接通记录仪观察呼吸曲线。分离一侧颈外静脉，插入静脉输液装置，输液畅通即关紧止水夹，维持静脉通畅。分离颈部双侧的迷走神经。

对照组：实验步骤与实验组不同之处是不切断迷走神经。

2. 描记一段正常呼吸。两兔分别输入生理盐水（150ml/kg体重）以160～290滴/分速度输入（或快速、全速输入）。输注过程中注意两组排尿等情况，并做好记录。

实验组在输入一半液体后，切断双侧迷走神经。在输液过程中注意两兔的呼吸变化，用听诊器仔细检查肺部有无湿性啰音，观察气管插管有无粉红色泡沫样液体流出。如滴注将完还未见有泡沫出现，可以在输液瓶内加入稀释肾上腺素生理盐水10～20ml，并密切注意观察。

3. 动物死亡后（如没有死亡，则夹住气管窒息处死）。先用粗线结扎气管，以防止水肿液流出。然后进行解剖，观察腹腔，胸腔和心包腔有无积水，小心将心肺提起，切断腔静脉与主动脉，将心肺一起取出。于气管分叉上方一厘米处再结扎一线，自线上切断气管，将心脏与血管分离。用滤纸吸去肺表面水分，称重量，计算肺系数。最后肉眼观察肺大体的改变、肺的大小、硬度、肺表面瘀血及出血斑块，并切开肺，观察切面的改变，注意有无泡沫样液体自侧面流出。

$$肺系数 = \frac{肺重量（g）}{体重（kg）}$$

正常兔肺系数为 4~5。

观察指标：

1. 动物的一般表现；如安静或躁动，呼吸平稳或困难、唇部颜色等。
2. 呼吸曲线变化。
3. 肺部听诊是否有湿性啰音。
4. 气管插管内是否有粉红色泡沫状分泌物流出。
5. 大体解剖观察：看肺是否切面有泡沫状液体流出，表面是否有地图状淤血斑块。
6. 肺系数。

【注意事项】

1. 实验组兔与对照组兔的输液速度及输液量应基本一致。
2. 解剖取出肺时，注意勿损伤肺组织，以防水肿液流出。
3. 结扎气管的长度（与气管分叉的距离）两兔应一致，以免影响肺系数。

【思考题】

1. 实验为什么要设计快速大量地输液？为什么实验组兔需切迷走神经？
2. 输入中毒剂量的肾上腺素为什么会引起肺水肿？
3. 实验中观察到气管插管有粉红色泡沫状液体流出，意义何在？其机制是什么？
4. 根据两组实验结果，联系理论，分析实验性肺水肿发生的机理。

实验四　手术性休克

【实验目的】

1. 复制兔手术性休克模型；
2. 观察手术性休克时动物的表现；
3. 探讨手术性休克的发病机理。

【实验原理】

严重创伤特别是在伴有一定量出血时常可引起休克，称为创伤性休克。如严重的骨折、严重的挤压伤等。机体在遭受严重创伤后，由于交感-肾上腺髓质系统强烈的兴奋，儿茶酚胺大量分泌，可引起急性的微循环障碍，重要器官的血液灌流不足。本实验通过粗暴的手术操作复制创伤性休克的动物模型，观察休克时动物的表现。

【实验对象】

家兔

【实验器材】

血压描记装置、小手术器械一套、5ml 注射器一支、头皮针 1 支、去甲肾上腺素生理盐水、20%氨基甲酸乙酯、粗肝素液、动脉夹 2 个、输液装置一套、生理盐水、纱布块（小方巾）、丝线、粗棉线。

【实验步骤与观察项目】

1. 取家兔一只，用 20%氨基甲酸乙酯，按 5ml/kg 体重（1g/kg 体重）的剂量从兔耳缘静脉缓慢注入，待动物麻醉后，取仰卧位固定于兔手术台上，剪去颈部正中的兔毛，沿颈部中线切开皮肤。①分离一侧颈外静脉，插入静脉套管连接输液瓶，输入生理盐水50ml（约40 滴/分钟）。然后关上止水夹，仅维持静脉通畅。②分离双侧颈总动脉，一侧颈总动脉插入动脉套管，描记血压。另一侧颈总动脉套一细线备用（测颈动脉窦反射）。

2. 腹部剪毛，在剑突下沿腹正中线作一长 10cm 的皮肤切口，用生理盐水纱布盖好。

3. 常规经尿道插入导尿管收集尿液或用膀胱插管方法收集尿液（先排空积尿），记录每分钟尿滴数或每/5 分钟或 10 分钟尿毫升数。

4. 记录一段正常的血压及尿量，包括观察一般情况、皮肤黏膜颜色、呼吸、皮温等。

5. 测定颈动脉窦反射（用动脉夹挟住颈动脉 10 秒钟，观察血压曲线的改变）。

6. 血流速度的测定。用 0.3 毫升（每毫升含 0.1 毫克）去甲肾上腺素快速注入耳缘静脉，自注射开始即用秒表计时至动脉血压开始出现上升为止，记录相隔时间及血压上升的幅度（mmHg 表示）。

7. 剖开腹腔，用手指揉压胃壁及牵拉肠系膜（摸拟手术性创伤），观察动物的全身情况、血压及尿量变化。当继续牵拉肠系膜而血压无明显下降时进行肠系膜动脉放血，注意控制失血量，直至血压下降到 40～50mmHg 时停止放血，将胃肠纳回腹腔，用血管钳夹住腹壁切口，以防止内脏鼓出。

8. 在休克状态下，再测定颈动脉窦反射和血流速度的测定，观察每分钟尿量。

9. 整理实验结果，将休克前后的测定数值作出比较，结合已经学过的理论分析变化的原因，写出实验报告。

附录：家兔膀胱插管方法

在家兔下腹部耻骨上正中切口长约 5 厘米，打开腹腔，找出膀胱。以小园针穿细线在膀胱壁血管较少的区域作一荷包缝合。在荷包内作一小切口，插管后拉紧缝线固定之。将尿液收集到 10ml 的量筒内。

【注意事项】

1. 实验指标多，有一定难度，注意分工协作，局部手术应有专人负责。注意局部手术宜用钝性分离防止过多损伤和出血。

2. 动脉插管内凝血块形成。防止凝血的办法是事先加入一定量的肝素在插管内。注意插管时管口要干净，不能带有灰尘及毛发等，保持血流顺畅的关键是插入动脉内的插管须与血管平行，插管口不要与血管形成角度而被血管壁封死。但尽管如此，凝血也极易发生，在顺利插好动脉插管后，需抓紧时间迅速进行后续步骤的实验。

【思考题】

1. 本实验设计中运用了对照方法吗？如何进行？
2. 本实验中手术性休克的发生机理是什么？
3. 手术性休克实验中所观察的各项指标如何变化？为什么会有这些变化？意义何在？

实验五　氨在肝性脑病发病机制中的作用

【实验目的】

采用肝大部分切除术复制急性肝功能不全模型。了解氨在肝性脑病发生机制中的作用，并探讨其治疗措施。

【实验原理】

血氨增高是引起肝性脑病发生的重要原因。本实验通过切除大部分肝脏的方法，造成肝功能严重受损，复制出急性肝功能不全的动物模型。在此基础上向消化道灌注氯化铵溶液，导致肠道中氨的生成增多并吸收入血，使实验动物血氨迅速增高，出现抽搐、昏迷等类似肝性脑病的症状，从而探讨氨在肝性脑病发生机制中的作用。

【实验对象】

家兔

【实验器材】

兔手术器械一套、导尿管（用以输注葡萄糖混合液入十二指肠）、兔手术台、纱布块（小方巾）、5ml、20ml 注射器各一支、针头三个、粗棉线、2% 普鲁卡因、1% 醋酸溶液、50% 葡萄糖液、2.5% 氯化铵混合液（50% 葡萄糖 100ml 加入氯化铵 2.5 克和碳酸氢钠 1.5 克）。

【实验步骤与观察项目】

1. 取家兔一只，称体重，然后仰卧固定在兔手术台上，腹部正中剪毛，在上腹部正中用 1% 普鲁卡因作浸润性局麻。

2. 十二指肠造瘘　从胸骨剑突下作上腹部正中切口（长约 5～6cm）打开腹腔后，顺着胃幽门找出十二指肠。在表面血管较少的区域作一荷包缝合，用眼科剪切一小口，将导尿管插入肠腔约 5cm，结扎固定。向管内注入 50% 葡萄糖溶液 20ml 后，夹牢管口。

3. 肝大部分切除手术　用手轻轻下压肝脏，剪断肝与横膈间的镰状韧带。将肝脏各叶向上翻，除与胃连接较紧密的肝尾叶外，用粗棉线自根部将其余各部结扎，切除肝脏后，关闭腹腔。

4. 观察家兔一般情况，角膜反射，肌张力及对疼痛刺激反应的情况。

5. 每隔五分钟向十二指肠注入 2.5% 氯化铵混合液 5ml。仔细观察动物变化，有无反应增强，直至出现痉挛为止。做好详细记录，记录自给药到痉挛发作的时间，以及用药总量，并计算出每公斤体重的用药量。

6. 向十二指肠注入 1% 醋酸（<5ml/kg），观察症状有无缓解。

7. 另取家兔一只，称重，局麻下作腹正中切口，打开腹腔，十二指肠造瘘，但不切除肝脏。按同样方法每隔五分钟向十二指肠注入 2.5% ml 氯化铵混合液，直至痉挛发作为止。记录所用氯化铵混合液的量，并计算出每公斤体重的用药量，并与切除肝脏的家兔所用的量进行比较。

表 4 − 5 − 1　实验结果

组别	出现痉挛时间	总给药量	平均给药量/kg
实验组			
对照组			

【注意事项】

1. 手术操作要轻柔，因肝脏脆软，易破裂出血。
2. 氯化铵注射液切勿漏入腹腔，注射量要准确。
3. 动物受刺激有时会挣扎，要与氯化铵引起的痉挛相区别。

【思考题】

1. 本实验中，不切除肝脏的家兔注入氯化铵溶液后，是否也会出现肝性脑病？设置对照组有何意义？

2. 为什么肝大部分切除前要向十二指肠瘘管内注入 50% 葡萄糖溶液？

实验六　家兔实验性气胸对呼吸、循环及酸碱平衡的影响

【实验目的】

了解家兔发生气胸时机体呼吸功能不全的一般表现、发生机制及其后果；了解气胸时循环系统可能发生的变化和特征。

【实验原理】

气胸系指空气进入胸膜腔，可由多种原因引起。如慢性呼吸道疾病时胸膜脏层破裂，肺和支气管内气体进入胸膜腔而引起自发性气胸，或胸部外伤以及临床针刺治疗致空气进入胸膜腔引起的外伤性气胸。气胸时由于胸膜腔内的压力增高，可引起限制性的通气障碍，严重可导致呼吸衰竭。在临床上，不同程度、不同类型的气胸对机体的影响不同，严重的气胸若处理不及时可导致死亡。本实验通过胸膜腔穿刺往胸膜腔内注入空气或损伤胸壁复制不同类型的气胸模型。观察气胸对机体的呼吸功能、血气变化的影响。

【实验对象】

家兔

【实验器材】

20%氨基甲酸乙酯、0.1%肝素生理盐水、生理盐水、蒸馏水、血气分析仪，胸腔穿刺针头、水柱检压计、呼吸描记装置、一般手术器械、水封瓶、1ml注射器4个、2ml和100ml注射器各1个、带有橡皮块的针头4个、系有胶皮指套的粗针头1个、兔手术台、纱布块（小方巾）、棉线。

【实验步骤与观察项目】

1. 动物的麻醉与手术　动物称重后，用20%氨基甲酸乙酯，按5ml/kg体重（1g/kg体重）的剂量由耳缘静脉缓慢注射。注射期间注意观察动物肌张力、呼吸频率和角膜反射的变化，防止麻醉过深。麻醉后动物仰卧固定在家兔手术台上。颈部剪毛，沿甲状软骨下正中切开颈部皮肤，分离气管，插入气管插管，描记一段正常呼吸曲线，观察动物一般状态、唇部颜色及呼吸运动情况。分离左侧颈总动脉，插入颈动脉导管，描记血压，并记录心率。

2. 穿刺胸腔　在右腋中线第6、7肋间处用连接水检压计和三通的针头穿刺胸腔，若针头已进入胸膜腔，可见水检压计U形管液面在负压水平下随呼吸而波动，即可测定正常胸膜腔内压，记录其数值。

3. 测量血气　用2ml注射器抽出动脉插管内的死腔液。然后用填充有肝素生理盐水的1ml注射器取血，迅速套上带橡皮块的针头送血气分析。

4. 模拟闭合性气胸　关闭检压计，用注射器注入空气约50ml到胸膜腔，使胸膜腔内压接近正压水平约10分钟后观察各项指标的变化。取动脉血作血气分析，打开检压计测量胸内压。

5. 模拟张力性气胸　再次关闭检压计，继续注入100ml空气使胸膜腔内压大于正压水平约10分钟后，观察各项指标变化。打开检压计测量胸膜腔内压，取动脉血作血气分析。出现呼吸困难时，立即通过三通管连接水封瓶做闭式引流进行抢救，观察抢救后各项指标的变化。

6. 模拟开放性气胸　拔出穿刺针头从穿刺部位剪开右侧胸廓，观察上述各项指标变化外，并直接观察纵隔的摆动，然后用纱布密盖胸腔的伤口，观察各项指标变化。

7. 观察指标

（1）动物的一般表现：有无呼吸困难、发绀。

（2）肺通气情况：呼吸曲线幅度及频率的改变。

（3）胸膜腔内压的改变。

（4）血气分析（pH，$PaCO_2$，PaO_2，BB，BE，SB 等）。

（5）动脉血压、心率和心输出量的变化。

【注意事项】

1. 胸腔穿刺时，针头应与胸壁垂直，顺肋骨上缘插入，以免损伤肋间动脉。注意不要插得太深或太浅（约 0.5cm）。进针时不可用力过猛，以免穿破胸膜脏层。

2. 注入和抽出空气时应先将通检压计的胶管关闭，以免检压计内的液体溢出而影响实验的进行。

【思考题】

1. 在本实验中，胸膜腔穿刺成功的标记是什么？

2. 动物在气胸时可出现哪些代偿活动？哪种类型气胸的临床后果最严重？为什么？

3. 气胸发生机制是什么？最有效的治疗措施是什么？

4. 根据实验的观察，说明依据什么症状及体征来诊治临床上的气胸？

第五章 病例讨论

病 例 一

患者女性，诊断为结核性腹膜炎和肠梗阻。手术后禁食，并连续胃肠减压7天，共抽出液体2200ml。平均每天静脉补液（5%葡萄糖溶液）2500ml，尿量2000ml。手术后2周，病人精神不振，全身乏力，面无表情，嗜睡，食欲减低，腱反射迟钝。血K^+ 2.4mmol/L，血Na^+ 140mmol/L，血Cl^- 103mmol/L。ECG显示：Ⅱ、aVF、V1、V5导联ST段下降，aVF导联T波双相，Vs有U波。立即每日将KCl加入5%葡萄糖溶液中滴注，四天后血K^+升至4.6mmol/L，一般情况显著好转，能坐起，面带笑容，食欲增强，腱反射恢复，ECG恢复正常。

讨论题：

1. 患者引起低血钾的原因可能有哪些？
2. 哪些症状、体征和实验室检查与低血钾有关？简述其发生机理。
3. 患者补钾4天后病情才好转，这是为什么？

病 例 二

女性患者，38岁，因感虚弱乏力2天入院，偶有直立性眩晕。查体：T36.7℃，血压从入院110/60mmHg很快降至80/50mmHg，心率100次/分，皮肤弹性差，黏膜干燥，尿量120ml/24h。化验：钠离子浓度140mmol/L，尿比重1.038。既往史：长期服用泻药。

讨论题：

1. 患者发生了何种水、电解质代谢紊乱？
2. 解释患者临床表现的病理生理学基础。

病 例 三

患者，男性，12岁，因发热、咳嗽、呼吸急促留发热门诊观察。
体格检查：呼吸28次/分，血压110/75mmHg，肺部闻及湿性啰音。
实验室检查：血气分析：pH7.51，$PaCO_2$30mmHg，$PaO_2$68mmHg，BE－1.2mmol/L，HCO_3^- 23.3mmol/L，血K^+4.5mmol/L，血Na^+134mmol/L，血Cl^-106mmol/L。

讨论题：

1. 该患者发生了何种酸碱平衡紊乱？原因和机制是什么？

2. 如何分析各血气指标的变化?

病 例 四

患者,男性,因当日清晨4时在蔬菜温室内为火炉添煤时,昏倒在温室台阶上,4小时后发现,急诊入院。患者既往健康。体检:体温 37.5℃,呼吸 24 次/分,脉搏 110 次/分,血压 100/70mmHg。神志不清,口唇呈樱桃红色,其他无异常。实验室检查:$PaO_2$95mmHg,HbCO30%,血浆 HCO_3^- 13.5mmol/L。入院后立即吸氧,不久渐醒,给予纠酸补液等处理后,病情迅速好转。

讨论题:

1. 引起该患者昏倒的原因和机制。
2. 该患者属于何种类型缺氧?
3. 该患者为何会有血浆 HCO_3^- 降低?为什么会出现呼吸和心率加快?

病 例 五

患者,男性,17 岁,学生。近两天发热,头痛,全身肌肉酸痛,食欲减退来院就诊。门诊以"发热待查"收入院。

体格检查:体温 39.4℃,脉搏 100 次/分,呼吸 20 次/分,血压 100/70mmHg,咽部充血,两肺呼吸音稍粗糙,但未闻啰音,心律齐,腹软,肝脾未触及。

实验室检查:WBC19.3×10^9/L,中性粒细胞 83%。大便黄色糊状,未发现蛔虫卵,尿量减少,其他正常。胸透无异常发现。

入院后给予抗生素治疗,在输液过程中出现畏寒、发抖、烦躁不安,测体温 41.9℃,心率 120 次/分,呼吸 20 次/分,浅快。立即停止输液,肌注异丙嗪,并用乙醇擦浴,头部置冰袋。次日,体温渐降,患者精神萎靡,出汗较多,继续输液及抗感染治疗。3 天后体温降至 37℃,除感乏力外,无自觉不适。住院 6 天后痊愈出院。

讨论题:

1. 入院时的发热是怎样引起的?
2. 输液过程中出畏寒、发抖、体温升高(41.9℃)等属于何种反应?为什么?
3. 该患者的一系列临床表现,如头疼,烦躁不安,食欲减退,出汗较多,脉搏、呼吸、心率等改变是否与发热有关?
4. 为什么对患者采用乙醇擦浴,头部置冰袋?

病 例 六

患者,男性,32 岁,厨师,因接触高温油引发烧伤急诊入院。

体格检查:意识不清,体温 36.3℃,脉搏 143 次/分钟,呼吸 36 次/分钟,血压82/

68mmHg。口唇发绀，四肢冰冷。全身烧伤面积达70%，多数为Ⅱ度烧伤。

诊断：①特重度烧伤面积55%，其中浅Ⅱ度18%，深Ⅱ度20%，Ⅲ度烧伤17%；②休克。经过清创、补液等急诊处理后，转入烧伤科。4小时后患者意识清楚，生命体征平稳，2天后患者出现水样腹泻，并柏油样便3次，伴有腹胀。查血常规：RBC2.81×10^{12}/L，Hb7lg/L。大便潜血试验（OB）：（++++）。电子内镜检查：在胃底前后壁、十二指肠球部有多发性溃疡出血灶，呈斑点状，大小不等，表面有活动性出血。即刻给予止血、输血等治疗。4天后患者面色转红润，创面较干燥。查血常规：红细胞、红细胞比容、血红蛋白均接近正常。大便OB（+）。伤后7天腹胀消失。患者否认有任何胃部疾病的病史。

讨论题：

3. 患者属于何种应激状态？

4. 患者为何发生胃、十二指肠溃疡？

病 例 七

患者，女性，因妊娠39$^+$周，伴下腹痛待产3小时入院。于妊娠8个月做产前检查时，诊断"轻度妊娠高血压综合征"。

体格检查：体温36.8℃，呼吸20次/分，脉搏88次/分，血压150/100mmHg，皮肤无出血点，心肺无异常。

分娩经过：进入第二产程不久，孕妇在用力分娩时有气促，随后不久分娩出一个正常男婴，并觉气促加重。呼吸28次/分，心悸明显，心率130次/分，产道发生大出血，约1200ml以上，且流出血不凝固。血压下降至90/60mmHg。

实验室检查：红细胞（RBC）1.50×10^{12}/L，血红蛋白（Hb）50g/L，白细胞（WBC）11.0×10^9/L，血小板45×10^9/L。尿蛋白（+++）、RBC（+）、WBC（+）、颗粒管型（+）。凝血酶原时间（PT）25s（正常对照14s），凝血酶时间（TT）21s（正常对照约12s），纤维蛋白原定量0.98g/L。血浆鱼精蛋白副凝试验（3P实验）阳性（+++）、外周血红细胞碎片>6%，D—二聚体试验（乳胶法）阳性（++）。产后观察见注射部位有血肿、瘀斑。抽血检验及病理活体检查报告血中有羊水成分及胎盘组织细胞。

讨论题

1. 该患者发生DIC的原因是什么？

2. 促使该患者发生DIC的因素有哪些？

3. 哪些是DIC的临床表现？

4. 为什么说该患者发生了DIC？

病 例 八

患者，男性，68岁，农民。因咳嗽、气促、发热5天，全身散在出血点1天，于2006年12月18日入院。

患者 5 天前因受凉而出现咳嗽、流涕、发热 38.5~39.5℃，自服"感冒冲剂"未见好转。1 天前病情加重，咳黄色脓痰，呼吸急促，口唇发绀，四肢湿冷，双下肢出现散在出血点，入院就诊，门诊以"肺炎"收入院。患者曾患"慢性支气管炎"十余年。

体格检查：体温 36.5℃，脉搏 102 次/分，呼吸 33 次/分，血压 70/50mmHg。急性重病容，神志欠清楚，嗜睡。全身有散在出血点及瘀斑。呼吸急促，口唇发绀，双肺呼吸音粗糙，两侧中下肺可闻及湿性啰音。脉搏细速，心律齐，未闻及病理性杂音。腹软，肝脾未触及肿大，双肾区无叩痛，尿量减少。

实验室检查：血常规：WBC：16×10^9/L，N：92%，L：8%，Hb：114g/L，RBC：4.32×10^{12}/L，PLT：40×10^9/L。痰培养、血培养提示革兰氏阴性（G^-）杆菌感染。APTT64.1s（对照 16.5s），Fg1.6g/L（正常 1.8~4.5g/L），D-二聚体大于 1.0mg/L（对照小于 0.5mg/L），3P 试验（++）。

患者入院后，给予抗生素控制感染，低分子右旋糖苷及葡萄糖盐水扩充血容量，甘露醇 250ml 静脉加压滴注，纠正酸中毒，应用血管活性药物（654-2），复方丹参 40ml 加入5% 葡萄糖 500ml 静脉滴注，肝素静脉注射等治疗，经治疗后，患者血压逐渐恢复正常，面色转红润，尿量增多，未见新的出血点，双肺啰音逐渐减少，全身出血点逐渐消退。15天后病愈出院。

讨论题：

1. 本病例出现哪些主要的病理过程？诊断依据是什么？
2. 讨论本病例主要病理过程的发病机制。
3. 联系发病机制讨论本病的治疗原则。

病 例 九

患者，男性，49 岁。因胸痛约 1 小时入院。经心电图诊断为急性心肌梗死（前间壁）。体格检查：血压 100/75mmHg，心率 37 次/分，律齐，意识淡漠。既往有高血压病史 10 年。给予吸氧、心电监护，同时急查心肌酶、凝血因子、电解质、血常规等。入院后约 1 小时给予尿激酶 150 万单位静脉溶栓（30 分钟滴完）。用药完毕患者胸痛即消失，但约 10 分钟时心电监护显示，出现室性早搏、室上性心动过速及室颤，血压 90/65mmHg。立即给予除颤，同时给予利多卡因、小剂量异丙肾上腺素，监护显示渐为窦性心律、血压达正常范围。复查心电图为广泛前壁心肌梗死。

讨论题：

为什么患者在溶栓治疗胸痛症状消失后又出现严重的心律失常、血压下降？

病 例 十

患者，女性，53 岁，因心慌、气短 16 年，加重 10 天入院。

患者于 16 年前常于劳累后咳嗽、心慌、气喘，但休息后可缓解。6 年前开始一般体力劳动后即出现心慌、气短，双下肢有时出现轻度水肿，咳白色泡沫痰。经治疗后症状好转，但常于劳动后反复发作。10 天前因劳累受凉后出现发热、咳嗽，咳黄色痰，伴咽痛、腹泻、心悸、呼吸困难逐渐加重，出现胸闷、右上腹饱胀，不能平卧，双下肢明显水肿。上述症状日渐加重，高热持续不退，食欲差，尿量明显减少。患者 20 年前曾患风湿性心脏病，无肾炎、肝炎、结核等病史。

体格检查：体温 39℃，脉搏 116 次/分，呼吸 28 次/分，血压 100/70mmHg。发育正常，营养欠佳，声音嘶哑，呼吸急促，端坐位，口唇发绀，咽部红肿，扁桃体 I^0 肿大，颈静脉怒张，四肢末端轻度发绀，两肺可闻及弥漫性湿啰音，心尖搏动在左第五肋间锁骨中线外 1.5cm，心界向左下扩大，心率 120 次/分，节律不齐，心音强弱不等，心尖部可闻及明显收缩期吹风样杂音及舒张期隆隆样杂音。肝在肋下 3.2cm，剑突下 4.5cm，质地中等，触痛明显。肝颈静脉回流征阳性，脾在肋下 2.5cm，腹部移动性浊音阳性，双下肢凹陷性水肿（+++）。

实验室检查：红细胞 4.0×10^{12}/L，白细胞 16×10^9/L，中性粒细胞 85%、嗜酸性粒细胞 2%、淋巴细胞 13%，血红蛋白 110g/L，血沉 26mm/h，抗链球菌溶血素"O"（ASO）滴度 >500 单位。pH7.30，$PaO_2$81mmHg，$PaCO_2$46mmHg，HCO_3^- 16mmol/L，尿蛋白（+），尿比重 1.025，血钾 6.6mmol/L。心电图显示异位节律，T 波高尖。ST 段下移，左右心室肥厚，X 线显示两肺纹理增粗，可见模糊不清的片状阴影，心脏向两侧扩大，肺动脉段突出。

入院后强心、利尿、抗感染等综合治疗，症状稍有改善。但次日晚 10 时，患者病情突然加重，胸痛，呼吸极度困难，咳出大量粉红色泡沫样痰，两肺中下部有密集的中小水泡音，全肺可闻哮鸣音，心律呈奔马律。体温 38℃，血压 46/14mmHg。立即进行抢救，6 小时后，患者皮下注射部位出片状紫斑与点状出血，恶心，呕吐、吐出多量咖啡样液体，抢救无效死亡。

讨论题：

1. 该患者发生心力衰竭的原因是什么？其诱因有哪些？
2. 该患者是何种类型的心力衰竭？哪些是心力衰竭的代偿反应？
3. 该患者发生心力衰竭的主要机制有哪些？
4. 在本病例中哪些是心力衰竭的临床表现？
5. 如何解释患者下列表现：患者不能平卧，双下肢水肿，发绀，颈静脉怒张，肝、脾肿大，咳粉红色泡沫样痰等。

病 例 十 一

患者，男性，23 岁，在一次飞机着陆事故中骨盆、胫骨等多处严重骨折，烧伤及烟雾吸入呼吸道所致损伤。事故前身体健康。进入急诊室时血压为 80/50mmHg，立刻输液及气管插管。插管时没发现有气胸症状。肺部可听到很少量的细微啰音，胸部 X 光片无明显异常。由于脾破裂进行了脾切除，对他的烧伤及其他损伤也作了对症处理。然后被送往特护病房，并给于 40% 的氧气吸入，此时患者呼吸频率：12 次/分，潮气量：900ml。

血气分析结果为：PH7.47，$PaO_2$0.87kPa（65mmHg），$PaCO_2$0.44kPa（33mmHg）。

入院24小时后，患者呼吸变得急促，30次/分，每分钟肺通气量为20L，出现发绀，肺部可听到大量的啰音，胸部X光片显示弥散性雾状浸润。血气分析PaO_2为0.47kPa（35mmHg）。组织学检查发现肺泡内充满渗出物，含有透明膜，巨噬细胞及其他炎症细胞。肺泡膜间质变厚，水肿，肺泡损伤广泛存在。

讨论题：

1. 患者入院24小时后的症状为何种疾病，其特点是什么？
2. 患者入院24小时后PaO_2下降的病理生理机制是什么？
3. 如何纠正该患者的缺氧问题？

病 例 十 二

患者，男性，48岁，4个月来自觉全身乏力，食欲不振，腹胀，恶心、呕吐，常有鼻出血。近半月来腹胀加剧而入院。既往有慢性活动性肝炎史。体检：营养差，面色萎黄，巩膜轻度黄染，面部及上胸部可见蜘蛛痣，腹部胀满，有明显移动性浊音，下肢轻度凹陷性水肿。实验检查：HBsAg（＋），红细胞3×10^{12}/L（300万/mm^3），血红蛋白100g/L（10g/dl），血小板61×10^9/L（6.1万/mm^3），血清胆红素51μmol/L（3mg/dl），血钾3.2mmol/L，血浆白蛋白25g/L（2.5g/dl），球蛋白40g/L（4.0g/dl）。入院后给予腹腔放液1500ml及大量利尿剂呋塞米等治疗，次日患者陷入昏迷状态，经应用谷氨酸钾治疗，神志一度清醒。以后突然大量呕血，输入库存血2000ml，抢救无效死亡。

讨论题：

1. 该患者有何种疾病？依据为何？
2. 分析本例的水、电解质平衡紊乱的类型。
3. 分析本病例死亡原因及引起昏迷的诱发因素。

病 例 十 三

患者，男性，69岁，因浮肿1个月、无尿3天入院。入院前1个月因上呼吸道感染多次肌内注射庆大霉素、复方新诺明，之后出现浮肿，尿量进行性减少。既往无高血压、糖尿病病史。查体：血压160/95mmHg，心率80次/分，眼睑浮肿，双下肢可见凹陷性水肿。化验指标：血肌酐809μmol/L，血尿素氮16.2mmol/L，血尿酸543μmol/L，尿比重1.013，尿钠64mmol/L。肾活检：肾小球无明显病变，肾小管上皮细胞弥漫性变性、崩解、萎缩，肾间质弥漫性水肿。

讨论题：

患者发生急性肾功能不全的病因是什么？解释患者临床表现的病理生理学基础。

第六章　常用实验动物疾病模型

第一节　概念及意义

一、概念

　　人类疾病的动物模型是指各种医学科学研究中建立的具有人类疾病模拟表现的动物。包括整体动物模型、离体器官或组织动物模型及细胞株动物模型。

　　动物疾病模型主要用于实验生理学、实验病理学和实验治疗学（包括新药筛选）研究。人类疾病的发展十分复杂，以人本身作为实验对象来深入探讨疾病发生机制，推动医药学的发展来之缓慢，临床积累的经验不仅在时间和空间上都存在局限性，而且许多实验在道义上和方法上也受到限制。而借助于动物模型的间接研究，可以有意识地改变那些在自然条件下不可能或不易排除的因素，以便更准确地观察模型的实验结果并与人类疾病进行比较研究，有助于更方便，更有效地认识人类疾病的发生发展规律，研究防治措施。

二、动物模型在生物医学中的意义

　　1. 可复制　临床上一些常见的疾病，如放射病、毒气中毒、烈性传染病、外伤、肿瘤等；还有一些如遗传性、免疫性、代谢性和内分泌、血液等疾病，发生发展缓慢、潜伏期长，病程也长，可能几年或几十年，在人体很难进行3世代以上的连续观察。人们可有意选用动物种群中发病率高的动物，通过不同手段复制出各种模型，在人为设计的实验条件下反复观察和研究，甚至可进行几十世代的观察，同时也避免了人体实验造成的伤害。

　　2. 可按需要取样　动物模型作为人类疾病的"复制品"，可按研究者的需要随时采集各种样品或分批处死动物收集标本，以了解疾病全过程，这是临床难以办到的。

　　3. 可比性　一般疾病多为零散发生，在同一时期内很难获得一定数量的定性材料，而模型动物不仅在群体数量上容易得到满足，而且可以在方法学上严格控制实验条件，在对饲养条件及遗传、微生物、营养等因素严格控制的情况下，通过物理、化学或生物因素的作用，限制实验的可变因子，并排除研究过程中其他因素的影响，取得条件一致的、数量较大的模型材料，从而提高实验结果的可比性和重复性，使所得到的成果更准确更深入。

　　4. 有助于全面认识疾病的本质　在临床上研究疾病的本质难免带有一定局限性。许多病原体除人以外也能引起多种动物的感染，其症状体征表现可能不完全相同。但是通过对人畜共患病的比较，则可以充分认识同一病原体给不同机体带来的各种危害，使研究工作上升到立体的水平来揭示某种疾病的本质。

　　因此，一个好的疾病模型应具有以下特点：①再现性好，应再现所要研究的人类疾病，动物疾病表现应与人类疾病相似。②动物背景资料完整，生命周期满足实验需要。③

复制率高。④专一性好，即一种方法只能复制出一种模型。应该指出，任何一种动物模型都不能全部复制出人类疾病的所有表现，动物毕竟不是人体，模型实验只是一种间接性研究，只可能在一个局部或一个方面与人类疾病相似。所以，模型实验结论的正确性是相对的，最终还必须在人体上得到验证。复制过程中一旦发现与人类疾病不同的现象，必须分析差异的性质和程度，找出异同点，以正确评估。

三、人类疾病动物模型的分类

1. 自发性动物模型是取自动物自然发生的疾病，或由于基因突变的异常表现通过定向培育而保留下来的疾病模型。如大鼠的结肠腺癌、肝细胞癌模型，家犬的基底细胞癌、间质细胞癌模型等十余种。突变系的遗传性疾病很多，可分为代谢性疾病、分子性疾病、特种蛋白合成异常性疾病等。这类疾病的发生在一定程度上减少了人为因素，更接近于人类疾病，因此近年来十分重视对自发性动物疾病模型的开发。

2. 诱发性动物模型诱发性动物模型是通过物理、生物、化学等致病因素的作用，人为诱发出的具有类似人类疾病特征的动物模型。诱发性动物模型制作方法简便，实验条件容易控制，重复性好，在短时间内可诱导出大量疾病模型，广泛用于药物筛选、毒理、传染病、肿瘤、病理机制的研究。但诱发性动物模型是通过人为限定方式而产生的，多数情况下与临床所见自然发生的疾病有一定差异，况且许多人类疾病目前还不能用人工诱发的方法复制，因而又有一定的局限性。

第二节　动物模型的设计原则和注意事项

一、设计原则

生物医学科研专业设计中常要考虑如何建立动物模型的问题，因为很多阐明疾病及疗效机制的实验不可能或不应该在病人身上进行。常要依赖于复制动物模型，但一定要进行周密设计，设计时要遵循下列一些原则。

1. 相似性　在动物身上复制人类疾病模型，目的在于从中找出可以推广（外推）应用于病人的有关规律。外推法要冒风险，因为动物与人到底不是一种生物。例如在动物身上无效的药物不等于临床无效，反之亦然。因此，设计动物疾病模型的一个重要原则是，所复制的模型应尽可能近似于人类疾病。能够找到与人类疾病相同的动物自发性疾病当然最好。例如日本人找到的大白鼠原发性高血压就是研究人类原发性高血压的理想模型，老母猪自发性冠状动脉粥样硬化是研究人类冠心病的理想模型；自发性狗类风湿性关节炎与人类幼年型类风湿性关节炎十分相似，也是一种理想模型。

与人类完全相同的动物自发性疾病模型毕竟不可多得，往往需要人工加以复制。为了尽量做到与人类疾病相似，首先要注意动物的选择。例如，小鸡最适宜做高脂血症的模型，因为它的血浆甘油三酯、胆固醇以及游离脂肪酸水平与人十分相似，低密度和极低密度脂蛋白的脂质构成也与人相似。其次，为了尽可能做到模型与人类相似，还要在实践中对方法不断加以改进。例如结扎兔阑尾血管，固然可能使阑尾坏死穿孔并导致腹膜炎，但这与人类急性梗阻性阑尾炎合并穿孔和腹膜炎不一样。如果给兔结扎阑尾基部而保留原来的血液供应，由此而引起的阑尾穿孔及腹膜炎就与人的情况相似，因而是一种比较理想的方法。

如果动物模型与临床情况不相似，在动物身上有效的治疗方案就不一定能用于临床，反之亦然。例如，动物内毒性休克，单纯给动物静脉输入细菌及其毒素所致的休克与临床感染性（脓毒性）休克就不完全一样，因此对动物内毒素性休克有效的疗法长期以来不能被临床医生所采用。现在有人改向结扎胆囊动脉和胆管的动物胆囊中注入细菌，复制人类感染性休克的模型，认为这样动物既有感染又有内毒素中毒，就与临床感染性休克相似。

为了判定所复制的模型是否与人相似，需要进行一系列的检查。例如有人检查了动物的脉率、静脉压、呼吸频率、动脉血 pH、动脉血氧分压和二氧化碳分压、静脉血乳酸盐浓度以及血容量等指标，发现一次定量放血法造成的休克模型与临床出血性休克十分相似，因此，认为此法复制的模型是一种较理想的模型。同理，按中医理论用大黄喂小鼠使其出现类似人的"脾虚症"，如果又按中医理论用四君子汤把它治好，那么就有理由把它看成人类"脾虚症"的动物模型。

2. 重复性　理想的动物模型应该是可重复的，甚至是可以标准化的。例如用一次定量放血法可百分之百造成出血性休克，百分之百死亡，这就符合可重复性和达到了标准化要求。又如用狗做心肌梗死模型照理很合适，因为它的冠状动脉循环与人相似，而且在实验动物中它最适宜做暴露心脏的剖胸手术，但狗结扎冠状动脉的后果差异太大，不同狗同一动脉同一部位的结扎，其后果很不一致，无法预测，无法标准化。相反，大白鼠、小白鼠、地鼠和豚鼠结扎冠脉的后果就比较稳定一致，可以预测，因而可以标准化。

为了增强动物模型复制时的重复性，必须在动物品种、品系、年龄、性别、体重、健康情况、饲养管理；实验及环境条件，季节、昼夜节律、应激、室温、湿度、气压、消毒灭菌；实验方法步骤；药品生产厂家、批号、纯度规格、给药剂型、剂量、途径、方法；麻醉、镇静、镇痛等用药情况；仪器型号、灵敏度、精确度；实验者操作技术熟练程度等等方面保持一致，因为一致性是重复性的可靠保证。

3. 可靠性　复制的动物模型来应该力求可靠地反映人类疾病，即可特异地、可靠地反映某种疾病或某种机能、代谢、结构的变化，应具备该种疾病的主要症状和体征，经化验或 X 光照片、心电图、病理切片等证实。若易自发地出现某些相应病变的动物，就不应加以选用，易产生与复制疾病相混淆的疾病者也不宜选用。例如铅中毒可用大白鼠做模型，但有缺点，因为它本身容易患动物地方性肺炎及进行性肾病，后者容易与铅中毒所致的肾病相混淆，不易确定该肾病是铅中毒所致还是它本身的疾病所致。用蒙古沙土鼠就比较容易确定，因为一般只有铅中毒才会使它出现相应的肾病变。

4. 适用性和可控性　供医学实验研究用的动物模型，在复制时应尽量考虑到今后临床应用和便于控制其疾病的发展，以利于研究的开展。如雌激素能终止大鼠和小鼠的早期妊娠，但不能终止人的妊娠。因此，选用雌激素复制大鼠和小鼠终止早期妊娠的模型是不适用的，因为在大鼠和小鼠筛选带有雌激素活性的药物时，常常会发现这些药物能终止妊娠，似乎可能是有效的避孕药，但一旦用于人则并不成功。所以，如果知道一个化合物具有雌激素活，用这个化合物在大鼠或小鼠观察终止妊娠的作用是没有意义的。又如选用大白鼠或小白鼠作实验性腹膜炎就不适用，因为它们对革兰阴性细菌具有较高的抵抗力，很不容易造成腹膜炎。有的动物对某致病因子特别敏感，极易死亡，也不适用。如狗腹腔注射粪便滤液引起腹膜炎很快死亡（80％24小时内死亡），来不及做实验治疗观察，而且粪便剂量及细菌菌株不好控制，因此不能准确重复实验结果。

5. 易行性和经济性　在复制动物模型时，所采用的方法应尽量做到容易执行和合乎经济原则。灵长类动物与人最近似，复制的疾病模型相似性好，但稀少昂贵，即使猕猴也不可多得，更不用说猩猩、长臂猿。幸好很多小动物如大白鼠、小白鼠、地鼠、豚鼠等也可以复制出十分近似的人类疾病模型。它们容易做到遗传背景明确，体内微生物可加控制、模型性显著且稳定，年龄、性别、体重等可任意选择，而且价廉易得、便于饲养管理，因此可尽量采用。除非不得已或一些特殊疾病（如痢疾、脊髓灰白质炎等）研究需要外，尽量不用灵长类动物。除了在动物选择上要考虑易行性和经济性原则外，而且在模型复制的方法上、指标的观察上也都要注意这一原则。

二、注意事项

设计动物模型时除了要了解掌握上述一些原则外，还要注意下列一些问题：

1. 注意模型要尽可能再现所要求的人类疾病

复制模型时必须强调从研究目的出发，熟悉诱发条件、宿主特征、疾病表现和发病机理，即充分了解所需动物模型的全部信息，分析是否能得到预期的结果。例如诱发动脉粥样硬化时，草食类动物兔需要的胆固醇剂量比人高得多，而且病变部位并不出现在主动脉弓。病理表现为纤维组织和平滑肌增生为主，可有大量泡沫样细胞形成斑块，这与人类的情况差距较大。因此，要求研究者懂得各种动物所需的诱发剂量、宿主年龄、性别和遗传性状等对实验的影响，以及动物疾病在组织学、生化学、病理学等方面与人类疾病之间的差异。要避免选用与人类对应器官相似性很小的动物疾病作为模型材料。为了增加所复制动物疾病模型与人类疾病的相似性，应尽量选用各种敏感动物与人类疾病相应的动物模型，可参考相关文章《各种敏感动物与人类相似的疾病模型》。

2. 注意所选用动物的实用价值

模型应适用于多数研究者使用，容易复制，实验中便于操作和采集各种标本。同时应该首选一般饲养员较熟悉而便于饲养的动物作研究对象。这样，就无需特殊的饲养设施和转运条件，经济上和技术上容易得到保证。

此外，动物来源必须充足，选用多胎分娩的动物对扩大样本和重复实验是有益的。尤其对慢性疾病模型来说，动物须有一定的生存期，便于长期观察使用，以免模型完成时动物已濒于死亡或毙于并发症。

野生动物在自然环境中观察有助于正确评价自然发病率和死亡率，但记录困难，在实验条件下维持有一定难度，且对人和家畜有直接和间接的威胁，使用时要特别加以注意。因此，复制模型时必须注意动物种群的选择，要了解各类动物种群的特点和对复制动物的影响。

用于生物医学研究的动物种群，可按其遗传成分和其环境被研究人员控制的程度，分为三种基本类型：(1)实验室类型：它们可提供最大程度的遗传和环境操作；(2)家养类型：不论是乡村或城市饲养的，人类对其干扰的程度不同，且动物环境与人类环境可为能极为接近；(3)自然生态类型：几乎没有人为的干扰。

3. 注意环境因素对模型动物的影响

复制模型的成败往往与环境的改变有密切关系。拥挤、饮食改变、过度光照、噪音、屏障系统的破坏等，任何一项被忽视都可能给模型动物带来严重影响。除此以外，复制过程中固定、出血、麻醉、手术、药物和并发症等处理不当，同样会产生难以估量的恶果。因此，要求尽可能使模型动物处于最小的变动和最少的干扰之中。

4. 不能盲目地使用近交系动物，不然会导致不能控制的因素进入实验

例如自发性糖尿病大鼠除具有糖尿病临床特征外，还发现多种病理变化（外周神经系统严重病变、睾丸萎缩、甲状腺炎、胃溃疡、恶性淋巴瘤等）。因此，要有目的地选择。半个世纪以来，近交系的开发不断提供着新的动物模型材料，大白鼠、小白鼠疾病作为模型在医学使用量已高达70%～90%。利用近交系作动物模型时还必须认识到：（1）动物形成亚系后不应该再视为同一品系。要充分了解新品系的特征和背景材料。（2）即使作为已形成模型的品系，由于不适当的育种方法和环境改变，还可发生新的基因突变和遗传漂变；即存在着变种甚至断种的危险。（3）国外经常选用二种近交系的杂交一代（F1）作为模型。其个体之间均一性好，对实验的耐受性强，又多少克服了近交系的缺点。但盲目引进F1代动物对复制所要求的模型是缺乏意义的。

5. 动物进化的高级程度并不意味着所有器官和功能接近于人的程度

复制动物模型时，在条件允许的情况下，应尽量考虑选用与人相似、进化程度高的动物作模型。但不能因此就认为进化程度越高等的动物其所有器官和功能越接近于人。例如，非人灵长类诱发动脉粥样硬化时，病变部位经常在小动脉、即使出现在大动脉也与人类分布不同。有报告用鸽作这类模型时，胸主动脉出现的黄斑面积可达10%，镜下变化与人也比较相似，因此也广泛被研究者使用。

6. 正确地评估动物疾病模型

应该懂得没有一种动物模型能完全复制出人类疾病的真实情况，动物毕竟不是人体的缩影。模型实验只是一种间接性研究，只可能在一个局部或几个方面与人类疾病相似。因此，模型实验结论的正确性只是相对的，最终必须在人体身上得到验证。复制过程中一旦出现与人类疾病不同的情况，必须分析其分歧范围和程度，找到相平行的共同点，正确评估哪些是有价值的。

第三节　自发性人类疾病动物模型

一、免疫缺陷动物疾病模型

1. B淋巴细胞缺陷疾病模型　临床表现为免疫球蛋白缺失，细胞免疫正常。如CBA/N小鼠，起源于CBA/H品系，为X-染色体隐性遗传，其基因符号为xid。纯和型雌鼠（xid/xid）和杂合型雄鼠（xid/y）对Ⅱ型抗原（非胸腺依赖性抗原）以及双链DNA等没有反应。对胸腺依赖性抗原缺乏抗体反应，IgG、IgM低下。如果移植正常鼠的骨髓到xid宿主，B细胞缺失可得到恢复。而将xid鼠的骨髓移植到受射线照射的同系正常宿主，其

仍然表现为不正常的表型。

2. T淋巴细胞缺陷动物疾病模型 胸腺分泌淋巴细胞缺陷导致细胞免疫功能丧失，临床表现为毛发缺乏和胸腺发育不全。1966年在苏格兰的一群小鼠中发现了一种突变种——自发无毛小鼠，该鼠生长不良，繁殖力低下，易发生严重感染，到1968年对无毛小鼠进行纵膈连续切片，显示出胸腺缺失，遗传检查为常染色体隐性遗传，这种动物能接受同种或异种组织移植。现在有多种遗传性无胸腺动物，如裸小鼠、裸大鼠、裸豚鼠和遗传性无脾症小鼠动物模型。

3. T、B淋巴细胞联合免疫缺陷动物疾病模型 这是最严重的免疫缺陷疾病，动物临床表现为低γ球蛋白血症、低淋巴细胞血症。由于B淋巴细胞缺乏，在淋巴结内生发中心消失；T淋巴细胞缺乏，在脾动脉周围细胞鞘和淋巴结副皮质区缩小、淋巴细胞减少。SCID（severe combined immuno - deficiency）小鼠由美国Bosma M. J于1980年首次发现，1988年由Jackson实验室引入我国。遗传检查为第16号染色体上隐性突变基因，为C、B17/Icrj同源近交系。

二、遗传性高血压大鼠疾病模型

自发性高血压（SHR）是1963年在日本由冈本和Aoki从Wistar大鼠中筛选培育而成，血压呈持续升高，雄性SHR还伴有广泛结节性动脉周围炎，被用作结节性动脉周围炎动物模型。用遗传育种法已纯化了八个品系遗传性高血压大鼠，即遗传性高血压品系（SHRSP）、盐敏感品系（DS）、自发性高血压品系（SHR）、中风型高血压品系（SHR-SP）、Milan高血压品系（MNS）、Munster品系（SHM）、Sabra高血压品系（SBH）和Lyon高血压品系（LH），病理生理及组织病理学变化与人类高血压疾病有相似之处。

三、自发肿瘤疾病动物模型

几乎所有人类肿瘤疾病在实验动物中都可以有相似的肿瘤疾病，肿瘤在不同种系动物中发病率有差异，利用高发病率品系动物来研究自发性肿瘤疾病，更接近人群发病情况。小鼠乳腺癌在C3H、A/He、DBA/1、DBA/2发病率较高，在C3H雌性动物年龄超过9个月后，乳腺肿瘤发病率可高达100%；肺肿瘤多在A/He、A/JAX，皮肤肿瘤在C57L/He、BR/cd，肝脏肿瘤在C3H、C3Hf、C3He、C57，淋巴网状系统肿瘤在C58、C57L，血管内皮瘤在HK、BALB/c等发病率较高，在实际工作中应进行针对性选择。

第四节　诱发性动物模型的复制方法

诱发性动物模型的复制不外乎是以生物的、物理的及化学的因素作用于动物，使动物产生类似于人类疾病的机能代谢及形态改变。

物理因素包括机械力、温度和压力的改变、放射线、噪音等。复制模型时要注意选择适宜的刺激强度、时间和频率。例如要观察Ⅰ度烧伤，若作用时间过长，温度过高，则会出现深度烧伤，达不到观察Ⅰ度烧伤所引起的病理生理改变的目的，模型将失去价值。

生物因素，如病毒、细菌、真菌、寄生虫、生物制品、细胞、毒素等各种致病原，通过注射或接种使动物产生相应疾病。用该方法进行复制时首先要注意易感动物与人临床症状的异同处，选用易感动物。如轮状病毒可引起婴儿急性坏死性肠炎，而犬感染该病毒后仅出现亚临床症状。人畜共患病动物模型是研究人类疾病的极好材料，现有150多种人畜共患病资料，为流行病学、病理学和临床症状学的研究提供了依据。

化学因素的作用有两方面，一是通过化学物质的烧伤、腐蚀，二是通过化学物质参与代谢实现的。在复制过程中要注意不同品种、不同年龄、体重的动物存在着剂量、耐药性和副作用的差异。如用四氯化碳复制肝脂肪变性动物模型，量过大会引起肝坏死，乃至出现急性中毒而死亡。因此，在试验前要摸出稳定的实验条件。

一、心血管系统疾病动物模型

（一）心肌缺血的动物模型

急性心肌缺血动物模型的制备方法很多，可概括分为两类，一是开胸法诸如冠脉结扎法、冠脉夹闭法、微量直流电刺激法、化学灼烧法及冠脉局部滴敷药物法。二是闭胸法，通过注射或接种使动物产生相应疾病，包括异物法如微珠堵塞法和球囊堵塞法及冠脉内注射药物诱发冠脉痉挛法。开胸法直观省时，易掌握，冠脉病变的部位恒定，个体间差异小，但需行开胸手术并要求以呼吸机辅助呼吸，创伤大，动物死亡率高达30%～60%。闭胸法简便易行，手术创伤小，动物死亡率低，术后动物恢复迅速，可以选择任何一支冠脉，定位准确，且动物处于较少的生理扰乱下，用这种方法制备的模型进行实验研究，结果相对准确，误差小。

齐淑英等利用铜圈置入法制备急性心肌缺血动物模型，其机理可能在于铜圈作为异物被置入冠脉内，会诱发冠脉内血栓形成，堵塞冠脉而发生急性心肌缺血。选健康杂种犬，体重 $19 \pm 4kg$，硫喷妥钠 $10mg/kg$ 静脉注射麻醉动物，左侧卧位固定于实验台上。右颈部常规备皮消毒，横行切开皮肤，逐层分离皮下组织，暴露右侧颈总动脉，结扎其远心端，近心端剪开直径约1/2，送入8F动脉穿刺器，X线下沿穿刺器送入7F预塑形左冠脉主干，注射38%泛影葡胺显影证实后，沿导管送入PTCA长导丝至左前降支远端，撤出导管、将自制铜圈（用直径0.2mm铜丝，以12－16号注射针头绕制7圈而成）套在导丝上，再用PTCA导管将铜圈推送至左前降支第一分叉处，撤出导管（PTCA导管）及长导丝，铜圈留于局部，连续心电监护，间断注射造影剂。在实验中，于送入导管前静脉给予肝素钠 $1.5mg/kg$，置铜圈前静注利多卡因 $2.0mg/kg$，然后维持静滴（$1.0mg/min$）。其结果犬于放置铜圈后4～12分钟出现急性心肌缺血，冠脉造影显示铜圈远端不显影，心电图出现定位的ST－T改变，成功率100%。犬于实验结束后12小时内均存活，死亡率为0。

（二）动脉粥样硬化动物模型

除田鼠和地鼠外，一般温血动物只要方法适当都能形成动脉粥样硬化的斑块病变。常选用兔、猪、大鼠、鸡、鸽、猴和犬等动物。常用的复制方法有高胆固醇、高脂肪饲料喂养法，免疫学方法，儿茶酚胺类药物注射法，同型半胱氨酸注射法，幼乳大白鼠法及胆固醇－脂肪乳剂静脉注射法等。

家兔是使用最广的动物，它对造病膳食的敏感性高，容易造成高胆固醇血症与动脉粥

医学机能学实验

样硬化。缺点为家兔的脂质代谢与人类不同，病变的解剖分布以胸动脉为主，小动脉常有病变；病理组织以血源性巨噬细胞吞噬脂质为主，形成泡沫细胞，不容易形成粥样斑块，亦难以形成复合性病变；网状内皮系统常伴有脂质沉积。

在含黄豆粉 10%、麦粉 38%、麸皮 50%，盐 1% 及鱼粉 1% 的基础饲料中加进猪油与蛋黄粉，每天每只家兔喂基础饲料 30g ~ 50g、猪油 1.5g 和蛋黄粉 5g。用上述造病膳食饲喂 14 周。在喂食后 2 周内，血浆胆固醇浓度从实验前的 124mg/100ml 逐渐上升，第 8 周达到最高水平，平均值为 543mg/100ml。而后胆固醇浓度明显下降，停喂造病膳食后，下降更为明显，降至 180mg/100ml。主动脉病变 Ⅱ－Ⅳ 级者达 92%，其中 Ⅲ－Ⅳ 级病变占62%；病变虽以细胞内外脂质沉积为主，但网状内皮系统的脂质沉淀及肝脏损伤明显减轻，死亡率降低。该方法复制的动脉粥样硬化模型，比较符合人类的饮食情况，实验中动物健康状态稳定，死亡率较低。

（三）创伤性休克大鼠模型的建立

一般认为，较理想的创伤性休克模型应具备以下条件：①以创伤和休克为主要致伤因素，创伤以软组织损伤和长骨骨折为宜，休克以失血失液为主；②创伤和休克的程度能够定量和易于复制；③能反映创伤性休克的发病过程和临床特征；④能导致多脏器功能障碍和有一定的死亡率。致伤程度及创伤后的出血程度取决于创伤的施加因素。本模型应用重物致伤引发创伤性休克，能将致伤因素进行量化，从而建立相对稳定的创伤性休克模型。

选用体重 280g ~ 320g 健康 SD 大鼠，雌雄不拘，动物称重后，以质量分数为 1% 的戊巴比妥钠（0.65ml/100g）腹腔注射麻醉，将动物固定，行单侧颈动、静脉插管，置管前行肝素化。颈动脉插管后连接到 Medlab 信号处理系统监测血压，稳 10 分钟，以 2500g 三棱皮带轮顺木槽自 30cm 处先后砸中大鼠双侧股骨中上段，立即监测血压，待平均动脉压降至 40mmHg，加压包扎双侧创面以减少进一步出血，维持此低血压 90 分钟后进行复苏，在此期间行一侧股动脉插管以备放血或采血检查各项指标。若血压不能降到 40mmHg，即采用股动脉快速放血使血压降低；当血压不能维持 40mmHg 时，通过持续少量输液维持，直至回输估计失血量的 40% 为止。休克过程约为 90 分钟，之后回输 4 ~ 5 倍估计失血量的平衡液进行复苏，使血压恢复至伤前水平的 70% 以上并维持。拔管、缝合创口，待动物完全清醒后置入鼠笼予以常规喂食。

观测指标：经 PcLab 信号处理系统监测创伤前后大鼠平均动脉压波动，并监测呼吸、心率、肛温等生命体征，计算 24 小时、72 小时内死亡率。

结果：全部实验手术插管时间为 6.7 ± 2.1 分钟，创伤后大鼠均有股骨干骨折、下肢软组织损伤及不同程度的出血，以平均动脉压低于 40mmHg 作为休克标准，休克大鼠均出现不同程度的心率增快、脉压差减小、呼吸急促等表现，复苏后上述各项指标相对平稳，完全清醒后能够摄食。24 ~ 72 小时后存活大鼠都出现体重下降，并出现不同程度的肛温升高或下降，呼吸、心率增快，呼吸困难、心律紊乱，少尿、无尿等 SIRS 及 MODS 的表现。大鼠创伤至休克的时间为（7.8 ± 1.6）分钟，失血量 3 ~ 6ml，有 27.5%（11/40）的大鼠在创伤后需要再进行不同程度的放血才能达到休克水平，休克复苏成功率 92.15%（37/40），24 小时内死亡率为 27.5%（11/40），72 小时内死亡率为 52.5%（21/40），休克大鼠早期死亡的原因为重度不可逆性休克导致呼吸、循环衰竭，后期死亡的主要原因为继发性感染及 MODS。

本组实验中应用重物在固定高度致大鼠股骨骨折并软组织挫伤，将致伤因素进行了量化，其致伤因素、发病过程和临床特征与创伤性休克临床过程基本一致，且操作简单，易于控制，模型相对稳定并有一定的死亡率。

实验过程中应注意的几个问题：在不影响手术操作的情况下，麻醉要浅，尽量与临床实际相似；肝素用量要控制到最小，以避免复苏后出血不止。另外，插管熟练程度、复苏时间的掌握、复苏液及用量、采血量等都对模型的复制有或多或少的影响。

（四）孕兔失血性休克动物模型的建立

在产科休克中，失血性休克是最常见原因，也是引起孕产妇死亡的重要原因之一。产科失血性休克区别于一般创伤性出血是由于孕产妇特殊的生理情况以及诸多不确定的社会、心理因素决定的。对产后出血量估计的偏差，使得实际发病率较报道更高；孕妇循环血量和血管外体液量显著多于非孕妇、血凝亢进、加之胎盘分泌多量类皮质激素，使孕妇对失血的耐受性强，早期休克症状不明显；加上不少患者分娩发生于家中，使产科出血在入院前呈非控制性出血状态，早期难以及时发现，当出现明显临床症状时，往往已达到中重度休克标准，贻误了抢救时机，以致产后出血在我国一直是孕产妇死亡的元凶。

材料与方法：（1）选取新西兰白雌兔，生理年龄 1 岁～1.5 岁，妊娠期为 15d～25d，体重在 2.85kg～4.82kg 之间。（2）以 20% 氨基甲酸乙酯（20% 乌拉坦）按 5ml/kg 剂量，耳缘静脉缓慢注射麻醉，孕兔出现软弱无力，角膜反射减弱或消失，疼痛反射消失等麻醉体征。将动物以仰卧位方式固定于手术台上。（3）行动脉插管、静脉插管，并连接 Med-lab 生物信号处理系统，打开血管与压力换能器相连的三通管。（4）在计算机上观察动物的动脉血压、静脉血压和呼吸运动的变化曲线。（5）建立休克模型：经过麻醉动物、备皮、颈动静脉插管后，沿下腹部正中切口打开腹腔，暴露子宫，制作孕兔失血性休克模型。模型分为 3 期：①急性失血期（0～30 分钟）：颈动脉放血，速率 2ml/（kg·min），使平均动脉压在 15 分钟内降至 40mmHg，维持其在 40～45mmHg 之间 15min，抽出的血液经肝素化处理以备回输。②院前复苏期（非控制性出血期）：急性失血期后的 30～90 分钟期间。选取孕兔任意一孕囊，剪断此孕囊的一处较大血管，使用无菌纱布围绕（便于统计出血量），根据预先设定的输液方案给予抢救。③院内复苏期（止血控制期）：当实验进行至 90 分钟后，缝扎血管彻底止血，回输血液和继续输液治疗以维持 MAP 在 80mmHg，第 180 分钟停止实验。在急性失血期、非控制性出血期参照 Solomonov 等的失血性休克模型制作法，后期缝扎血管，控制出血。

实验分组：随机分为 3 组，即假休克组（P 组）、休克未治疗组（P0 组）和休克治疗组（PS 组）。P 组指实验孕兔经过麻醉、插管、打开腹腔，但未给予失血处理；P0 组：经过失血处理后未给予任何抢救处理；PS 组：孕兔失血性休克后，在院前复苏期、院内复苏期均给予输液抢救治疗。三组孕兔分别于 0 分钟、30 分钟、90 分钟、180 分钟监测其血流动力学、呼吸等指标，4 小时后各组任意取 1 只孕兔处死，观察其肾脏的病理改变。

结果

1、孕兔基本特征比较

各实验组孕兔基本情况如生理年龄、妊娠时间、体重等统计无明显差异（表1）。兔妊娠中晚期血容量大约为 $5.76 \sim 8.51$ml/100g，兔非孕时血容量大约为 $4.43 \sim 6.66$ml/100g，说明兔妊娠中晚期与人类一样，其血容量明显高于非孕状态。孕兔失血至血压 $40 \sim 45$mmHg，失血量约占总血容量的 38%，兔非孕时失血至血压 $40 \sim 45$mmHg，失血量约占总血容量的 31%。

2. 孕兔血流动力学和呼吸频率比较

颈动脉放血前，各组的平均血压、呼吸频率、心率和中心静脉压统计学无明显差异；急性失血、休克急救期后即模型第 30 分钟、90 分钟，P 组与其他两组相比，各项指标的差异有统计学意义（$P < 0.01$），但 P0 组与 PS 组比较无统计学意义（$P > 0.05$）；第 180 分钟时，P0 组与其他两组相比差异有统计学意义（$P < 0.01$），但 P 组与 PS 组之间无统计学意义（$P > 0.05$）。

3. 肾脏的病理改变

处死孕兔后，取肾脏组织经 HE 染色后光镜观察，发现 P 组的肾脏未发生明显的病理改变；P0 组肾小管可见明显的玻璃样改变和坏死，肾小球和肾小管周围可见大量炎性细胞；PS 组中肾小球内可见少量炎性细胞。

本模型的特点

1. 成功率高，获得了良好的动物模型　从本研究结果可见，失血前各组血流动力学和呼吸指标比较无任何差异，经过急性失血，各项指标统计学均出现明显差异。PS 组经过处理，生理指标接近 P 组，两组与 P0 组比较，有显著差异。与 Solomonov 等的失血性模型血流动力学变化一直。4h 处死后，肾脏的病理报告也论证了本实验模型的成功性。

2. 仿真程度高　休克模型分为三期，完全依托临床孕产妇失血性休克发生发展变化而设。孕产妇休克，除极少数能很早期发现外，大部分到休克早期后才能发现与处理，故本实验模型的急性失血期未做任何处理。休克发生后，给予输液、输血抢救，但查明失血原因以及彻底止血都需要时间，所以本实验设定的院前复苏期，除抢救外还保持其未控失血。同时，选择孕兔一个孕囊做未控失血模型，其一是再现临床产科出血的真实性，其二是由于孕兔孕囊较小，方便移动，便于统计失血量。

3. 可塑性强，利于比较不同抢救方法　本研究发现，急救期处理的不同，孕兔的预后有明显差异。因此如果选用更多不同的抢救方法，各组之间可能会有不同的结果和预后，而为研究不同药物、不同输液方法等提高了较多的实验平台。

4. 实验动物条件容易控制，可操作性强　能根据不同的需求，适量改变数据（如可调整各期的时间等），能适应很多实验要求。

（五）高血压模型的建立

1. 神经源性及应激性高血压动物模型

动物可用猴、狗、大鼠。大鼠应激性高血压模型常采用噪声和足底电刺激的复合刺激,每天上午、下午各接受一次应激,每次 2 小时,20 天左右可使大鼠形成高血压。

2. 实验性肾动脉狭窄性高血压模型

狗或家兔的一侧肾动脉用银夹或银环套在肾动脉上造成肾动脉狭窄,间隔 10～20 天后将另一侧肾动脉肾切除,术后几天,血压开始升高,1～3 月后血压升至高峰,并可长期持续。

3. 肾外包扎性高血压模型

大鼠麻醉和消毒后,沿脊椎中线切开皮肤,将左侧肾脏与周围组织剥离,用双层乳胶薄膜沿肾门将肾脏交叉包扎。并分离切除右肾,分别缝合肌肉和皮肤创口。约 20d,30% 大鼠出现高血压。肾性高血压模型需经过一定的手术或其他附加因素处理,与人类高血压病的临床不完全一致,但它有如下优点:①血压升高较明显,持久和恒定,较易反应出药物的降压作用。②形成高血压所需时间较短,工作量较小。③高血压狗可存活几年,在同一狗身上可以反复观察各种药物的降压作用。④与临床降压效果比较一致。

二、消化系统动物模型

(一) 肝硬化动物模型

选体重 150g～200g 的 Wistar 大鼠,将 D-氨基半乳糖配制成 10% 的生理盐水溶液,用 1mol/L NaOH 将 pH 调节至 7.0,以 250mg/kg 剂量腹腔注射,每天一次,每周 6 天,约半年左右即可形成肝硬化。

在复制过程中,自股动脉取血作肝功能试验,包括血清蛋白测定、浊度试验、转氨酶、乳酸脱氢酶 (LDH)、单胺氧化酶 (MAO)、5′-核苷酸酶 (5′-NA)、γ-谷氨酰转肽酶 (γ-GT) 及胆碱酯酶。分批处死动物进行尸解,观察腹水,心、肝、脾、肺和肾等器官形态。用 4% 甲醛溶液固定,石蜡包埋,切片厚 5μm,进行 HE 染色、网状纤维 (Gordon 与 Sweet 法)、胶原纤维 (Van Gieson 法) 及弹力纤维 (Weiger 法) 染色。

在采用上述剂量 D-氨基半乳糖长期多次注入大鼠腹腔时,动物耐受性较好。逐渐出现进食活动减少,有时解稀溏大便,腹部较为膨隆。半年内与对照组相比,实验组体重平均增长显著延缓。

尸检时可见腹腔内有腹水,0～20ml 不等。心、脾、肺、肾、无明显改变。与对照组相比,早期肝明显增大、重量增加,色泽较灰黄,以后体积逐渐缩小,质地变硬,边缘较钝,肝表面可见弥漫性分布的细颗粒状结节,结节大小不一,直径约为 0.5～1.5mm,结节间可见弥漫分布的纤维间隔,间隔一般较细小,其凹凸程度随病变而加深。切片 HE 染色、光镜下检查,在注射氨基半乳糖 5 个月后,肝小叶结构开始紊乱,形成大小不等的肝细胞团,有的仍见好的中央静脉,但其周围门脉区胆管上皮高度增生,其间夹有残留的个别肝细胞及少量单核多核白细胞及褐色素沉着。随着病程的延长,增生的胆管及纤维母细胞向四周呈星芒状伸展,有的与中央静脉相连。一般肝细胞变性坏死少见,大多呈增生表现。Gordon 与 Sweet 法染色显示肝细胞团中网状纤维少见而周围组织中存在着大量疏松的网状纤维。胶原纤维及弹性纤维均未见增多。除肝外,其余实质器官切片无异常发现。

实验动物在出现肝硬化时血清白蛋白含量稍有降低,浊度试验略增高,血清 GPT、LDH、MAO、5′-NA、γ-GT 与胆碱脂酶均无明显改变。

（二）动物大肠癌模型

动物大肠癌的自然发病率很低，仅田鼠较易发生大肠息肉和肿瘤。早期使用诱发癌症的化学剂多是芳香胺类，1965 年 Laqueur 应用苏铁素（cycasin）及其配基－甲基偶氮氧甲醇（MAM）成功地诱发了大鼠大肠癌，之后又合成一系列类似物。目前用以诱发大肠癌的致癌剂主要是间接致癌剂二甲肼及直接致癌剂亚硝胺类。选用的动物有小鼠、大鼠及豚鼠等。这里重点介绍二甲肼诱发小鼠大肠癌的方法。

选体重为 18g ~ 20g 的雌性昆明种小鼠，饲以常规饲料，自由饮水。致癌剂：对称的二甲肼（symmetrical 1，1 - dimethylhydrazine，DMH），为白色粉状结晶，现用现配，每次临注射前以无菌生理盐水配成 0.4% 溶液，并用 NaHCO3 将其 pH 调至 6.5 ~ 7.0。每周给小鼠颈部皮下注射 DMH20mg/kg（即 0.4% DMH 溶液 0.05ml/10g）一次，连续 16 次或 20 次。于注射日起 6（或 5）个月末处死动物，检查大肠的肿瘤。

据资料报告，大肠癌的发病率为 81% ~ 100%。诱发的大肠肿瘤均系恶性肿瘤。肿瘤发生在肠壁的黏膜面，大多向肠内突出，肿瘤表面光滑，少数有糜烂。全部肿瘤均分布在距肛门 6.5cm 范围内，以距肛门 3 ~ 4cm 处最密集。肿瘤的组织学检查，绝大多数为腺癌。实验中还诱发了一定量的肛门肿瘤，切片检查均为鳞癌。亦可用 C57BL 纯系小鼠诱癌，方法同上，但诱癌率低，仅 35%，每鼠带瘤数亦少，说明此系小鼠对 DMN 不敏感。用 DMH 诱癌法，小鼠较大鼠合适，因为前者主要诱发大肠癌，后者除诱发出大肠癌外，小肠癌发病率较高，说明大鼠大肠组织对 DMH 敏感性不如小鼠高。此外诱癌率与小鼠的种系亦有关系，一般认为 C57BL 纯系小鼠诱癌率低。

注射 DMH 及处理小鼠、垫料时需戴手套。加强防护措施。

（三）急性肝衰竭动物模型的建立

急性肝功能衰竭（acute liver failure，ALF）是临床危重疾患之一，目前的内科综合治疗效果不理想，病死率高达 80% 左右。在临床研究中，往往因为病情复杂、影响因素多、缺乏对照而难以确切判断疗效。因此，建立理想的 ALF 动物模型，是进行 ALF 研究的基础。理想 ALF 动物模型的要求为：可逆性、可复制性、动物死于肝衰、有治疗时间窗、大动物模型、对实验人员危害小。其中前 4 条要求最为重要，而后两条则有利于模型的广泛推广。

当前主要的 ALF 动物模型建立方法包括外科手术方法（如肝脏切除、阻断肝脏血供）及使用肝毒性药物（如四氯化碳、醋氨酚、氨基半乳糖等），亦有联合使用外科手术和药物的制模方法。

1. 肝脏切除手术法包括肝脏全切和大部切除。肝脏全切制模法是在肝脏全切后行腔静脉和门静脉重新移植修复或门腔静脉分流，这样得到的 ALF 模型具有可复制性，ALF 猪存活期达 15 小时以上。但此种模型有一系列不足之处：这是一种不可逆的模型，仅适于肝移植等有限的研究；这种动物开始往往仅表现出较轻的生化指标异常，而在死亡前 2 ~ 4 小时才出现明显异常。动物出现嗜睡、肝昏迷时间很短，在猪的模型中未观察到真正的肝昏迷；在血液循环中不存在肝细胞坏死所释放的毒性产物，而临床 ALF 患者大多由于病毒或药物引起，其衰竭的肝细胞不断地向血循环中释放毒性产物。尽管 Tonnesen 认为肝脏全切模型与死肝在体模型两者之间并无区别，但他的观点未被广泛接受。目前全肝切除的动物模型仍然被某些研究者采用。肝大部切除的方法可以部分地避免上述的不足。陈勇报告切除大鼠90%的肝脏造成急性肝衰。Roger等通过对比研究认为切除大鼠95%的肝脏，在伴随着一段时间的肝昏迷和严重凝血异常后，未经治疗的动物有较高的死亡率（＞80%），是一个更为可行和具有可复制性的ALF模型。Filpponi等对猪进行门腔分流加70%的部分肝切除，能建立可复制的大动物ALF模型，动物在因肝衰而死亡之前有足够的时间用以研究，他认为这个模型可用于评价ALF的支持系统。阻断肝脏血供法分完全和分期阻断两种方法。完全阻断肝脏血供的手术方法一般包括门腔静脉分流和结扎肝动脉两步。Hanid等用此方法建立了猪的急性肝衰模型，并用以研究ALF时颅内压力变化和脑水肿。但用这个方法建立的ALF模型是不可逆的，存在很多与肝脏全切模型类似的不足之处，因此较少被采用。分期阻断肝血供模型是采用门腔静脉短路和暂时的肝动脉夹闭方法。de Groot等用此法建立了猪ALF模型。他们先将猪行门腔静脉端侧分流术，3天之后暂时阻断肝动脉血流，造成4~6小时的肝脏缺血。分期阻断肝血供是一个比较满意的单纯外科手术制模方法，该方法已用于其他实验动物，如兔、大鼠等。

2. 应用肝毒性物质建立ALF模型

（1）四氯化碳这是较早用于建立ALF 动物模型的物质，可以通过动脉内、门静脉内、口服、胃灌注等多种途径给药。四氯化碳对肝脏的毒性作用强大而肯定，可能在于干扰了肝细胞的代谢，通过氧自由基产物和过氧化脂质而损害细胞膜。造成的肝细胞坏死主要发生在中央静脉周围，有别于人类大块性肝坏死的组织学改变。此法的主要缺点是：（1）动物个体间差异较大：Van Leehoff等用不同剂量的四氯化碳经入肝血管注射给猪造成大块性肝坏死，但未能找到该药物的量效关系，动物的反应难以控制；（2）不常出现肝昏迷：尽管动物的意识状态被抑制，但未见明显的Ⅲ－Ⅳ期肝昏迷状态；（3）四氯化碳对器官的毒性作用广泛：未被肝脏完全代谢的四氯化碳可以损害其他脏器，特别是肺和肾，使动物经常直接死于其他器官的损害而不是死于肝衰。许多力求使四氯化碳的毒性作用仅仅局限于肝脏的努力，如改变给药途径等，都未获得成功。目前单独以四氯化碳来建立ALF模型的较少，但在一些联合制模方法中仍被采用。

（2）醋氨酚足够剂量的醋氨酚可以造成人的ALF，但是在用该药建立ALF动物模型时，最初的尝试并不顺利。Miller等试图用它建立猪的ALF模型，但未能找到较好的剂量效应关系。动物存活时间和昏迷时间难以控制，并且相当数量的动物在临终前发生难以解释的急性贫血，因此认为这种药物建立猪的ALF模型缺乏可复制性。Francavilla等将醋氨酚溶于二甲基亚砜（DMSO）中，分3次给犬进行皮下注射可形成犬ALF，且对肾、肺、心脏等无明显损害，认为是一个成功的具有可复制的ALF犬模型。Henne－Bruns等继续尝试用醋氨酚诱发猪ALF，当给予1000mg/kg以下的剂量时，动物未能发生肝衰，而当给予1000mg/kg以上的剂量时动物却死于醋氨酚的另一个毒性作用（高铁血红蛋白症），因此他们认为醋氨酚不适于建立猪的ALF模型。

（3）氨基半乳糖1978年Blitzer等给一种杂交F1代实验兔静脉注射氨基半乳糖的盐酸盐（4.25mmol/kg.BW），造成动物在21~44小时之间死亡，并在死亡前出现昏迷，各方面检查提示其类似于人类ALF的表现。Mullen等通过比较研究认为：氨基半乳糖可用来建立兔（如NewZealand rabbit）ALF模型，并可成功地复制肝性脑病；该药诱发的大鼠急性肝衰模型目前被实验人员广泛使用。但与兔相比较而言，大鼠接受氨基半乳糖后尽管亦产生明显的肝坏死，但未发生明显的肝性脑病，且大鼠最终可能因脱水和营养不良而死亡。最近 Sielaff 等报道给雄犬（体重 27~30kg）静脉注射氨基半乳糖（1.0g/kg. BW）在 48 小时使 100% 的犬因 ALF 而死亡，并伴随发生一系列 ALF 的症状表现，肝脏组织学检查显示有明显的肝细胞坏死。他认为这种可复制的大动物 ALF 模型可用于评估一些新的治疗手段，如生物性人工肝等。但是该药昂贵的价格限制了其在大动物的应用。王蕊等认为当氨基半乳糖造成 Wistar 大鼠肝功能严重障碍的同时，肾功能也出现明显异常，尤以肾小球滤过功能障碍为甚。舒昌达等认为该药物可能对大鼠多种内分泌腺体均有损害，应该引起注意。另外在应用中该药可能对实验人员存在危害。

（4）其他肝毒性化学物质 Sutherland 等给大鼠静脉注射二甲基亚硝（20mg/kg）发生 ALF 后有 90% 的死亡率，并有足够的生存时间以供研究之用。但是该物质对实验人员有明显的危害。有些麻醉剂能造成大鼠大块性肝坏死，亦可用于建立 ALF 模型，如氟烷衍生物、三氟乙基乙烯醚（Fluroxene）、硫代乙酰胺（thioacetamide）。有人采用注射加热灭活的 G + 厌氧菌随后注射脂多糖的方法。也有联用高热和肝毒性物质的方法。然而未见这些方法用于建立大动物的 ALF 模型。

3. 外科手术与药物联合使用建立 ALF 动物模型 通常是采用门腔静脉分流加肝毒性药物法或部分阻断肝脏血供加肝毒性物质法，这类方法可望能建立较理想的 ALF 动物模型。Hickman 等对猪进行 3 天的苯巴比妥酶诱导之后，阻断肝动脉血流 2 小时并向胃内灌注四氯化碳（0.5ml/kg）。动物在 15~52 小时内死亡，并在死亡前有一个 6~36 小时的深度肝昏迷阶段，病理检查符合 ALF 表现，以此建立了一个较理想的猪 ALF 模型。

三、呼吸系统疾病动物模型的复制

急性呼吸窘迫综合征（acute respiratory distress syndrome，ARDS）

关于该模型复制方法，除国内外多数采用的油酸法外，尚有静脉注射致死量大肠杆菌内毒素、出血性休克、高浓度氧吸入等等。但目前认为用油酸法制备 RDS 模型比较理想，因为这种模型的病理形态及病理生理的改变和临床所见者甚为相似，具有某些临床 RDS 的特点，可以做为临床研究的对象。从病理上说，注射油酸与临床诱发 RDS 的因素差异较大；诱发 RDS 的因素多种多样，表现在肺并无特异性，且本法变化迅速，典型，简便易行，故不失为一种较理想的方法。

油酸是一种毒性很强的脂肪酸，注入后首先通过神经、体液因素使肺微血管强烈收缩。随后，由于脂肪栓子阻塞肺毛细血管，造成肺微循环障碍；油酸尚可直接刺激血管，损伤血管内皮细胞及肺泡上皮，增加通透性，导致间质水肿，出血等病理改变。还有人指出，油酸有破坏肺泡表面活性物质的作用。

取体重 2kg~3kg 的家兔，将动物背位固定于实验台上，在 2% 普鲁卡因局部麻醉下分离一侧颈总动脉以备取血用。待动物安静后观察其一般状态，着重观察呼吸运动、舌黏膜颜色，并记录呼吸频率。由颈总动脉取血 1ml（注射针管预先用 20mg% 肝素盐水冲洗），用丹麦 radiomete 微量血气分析仪测定 PaO_2、PCO_2、pH，并计算肺泡 - 动脉氧分压差（$A-aDO_2$）。用结核菌素注射器从耳缘静脉注射油酸（化学纯，分子量 282.47），剂量为 0.08ml/kg。注射后除观察呼吸频率、呼吸运动等一般变化外，分别于 30、60、90、

120 分钟时取血 1ml，重复测定血气及 A－aDO$_2$ 变化，与注射油酸前相比较。注射油酸后 3 小时将动物放血处死，开胸取肺，用生理盐水冲洗其表面血液，并用滤纸吸去表面水分，然后在普通药物天平上称重，计算肺系数。肉眼观察肺组织大体变化后，将标本用 10% 中性福尔马林固定液固定，按常规作病理切片镜检。

所有实验动物注射油酸前呼吸频率在 40－60 次/分之间，注入油酸后 10 分钟左右最快，可达 140/分；2 小时后仍保持呼吸过速，但已有减慢趋势。此外动物有明显吸气性呼吸困难，有的在 60 分钟自鼻腔溢出淡红色泡沫样液体，类似临床急性肺水肿。

注射油酸后血气突出变化是 PaO$_2$ 明显下降，60～120 分钟时 PaO$_2$ 比开始下降 30mmHg 左右。PCO$_2$ 与 pH 值变化不大，但在实验过程中一般可看到初期 PCO$_2$ 值偏低，pH 值偏高，后期则相反，可能与机体代谢情况及呼吸频率变化有关。

注射油酸后肺泡与动脉分压差明显加大。A－aDO$_2$ 正常值在吸空气条件下为 100mmHg，差值加大提示肺泡氧弥漫入动脉血发生障碍，是诊断 ARDS 的重要依据。ARDS 时因肺水肿、充血、出血等影响通气与血流灌注比率，增加了无效灌注，导致重低氧血症，这种情况不能单纯用提高吸入氧分数（FiO$_2$）纠正。

家兔正常组织呈淡红色，表面光滑，实验兔肺组织呈暗褐色，有点状或片状出血、小灶性坏死，多数动物气管内有粉红色泡沫样液体，肺体积增大。曾测定 20 例实验兔肺系数（计算方法为肺重量（g）与体重（kg）的比值），平均值为 10.41±2.94，明显大于正常值（4－5），提示有显著肺水肿。

镜检可见部分肺泡呈代偿性扩张，部分肺泡萎陷显示局部不张，肺泡内有水肿液及出血，偶可见有透明膜形成。

应注意必须保证油酸准确注入于血管内，因油酸总量甚微，如稍有外溢则影响很大。处死动物以放血为好。取肺时应将心肺提起，结扎并离断腔静脉及主动脉，并于气管分叉上 1mm 处再结扎一线，从上端剪断气管，最后连同心肺血管全部结扎离断，务求准确得出肺重量。如此模型作实验治疗用，则可根据实验要求延长动物存活时间或调整油酸剂量。

四、神经系统疾病模型

（一）实验性变态反应性脑脊髓炎

实验性变态反应性脑脊髓炎（experimental allergic encephalomyelitis，EAE）是一典型的实验模型。早在 1944 年 Ferraro 根据对一系列实验结果的总结，指出 EAE 和人的脱髓鞘病有相似之处。1947 年 Freund 等报告，以脑或脊髓加 Freund 佐剂（FA）进行免疫，仅需一次注射就能引起豚鼠 EAE，而且成功率相当高。以后，以兔、小鼠、大鼠、羊、猫、田鼠及猴等动物用同样方法均能复制成功，以豚鼠最为敏感。这里介绍用同种脊髓加 FA 进行免疫复制 EAE 的方法。

Freund 氏左剂的制备参照 Paterson 的制法，液体石腊（c.p）8.5ml、无水羊毛脂（c.p）1.5ml、结核菌。用上述混合液配成 4mg/ml 的 FA。高压灭菌后使用。

脊髓组织悬液：于实验当时，在无菌条件下先将豚鼠肝素化，然后经胸主动脉用生理盐水灌洗至无血。取出脊髓，除去脊膜，称重，用玻璃研磨器将脊髓研成匀浆，以生理盐水配制成50%悬液。

脊髓－FA乳剂的制备：将脊髓组织悬液与FA按1∶1混合，用注射器反复抽注，即成乳剂。

选用体重400g左右的豚鼠，于豚鼠的四个足掌肉垫各注射脊髓－FA 0.1ml，每只豚鼠共注射0.4ml。注射后按常规饲养。

免疫注射半月后，血清中逐渐出现抗脊髓抗体，皮肤试验呈延缓反应，而且豚鼠陆续出现后肢瘫痪，甚至大小便失禁，很易死亡。

血清补体结合反应：由豚鼠心脏抽血，以3000转/分离心30分钟分离血清。抗原为1%脊髓生理盐水悬液，也经3000转/分离心1小时，取其上清液作试验用。补体为2应用单位，溶血系统为2%绵羊红细胞及2单位的溶血素。

皮肤试验：将豚鼠背部剃毛，用10%同种脊髓生理盐水悬液0.1ml作皮内注射，注射后当时及24、48小时观察皮肤反应。本实验在注后当时不见皮肤反应，而在24小时出现红斑或硬结，48小时仍存在，所以是延缓型反应。

组织学检查：在实验结束时处死动物，取出脑及脊髓等脏器，福尔马林固定，常规切片、染色、镜检。可见脊膜及中央管周围有明显的淋巴样组织浸润、增厚，脊髓白质内有细胞浸润的小灶状病变及静脉周围呈套袖样浸润。神经细胞有坏死，细胞核消失呈匀质小体，或细胞体消失留下一空隙，以及细胞周围有圆细胞浸润等。在脑组织中可见到脑膜增厚，淋巴样细胞及单核细胞浸润。室管膜及脉络膜亦呈同样变化。小静脉及毛细血管周围，则呈套袖状细胞浸润。脑实质内有小胶质细胞组成的浸润灶。有些星状细胞呈核碎裂、胞浆苍白、细胞变形等。上述变化以脊髓的病理改变和瘫痪最为一致，是最特异的变化，仅见于注射脊髓加FA引起瘫痪的动物。血清抗体虽也有特异性，但与瘫痪或脊髓病变的程度无一致性关系；而皮肤反应则既有特异性，又与瘫痪及脊髓病变呈一致性。有文献报告这种模型不能用血清抗体进行传递，但用淋巴细胞被动传递则能成功。提示病变的本质属于细胞免疫机制。至于脑内的变化，特异性较差，用FA或其他组织悬液加FA注射的动物也能发现，唯程度轻的多，可能是FA本身引起的，也可能因为其他组织和脑脊液之间有某些共同抗原性，从而引起交叉反应之故。

（二）阿尔茨海默病模型建立及干预实验研究进展

阿尔茨海默病（Alzheimer's disease，AD）亦称早老性痴呆，是一种与衰老相关，以认知功能下降为特征的渐进性脑退行性疾病。AD患者整个大脑弥散性萎缩并出现明显的病理组织学改变—老年斑和神经纤维缠结（neurofibrillary tangle，NFT），并伴神经元减少，其中以基底前脑核海马区胆碱能神经元最严重。神经元细胞外淀粉样蛋白（amyloid β-protein，Aβ）沉积形成老年斑（senile plaques；SP）。晚期Aβ沉积激活小胶质细胞和星形胶质细胞引发了炎性反应，活化的胶质细胞围绕在斑块周围。由于AD是多因素引起，涉及多种病理机制的多因异质性疾病，因此建立一种理想的AD模型困难重重，影响了AD的深入研究，以下就近年来国内外AD动物模型的建立及相关的干预实验作概要介绍。

1. 衰老动物模型及相关干预实验

AD多发于老年人，衰老是AD肯定的危险因素。随着世界人口的老龄化，AD的患病率显著上升，已成为成人的第 4 位死因，于是出现了以衰老作为 AD 发病基础的动物模型。

（1）自然衰老认知障碍动物模型通过动物本身的自然衰老来获得的 AD 动物模型，包括老龄大鼠、小鼠及猴等。这类模型的认知障碍等神经系统改变是自然发生的，更贴近 AD 的真实病理生理改变，但这些模型一般不出现 AD 的 SP 与 NFT 等特征，且易死亡。

（2）快速老化小鼠（senescence accelerated mouse，SAM）模型通过对 AKR/J 自然变异小鼠进行近交延代培养得到一种自然快速老化小鼠，该家族诸多品系中 SAMP/8 和 SAMP/10 表现出明显的学习记忆功能减退，处于一种低紧张、低恐怖的痴呆状态。

（3）D–半乳糖诱导的大、小鼠亚急性衰老模型给药后的动物中枢神经系统出现一系列退行性变化，如海马锥体细胞数量减少、皮质神经元蛋白质合成减少、脑组织中超氧化物歧化酶活性降低、丙二醛含量升高，表现出学习记忆能力下降、认知障碍、行动迟缓、毛发稀疏等老化征象，但此类模型同样也未出现 NFT 及老年斑样改变。将中药蛇床子、知母、红景天等应用于老龄动物可通过清除自由基、增强超氧化物歧化酶活性来阻抑脂褐素堆积，保护模型动物的脑细胞；老龄大鼠口服大豆异黄酮后，神经生长因子 mRNA 及脑原性神经营养因子 mRNA 在老龄鼠前脑皮质明显升高，动物认知能力提高，认为其主要通过植物雌激素受体途径改善了神经元的可塑性及再生能力。

2. 胆碱能损伤为基础的 AD 动物模型及相关干预实验

哺乳动物脑内基底前脑胆碱能神经元、海马和皮层及它们之间的通路是学习记忆功能的重要结构基础。AD 病患者基底前脑胆碱能神经元大量损伤或死亡、突触前乙酰胆碱的合成、ChAT（胆碱乙酰转移酶）的活性及对胆碱的摄取能力都明显下降，这些变化的程度与患者认知功能损害的程度呈正相关，因此，人们通过各种方法来破坏动物大脑的胆碱能系统，促使其发生学习记忆障碍而达到制作 AD 动物模型的目的。

（1）电损毁、外科损毁参照动物脑立体定位图谱，用电灼伤的方法损毁 Meynert 基底核，外科手术切断海马穹窿伞。术后动物出现了学习和记忆功能障碍，但病理上未出现老年斑和神经纤维缠结。由于此种方法损毁范围较大，一度没有良好的干预措施，所以近年来又把神经生长因子、脑源性神经营养因子和人脑原性神经营养因子基因修饰的神经干细胞移植入损伤动物的侧脑室和内侧隔核，结果发现上述方法均可不同程度的保护胆碱能神经元，改善模型动物的学习记忆力，并为干细胞技术应用于 AD 治疗提供了良好前景。

（2）化学损毁将鹅膏蕈氨酸、喹啉酸、红藻氨酸注入大鼠 Meynert 基底核建立 AD 模型。此法可造成胆碱能神经元减少、皮质 ChAT 活性降低，但不能破坏通过此区域的神经纤维，术后海马神经细胞明显减少、学习记忆能力下降。但 AD 模型神经递质缺乏是广泛性的，此类模型只模拟了胆碱能功能减退的特征，并未复制出其他递质功能减退的表征，且模型也同样未出现 AD 典型的病理改变—老年斑和神经纤维缠结，因此造模时仍需在应用药物种类、剂量、作用部位及时间等方面进一步观察。术后为动物针灸可增加大鼠由于造模而损伤、坏死的边缘系统胆碱能突触数目；中药槲皮、人参、何首乌、灵芝等均可提高模型大鼠大脑皮质和海马结构区乙酰胆碱含量和 ChAT 活性，改善模型动物的学习记忆能力。

3. 以 Aβ 为基础的 AD 动物模型及相关干预实验

脑内 Aβ 由淀粉样蛋白前体物（amyloid precursor protein，APP）经一系列酶的降解而来。APP 是体内广泛存在的一类跨膜蛋白质，APP 在体内有两种代谢途径：（1）经由 β、γ - 分泌酶催化，在 712 位残基附近断裂产生对细胞有毒性的 Aβ；（2）APP 经 α - 分泌酶和 γ - 分泌酶催化产生可溶性的 APPα（sAPPα）。值得注意的是 α - 分泌酶从 Aβ 分子内部进行分解，避免了完整 Aβ 序列的产生，且 sAPPα 对神经细胞可产生营养、保护作用。而 Aβ 过度产生后沉积于脑内，引起钙稳态失调，激活胶质细胞释放大量炎症介质、氧自由基，最终导致广泛的神经元变性、凋亡、突触缺失。故认为 Aβ 沉积是 AD 发病的中心环节。因此，出现了多种以 Aβ 为基础的模型，同时也带来了新药物作用的靶点。

（1）Aβ 脑内注射模型将 Aβ 注入大鼠脑室、Meynert 核、双侧海马可建立 AD 模型，术后大鼠学习记忆明显减退，海马区 ChAT 活性广泛下降、胆碱能神经元凋亡、突触结构减少，并出现 Aβ 沉积及近似 AD 中 NP 的形成，沉积斑周围有大量活化的胶质细胞聚集包绕，出现免疫炎性反应，这种造模方法较全面的模拟了 AD 的病理和行为的改变。

（2）AD 转基因动物模型随着分子生物学方法及相关科学的进步，1991 年人们研究发现 APP 基因的错义突变会导致常染色体显性遗传的家族性 AD（FAD）的发生，这些突变发生在 APP 的 Aβ 编码区。随后又发现与 AD 发病有关的其他 3 个基因，分别是 14 号、1 号和 19 号染色体上的早老素 1（prsenilin - 1，PS1）基因、早老素 2（PS2）基因和载脂蛋白 E4（apolipoprotein E4，apoE4）基因。因此人们借助转基因技术将与 AD 相关的人类突变基因转入动物中，并使外源性基因稳定遗传，改变动物遗传学性状来达到在动物体内模拟人类 AD 特征的目的。目前主要有 APP 和老年斑转基因小鼠、Aβ 和 C100 - 4 转基因小鼠（C100 是 β - 分泌酶剪切 APP 的产物，能被 γ - 分泌酶所水解而产生 C 端的 Aβ）、载脂蛋白 E 小鼠等。这些转基因小鼠不同程度出现了 AD 的特征性改变，包括老年斑、记忆力障碍及神经元损失和反应性胶质细胞增生，但 NFT 却未得到很好的表现。NFT 主要成分是异常过度磷酸化的微管相关蛋白 tau 聚集而形成的双螺旋丝，到目前为止，在 AD 患者中并未发现在 tau 基因存在着异常改变，而最近在 17 号染色体连锁的伴有帕金森氏病的前额颞叶痴呆（FTDP - 17）中却发现了具有致病的 tau 基因突变。该病为 17 号染色体相联帕金森病额颞叶痴呆。将人类 17 号染色体连锁的伴有帕金森氏病的前额颞叶痴呆突变 tau 基因导入小鼠中，此种转基因模型出现了老年斑和 tau 的病理改变，特别是 NFT 的形成，在 AD 动物模型方面取得了巨大进步，为针对老年斑和神经纤维缠结方面的新药筛选提供了良好的动物模型。

（3）相关干预实验（1）中药干预：野葛根可改善 Aβ 脑内注射模型大鼠的学习记忆能力，通过上调凋亡抑制基因 Bcl - 2 的表达、下调促凋亡基因 Bax 的表达，对抗 Aβ 的神经毒性，减轻 Aβ 沉积所造成的神经元损伤；具有抗氧化效力的姜黄用于转基因鼠，发现可降低 Aβ 的含量，老年斑减少约 50%。（2）抗炎、抗氧化干预：非甾体抗炎药、糖皮质激素、雌激素应用于 Aβ 注射模型和 Aβ 转基因模型均可抑制 Aβ 沉积所引发的胶质细胞的活化及炎症介质和氧自由基的释放，并减少了 Aβ 沉淀数量和面积；低毒、生物活性高的海洋糖类物质可通过抑制炎症介质的产生、异常的细胞内 tau 蛋白磷酸化、胶质细胞的反应性增生以及抑制与 ApoE 相关的氧化应激和 ApoE 与 Aβ 的结合等途径发挥抗炎、抗氧化的作用，保护神经元。（3）免疫干预：采用鼻腔黏膜给药法，用 Aβ 免疫 PDAPP 鼠可引起黏膜淋巴组织免疫应答，不仅通过免疫产生了抗体，还可通过细胞免疫产生抗炎细胞因子如：IL - 4、IL - 10、TGF 等，有效地减少脑内 Aβ

的沉积和相关炎性反应、小鼠认知能力得到改善、脑中老年斑数量及 Aβ42 肽的水平都明显低于未免疫小鼠；AβN 末端的 EFRH 序列是抗凝聚抗体的抗原决定簇，可调节 Aβ 原纤维的形成和分解，用表达 Aβ 肽的 3－6 位氨基酸序列 EFRH 表位的丝状噬菌体注入动物体内同样可产生抗 Aβ 聚集的抗体，此方法可不用有毒性的整个 Aβ 蛋白来进行免疫，安全性较好；（4）α－分泌酶、β－分泌酶和 γ－分泌酶干预：应用 β－分泌酶和 γ－分泌酶的抑制剂可抑制 Aβ 产生，被认为是一个理想的作用靶点。其能降低脑组织、脑脊液和血浆内 Aβ 的浓度。由于 α－分泌酶和 β－分泌酶竞争同一作用底物 APP，使用 β－分泌酶和 γ－分泌酶抑制剂的同时，上调 α－分泌酶同样可降低 Aβ 的产生，减少 Aβ 沉积，并较前者更易穿透血－脑屏障。近几年一类属于解聚素和金属蛋白酶（主要指 ADAM10、ADAM17 和 ADAM9）分子被认为是 α－分泌酶候选分子，这几种 ADAM 分子通过共同作用来保证 α－分泌酶功能的完成；一些具有清除自由基和抗氧化作用的物质，如银杏叶提取物也有上调 α－分泌酶活性的作用；（5）Aβ 降解酶干预：上调 Aβ 降解酶或增加其活性，如 neprilysin、纤溶酶和基质金属蛋白酶－9 等可使转基因小鼠 Aβ 沉积减轻，其干预效果可与 Aβ 免疫干预相媲美。

4. tau 蛋白过度磷酸化模型及相关干预实验

研究表明 AD 患者脑中沉积的 Aβ 通过抑制细胞对葡萄糖的摄入和利用而引起神经细胞退化，导致患者记忆能力减退。而在糖尿病和 ApoE4 携有者的 AD 高发人群中，也会出现神经细胞葡萄糖摄入率降低的现象，且用葡萄糖和胰岛素合并治疗能明显改善 AD 患者的记忆能力。近些年出现了 tau 蛋白 AD 样磷酸化模型，用一次性大剂量 streptozotocin（STZ）腹腔注射或 STZ 合并高脂饮食诱发小鼠糖尿病或使小鼠禁食引起神经细胞对葡萄糖的摄入和利用降低，使神经细胞内 tau 蛋白的 N－乙酰氨基葡萄糖糖基化水平降低，游离出潜在的磷酸化位点。tau 蛋白更易磷酸化，过度磷酸化改变了 tau 蛋白的结构和构象，最终引起微管结构崩解，形成大量的 NFT 结构。此类模型可通过控制血糖水平间接恢复小鼠记忆能力；使用胰岛素抑制剂来逆转 O－GlcNAc 糖基化水平的下调，从而减轻 tau 蛋白的过度磷酸化，减少 NFT 的形成。

5. 铝中毒模型及相关干预实验

人们发现外界环境危险因素在 AD 发病中也占重要地位，因此建立了铝元素慢性中毒的 AD 动物模型，动物脑内出现 Aβ 和 APP 的异常表达，同时伴有学习记忆力的明显降低。其机制可能是铝能抑制蛋白磷酸酯酶 2A 和 2B 的活性，促使异常磷酸化的 tau 蛋白产生，继而导致 NFT 的形成、胆碱能神经元损伤，导致学习记忆功能减退。有人应用铝螯合剂进行干预实验，可减少铝的吸收及脑组织铝浓度，且耐受性较好。良好的 AD 动物模型最终将使 AD 的研究进入一个崭新的时代，为 AD 的基础性药物干预实验研究提供了一个良好的平台。但是，现有各种 AD 模型都无法全面复制出 AD 的病理、生化及神经行为学等方面的全部特征变化，即使某个 AD 动物模型完全具备了人类 AD 的所有特征，但由于人和动物间存在着差异，通过该 AD 模型筛选的有效药物也未必对 AD 患者一定有效。因此还需要进一步研究，最终还要通过 AD 患者的临床试验予以确认。

五、泌尿系统疾病模型

（一）肾小球肾炎疾病模型

在动物身上建立肾小球肾炎的方法很多，最常用的是通过免疫手段，主要采用的实验动物有大鼠、兔及狗。

以生理盐水配制1:10及1:5鸡蛋白即为抗原。用兔制备抗血清，选体重2kg左右的兔，第一次用1:10鸡蛋白1ml加FA1ml作成的乳剂注射于肌肉内，以后每周腹腔注射一次1:10鸡蛋白2ml，不加佐剂，共注射8次。最后一次注射后5天，心脏穿刺抽血，3000转/分离心30分钟，得血清作沉淀反应。如抗体滴度高就可采血，将血清在56℃灭活30分钟后备用。

于上述血清中加入4倍量1:5～1:10鸡蛋白，以保证抗原处于稍过剩状态，将溶液混匀即可。

选用体重2kg左右的兔，在实验前4小时，给实验用的健康兔静脉注射1%台盼蓝10ml，以封闭网状内皮系统，实验时由静脉注射上述抗原抗体复合物10ml，注射速度要慢。

注射后2小时，肾脏就开始出现病变，其程度随着时间的推移而逐渐明显。可在不同时间收集动物尿液、血液等进行各种检查。以后将动物处死，取出肾脏作组织学检查。尿液检查时可发现蛋白、白细胞、红细胞甚至管型，这些改变在注射后一天已经很明显。血中尿素氮、肌酐等浓度也在注射后一天即明显升高。肾脏的组织学检查显示病变呈弥漫性，两侧肾脏均受累。可以发现肾小球毛细血管充血、白细胞渗出，时间稍久者还有由于肾小球内细胞增生而出现肾小球细胞增多、小球体积增大等变化。有些肾小球囊内还可见红细胞、浆液和纤维性渗出物，严重时血管内可有血栓形成。肾小管上皮细胞常有浊肿、玻璃样变等，管腔内含有从肾小球滤过的蛋白、红细胞、白细胞和脱落的上皮细胞，有时它们凝成管型。肾间质内常有不同程度的充血、水肿和少量淋巴细胞及中性粒细胞浸润。动物死亡大约发生在注射后4天或更晚，如能存活2-3天，一般就不致死亡，一周后病变可逐渐恢复。

影响本实验的因素主要是抗体的滴度、抗原和抗体的比例。抗体的滴度要高，抗原量又要比抗体稍多，以致形成的抗原抗体复合物是溶解性的。Dixon的经验指出，肾脏病变呈急性还是呈慢性，与抗体的量及抗原、抗体的相对量有直接关系。抗体量过剩易引起急性肾炎，而抗原抗体量相等时则易引起慢性肾炎。另外，在注射抗原抗体复合物前必须把网状内皮系统充分地封闭，否则就不易成功。如果在注射前用大剂量肝素，则能预防肾炎的发生。

（二）慢性肾衰动物模型方法学研究现状

慢性肾功能衰竭（chronic renal failure，CRF）是各种原发或继发肾脏病晚期的一种共同归缩，是一组进行性肾单位毁损从而使肾脏的排泄功能、内环境稳定功能和内分泌功能紊乱为特征的临床综合群。制作符合人类CRF的动物模型，对研究CRF的发病机理，探讨组织形态的变化与生化指标及临床表现的相互关系，筛选有效药物，阐明疗效机制均有重要作用。近年来许多学者对CRF的动物模型进行了研究并取得了长足的进展。目前CRF在许多动物（猪、豚鼠、兔、猫、羊、狗、大鼠、小鼠）已诱导成功，所用的方法有外科手术、冷冻、电凝、结扎、药物、免疫等。

1. 物理学方法

物理方法主要是用外科手术、冷冻、电凝、结扎等物理手段破坏肾单位。1889年，Fuffier首先报告了进行部分狗肾切除的工作，Brodford在1899年第一次观察到部分狗肾切除后的多尿现象，1932年Chanutin和Ferris设计了著名的5P6肾切除大鼠CRF模型。随后的几年里，在猫、兔、羊也制作了CRF模型。现在使用的物理学方法建立的CRF动物模型主要有肾大部分切除模型、改良的肾大部分切除模型、肾动脉分支结扎加肾切除模型、冷冻加肾切除模型、电凝加肾切除模型、透热加肾切除模型。

（1）肾大部分切除法

肾大部分切除后，残余肾单位的血液动力学改变，引起高滤过蛋白尿，最终损害肾小球，引起肾硬化，导致肾小球硬化为主要特点的CRF。Platt在1952年利用动物行5P6肾切除的外科方法成功建成了CRF的动物模型。该方法分两步：首先切除左肾的2P3（切除左肾的上、下极），一周后进行第二次手术切除右肾。Ormrod和Miller在1980年在大部分肾切除术的基础上提出了改良的大部分肾切除法。其后又有多名学者分别行3/4、4/5、5/6、7/8肾切除法制备了CRF模型。3/4肾切除肾功能衰竭缓慢，8~10周后肌酐，尿素氮有明显的上升，尿蛋白明显，肾小球肥大，细膜增厚。4/5肾切除2周后尿素氮100~200mg/dl，肌酐115~215mg/dl。5/6肾切除术后2个月血肌酐370.4μmol/L，血尿素氮51184mmol/L。7/8肾切除，肌酐，尿素氮有急剧上升的倾向。该模型符合肾小球高滤过致肾衰学说，接近临床实际，简便易行，稳定性、重复性好，可避免坏死的肾组织保留在实验动物体内致实验因素复杂化的优点，一直为人们广泛采用。但该模型有时需要两期手术，易发生出血、应激、厌食和死亡。模型制备时间长（12~14周），手术不易标准化。尿素氮（BUN）、血肌酐（Scr）、水平较低且个体差异大。

（2）肾动脉分支结扎加切除法

结扎一侧肾动脉及另一侧肾动脉的几个分支，残余肾脏多为1/6、1/12、1/16，即相当于切除5/6、11/12、15/16肾脏。Alevy在1981年用肾动脉结扎加肾切除法成功制备了CRF模型。该方法分两步：首先结扎左肾动脉的2个分支，然后用4P0丝线缠绕有功能的肾脏，以抑制皮质血流，防止肾脏局限性肥大。上述方法可以切断约50%~70%的肾血流量，两天后切除右肾。该CRF模型的血肌酐为（1.58±0.4）mg%，较正常对照组（0.4±0.2）mg%明显升高（$p < 0.001$）。此模型的制备手术复杂、难掌握，死亡率高、术后高血压显著，肾脏损伤严重。

（3）冷冻加切除法

1988年王钢等根据熊氏报告的方法略加改进，使用冷冻手术加肾切除法建立的CRF模型进一步完善。造模方法为用预先浸入液氮瓶内的冷刀依次在动物左肾的上、下极、外侧前、后四个部位冷冻，一周后切除右肾。术后2周血肌酐，尿素氮开始升高，4~6周达高峰，并维持在高峰数值上下波动。该模型可通过控制冷冻时间产生所需程度的CRF，术中无出血危险，但需要特殊设备，也不能排除原位坏死组织诱导的免疫机制参与。一些研究还观察到冷冻术造成自身抗体形成。

（4）电凝加切除法

电烧灼动物肾脏致肾皮质坏死、肾小球和肾小管大量破坏、残余肾单位的功能代偿性

医学机能学实验

148

增强，形成以肾小球硬化、肾间质组织纤维化为主要特点的 CRF。Gagnon 于 1983 年首先利用一侧肾皮质表面电凝加另一侧肾切除的方法建立了 CRF 模型。该方法首先电凝除肾门周围 2mm 组织外的整个右肾表面，然后于 12～15d 后切除左肾。本 CRF 模型的血尿素氮平均值是 24.99mmol/L。电凝后 18 周的病理改变为：肾皮质明显萎缩，完整的肾小球不多。肾小球损伤的特点是：肾小球数明显减少，肾小球周围纤维化，80%～90% 剩余的肾小球呈病灶性肾小球硬化。间质纤维化和小管萎缩大致与肾小球变化同步。发现所有肾小球杯状体系明显扩大，使电凝肾形成囊状。血液学研究表明小鼠呈贫血状态。王耀光采用国产 G32 型电热烧灼器代替 JaneBoudet 法制作大鼠实验性慢性肾衰模型中发现，电灼所致慢性肾衰大鼠存在较严重的血瘀表现。表现为微循环功能障碍，间质髓质血管狭窄或闭塞，电镜下可见足细胞胞质中线粒体扩张，嵴断裂和泡样变，基底膜和血管内皮细胞局限性增厚等。电灼所致慢性肾衰模型稳定可靠，可达中、重度 CRF 程度，尤其适合 CRF 贫血的研究，但电凝面积难于掌握，实验期间血尿素氮波动范围大。

（5）透热加切除法

1985 年 Gibb 根据 Souhami 报告的单纯透热法加以改良，提出透热右肾加左肾全部切除的方法。该方法为暴露右肾被膜后，用在本生灯烧红的刮铲简单灼烧肾皮质，然后用 2P0 丝线结扎、切除上、下极，两周后行左肾全部切除术。本模型在左肾切除后血尿素氮逐渐上升，8 周后血尿素氮平均值达到 156mg/100ml，血钾明显上升，血钙明显下降。组织学表现为透热后立即出现坏死外周区，而其他组织似乎正常。10 周后肾小管直径明显加大，小管内上皮细胞较大，肾小球内有细胞渗入。该模型可根据透热程度的大小控制动物的肾衰程度，但透热程度不易掌握，动物死亡率高。

2. 化学方法

化学方法是以化学物质尤其是肾毒性药物为主，毁坏肾脏。Beretazolli 等于 1972 年在利用阿霉素（adriamycin，ADR）进行抗肿瘤动物实验和临床应用过程中首次报道了它的肾毒性。Bertani 等于 1982 年正是利用 ADR 的肾毒性，成功地制备了 AIN 模型。其后又有许多其他药物模型的报道，主要以阿霉素、嘌呤霉素为主。药物模型肾小球硬化程度轻，所需时间长，又因加大剂量可造成其他脏器的损害而受到限制，有时需要行肾部分切除。

（1）阿霉素模型

ADR 是一种临床上常用的蒽环类抗肿瘤抗生素。阿霉素能对肾小球和肾小管上皮产生直接毒性作用，AIN 作为一种研究肾小球疾病的动物模型，已得到国内外学者的公认。此种模型的急性期或早期（给药后 3～6 周）类似于人类微小病变型肾病；慢性期（给药后 6～9 个月）则类似于人类局灶性节段性肾小球硬化。1989 年 Scholey 报告单次应用阿霉素 7.5mg/kg 腹腔注射，4～5 周后尿白蛋白显著增加，菊粉清除率（Cin）、肾血浆流量（RPF）减少。如并用肾切除，单个肾单位的蛋白量明显增加，收缩压升高，菊粉清除率降低，肾小球明显肥大，有初期的肾小球硬化。长期的实验，肾小球硬化更严重，局灶性肾小球硬化更加广泛。

（2）嘌呤霉素模型

Yokozawa 等于 1986 年建立了腺嘌呤诱发大鼠慢性肾衰的动物模型。其后郑平东等又先后报告用腺嘌呤制成 CRF 动物模型。方法为 0.75% 腺嘌呤拌饲料长期（40～60d）喂养大鼠，50d 时大鼠尿素氮高达 71.71mmol/L，肌酐高达 421.67μmol/L，造成与人类 GRF 相类合似的代谢紊乱、电解质异常和内分泌异常。1999 年王威给大鼠口服 0.75% 腺嘌呤饲料 7 周，大鼠慢性 CRF 并贫血模型，血肌酐，尿素氮明显升高，红细胞、血红蛋白、红细胞压积、血小板均下降。腺嘌呤诱发大鼠慢性肾衰机理尚未明了，可能是高浓度的腺嘌呤通过黄嘌呤氧化作用变为极难溶于水的 2、8 - 二羟基嘌呤，其沉积于肾小管而阻塞肾小管，抑制了氮质化合物的排泄。该模型制作简单，周期短，且随着腺嘌呤饲料喂养时间的长短可制作轻、中、重度的 CRF 模型，但腺嘌呤对淋巴和其他器官系统的影响还难以推测。

（3）氯化镉模型

1990 年顾文涛报道了接触低浓度镉对工人的肾小管有毒性作用。1993 年，袁立焕等用含氯化镉 1g/kg 饲料混合喂养小鼠。小鼠肾功能和肾组织损害明显，并呈进行性加重，成功制作了 CRF 模型。慢性镉中毒时，对肾小管上皮细胞的损害是直接作用为主，脱离接触可恢复，对肾小球和肾间质的损害则有继发因素的参与，当损害到一定程度时，即使脱离接触，继发因素仍可持续存在，使肾小球和肾间质病变进行性加重，而成 CRF。该模型造价低、方法简单、干扰因素少，对临床中毒性肾病所致的 CRF 的模拟性强。

（4）正定霉素模型

正定霉素静脉注射可产生肾病综合征，单次应用能导致氮质血症，肾性贫血，高磷血症，及肾功能不全的病理变化。清水报道按 12mg/kg 给药，观察 42 周，21 只大鼠除一只未达到肾功能衰竭外，其余解剖时肾小球呈分节性玻璃样变、肾重量下降、弥漫性上皮细胞变性。该模型残存肾单位较多，可进行活检。

（5）消痔灵模型

消痔灵主要成分由中药五倍子和明矾等有效成分组成。五倍子的主要成分鞣酸对组织有较强的收敛性，能使蛋白凝固，血管收缩。明矾的主要成分硫酸钾铝对局部有较强的致炎作用，并使组织纤维化。用适量的消痔灵注入肾脏可使大部分肾单位破坏，从而出现 CRF 的病理过程。李瀚昊等在 1996 年报用消痔灵经皮注肾制成 CRF 模型，该方法用精制消痔灵注射液 0.6ml 加等量生理盐水配成 1.2ml 消痔灵稀释液分别注入双侧肾脏，其病理进程显示肾小球代偿肥大，肾小管增生扩张；至晚期代谢紊乱，肾小球和肾小管功能严重受损，光镜和电镜均显示与人类 CRF 固缩肾的病理改变有高度一致性。该模型制作简便易行，无感染，造模创伤小，成功率高，可严格控制剂量来制作轻、中、重不同程度的 CRF 模型。

（6）柔红霉素模型

柔红霉素能产生自由基和脂质过氧化的毒副作用及针对肾小球和肾小管上皮细胞产生的直接毒性。1970 年 Sternberg 等首次将大剂量的柔红霉素注入大鼠体内，建立肾炎模型，以后在此基础上不断改进建立柔红霉素肾小球硬化模型。1997～1998 年期间林娜等在传统硬化模型的基础上，采用大鼠一侧肾切除加重复注射柔红霉素，从而获得了病理类型均一的肾小球硬化动物模型。该模型建立方法为：在摘除一侧肾脏的基础上，两次尾静脉注射柔红霉素。用药后第 4 周模型组大鼠出现水肿、大量蛋白尿、低蛋白血症、高脂血症，病理形态上开始出现典型的节段性肾小球硬化。第 9 周时血清肌酐、尿素氮水平显著升高，80% 的肾小球出现节段性硬化。此模型制作周期短，病变程度相近和病理类型均一，为一种病变稳定、有实用价值的非免疫机理介导的加速型肾小球硬化模型。而且该模型提供了从早期的微小病变型肾病到后期的局灶性节段性肾小球硬化和肾性肾损伤的动态变化。

3. 生物学方法

生物学方法主要是用免疫学的方法如异种动物血清致炎损害肾脏。自 1982 年以来，Border 等用阳离子化牛血清白蛋白（C2BSA）成功诱发家兔膜性肾炎之后，C2BSA 已被广泛应用于肾炎的实验研究。1998 年，何立群等以 C2BSA 成功制作了慢性肾衰动物模型，该模型方法为从兔耳静脉注射 C2BSA1mgP 只，大肠埃希菌内毒素 0.5 μg（溶于 2ml PBS 中），为预免疫，一周后再每日注射 C2BSA 25mg，持续 5 周，然后再隔日注射 C2BSA25mg，持续 5 周。致病免疫 1 周后兔 24 小时尿蛋白定量显著上升，2 周后 Scr、BUN 开始上升，6 周后继续升高，Ccr 明显下降，到 10 周后兔肾功能显著恶化，肾小球硬化，近似人类临床上高发病率的、由免疫复合肾炎进展至 CRF 的动物模型，但该模型造模时间长，动物易死亡。

综上所述，目前建立 CRF 动物模型的方法很多，每种方法都有自己的长处与不足。故利用 CRF 模型进行科研时，要根据实验目的和需要，选择适当的建模方法。

六、内分泌疾病模型

缺碘性甲状腺肿

地方性甲状腺肿除少数地区是由食物高碘和致甲状腺肿物质引起外，主要病因是缺碘。该模型复制方法很多，如用人工配制的低碘饮食饲养动物及用硫尿类和某些磺胺类药物抑制甲状腺组织的过氧化酶以阻碍甲状腺合成。后一种方法致甲状腺肿的机制和低碘性甲状腺肿的发病机制相差很大，不能真实地表现人类甲状腺肿的病理演变，因此在使用上受到一定限制。这里介绍后一方法。

选体重 120g～150g 的 Wistar 大鼠，饲以含玉米粉 46%、大米粉 40%、黄豆粉 10%、碳酸钙 0.5%、氯化钠 0.5% 以及少量维生素 B 粉的食物。此外每周两次饲以去离子水培养的麦芽或稻芽。其中粮食是购自严重地方甲状腺肿病区，磨粉后 120℃ 烘烤 24 小时。氯化钠采用分析纯品，经 750℃ 烘烤 12 小时后使用。自由饮用电阻值 2000KΩ 以上的去离子水。实验三天后尿碘含量显著减少，并随着实验时间的延长而不断下降。说明低碘饮食 3 天后大鼠即处于碘饥饿状态。

与对照组相比缺碘 17 天甲状腺未见肿大，但充血显著，呈暗红色外观。缺碘 35 天全部甲状腺都显著肿大，充血更明显。随着缺碘时间的延长，肿大加剧，但到了 127 天虽然甲状腺肿大，局部充血却减轻。

缺碘早期甲状腺细胞增生活跃，腺组织滤泡增多，腺上皮呈高柱状，并增生形成乳头突入滤泡腔中，滤泡腔内胶质变稀薄，PAS 反应减弱，间质充血。过氧化酶联苯胺染色显示过氧化酶活性明显增强。缺碘 127 天后滤泡上皮高度降低，含有乳头的滤泡数量减少，滤泡直径增大，胶质含量增加，过氧化酶活性降低等显示甲状腺病理变化由增生性逐步向胶性甲状腺肿转化。

T4 值在缺碘 35 天以后明显降低并持续维持低水平。缺碘后甲状腺 131I 吸收率显著增加且峰值提前，表明大鼠处于碘饥饿中。缺碘 97 天以前与对照组相比无差异。缺碘 127

天重量显著增加。垂体切片用 AT – PAS – OG 染色，显示在缺碘 35 天后就持续出现促甲状腺素细胞增生肥大，说明在碘饥饿时垂体 – 甲状腺轴的活动加强。低碘动物应单独饲养，并严格避免含碘药物污染饲养室器皿及空气。沿海地区饲养室的空气应考虑除碘处理。

七、其他疾病的动物模型

（一）多器官功能衰竭（multi – organ failure，MOF）

1. 新鲜鲩鱼胆汁致大白鼠 MOF

（1）实验动物　大鼠，体重 200g～300g。

（2）器材　鲜鲩鱼胆汁、谷丙转氨酶药盒、胆红素药盒、肌酐药盒、尿素氮药盒、1% 戊巴比妥钠溶液、重氮试剂、重铬酸钾溶液、95% 乙醇、pH12 磷酸盐 – 氢氧化钠缓冲液、苦味酸、蒸馏水、尿素氮标准应用液 Ⅱ、DAM – TSC 液、酸混合液、0.4mol/L NaOH、2，4 – 二硝基苯肼液、丙酮酸钠标准液、蛋白沉淀剂。大鼠固定器、厚线手套、金属灌胃管、试管、离心管、0.1～10ml 吸管、微量加样注射器、721 分光光度计、恒温水浴箱、手术器械一套、血气分析仪。

（3）步骤

①用标准吸管吸取鲜鲩鱼胆汁 1ml，按比重法测比重并换算成毫升数。

②分别于实验前 48 小时向甲鼠灌胃 380mg/100gb. w 的鲩鱼胆汁和向乙鼠灌以同容量的生理盐水。

③分别用 1% 戊巴比妥钠 35mg/100gb. w 腹腔注射，麻醉后固定于鼠台上。

④分离大鼠一侧颈总动脉，取血 1ml 做血气和酸碱指标（注意肝素化和隔绝空气）。

⑤切开颈动脉，将切口对准洁净试管口，抬高鼠尾部，向试管接血 6ml，用 2000 转/分离心 15 分钟，分离血清以备检测 SGPT、胆红素、尿素氮、肌酐。

⑥解剖动物内脏，肉眼观察肝、肾、肺和肠胃的变化。必要时切一小块组织放福尔马林液固定，以备病理切片检查。

2. 用内毒素致家兔 MOF

（1）实验动物　家兔，体重 2～3kg。

（2）实验器材　内毒素、3% 戊巴比妥钠、多导记录仪、兔固定台，其他同实验 1。

（3）步骤

①取甲乙兔两只，甲兔于耳缘静脉注入 0.1% 内毒素 0.3mg/kgb. w，乙兔则注入相同剂量的生理盐水作为对照。

②将甲乙两兔分别用 3% 戊巴比妥钠 1ml/kgb. w 作耳缘静脉注射，麻醉后固定于兔台，分别做气管插管、颈动脉插管，接传感器并连接多导生理记录仪。

③注内毒素或生理盐水后 60 分钟、240 分钟分别记录心率、血压、呼吸和心电图，另取颈动脉血 1ml（注意肝素化和隔绝空气），用血气分析仪检测血气和酸碱指标。

④继续取动脉血 6ml，2000 转/分，15 分钟离心分离血清，检测 SGPT、胆红素、BUN、Cr 的变化。

⑤实验结束前用快速放血法处死家兔，游离气管和肺脏，取出全肺计算肺系数。肺系

数 = 肺湿重（g）/动物体重（kg）。

（二）氧化应激模型的建立及其评价

研究表明氧化应激在一些疾病的发生发展中起着非常重要的作用，建立氧化应激模型有着非常重要的实际意义。现有氧化应激模型主要有动物模型和细胞培养模型两种形式（也可称为在体模型和离体模型），其中前者又可分为特异性和非特异性两类模型。动物模型中以 D - 半乳糖模型应用最广泛，而细胞模型中以过氧化氢氧化损伤细胞模型为主。

1. D - 半乳糖模型　D - 半乳糖模型是根据衰老的代谢紊乱学说研制而成的。《保健食品检验与评价技术规范》中，抗氧化功能检验方法之一就是通过给予成年小鼠 D - 半乳糖诱导老化形成进行实验。D - 半乳糖是一种生理性营养成分，在正常机体代谢中可转变为葡萄糖，参与葡萄糖代谢，在一定时间内连续给动物注射 D - 半乳糖，使机体细胞内半乳糖浓度增高，在醛糖还原酶催化下还原为半乳糖醇，这种物质不能被细胞进一步代谢而堆积体内影响正常渗透压，导致细胞肿胀，功能障碍，代谢紊乱，破坏并消耗机体抗氧化防御系统，使自由基积聚，打破了受控于遗传模式的活性氧产生与消除的平衡状态，引起过氧化效应。文献报告应用于造模的动物有小鼠、大鼠、豚鼠以及家兔，较常用的是前两种。给药方式有眼球后注射、112（颈背部）皮下注射及腹腔注射等；给药量为每日 40 ~ 500mg/kg；给药时间为 20 ~ 60 天。观测指标有：①外观特征，如体质量下降、毛色枯黄、行动迟缓等。②抗氧化试验，可选超氧化物歧化酶、过氧化脂质、谷胱甘肽过氧化物酶等指标。该模型的优点：①经济且简单易行，为大多数学者所采用。②全面影响细胞代谢功能和重要的酶类的功能，损伤全面。陆红玲等报道用 D - 半乳糖皮下注射建立大鼠白内障模型；杨红英等首次在小鼠 D - 半乳糖模型上测定了全脑谷氨酸的含量变化，进一步证明该模型的实用性和全面性；蔡曦光等报告该模型对小鼠免疫器官的影响等。缺点有时间长、每天注射又很麻烦；D - 半乳糖用量不规范。

2. 过氧化氢氧化损伤模型　过氧化氢是一种重要的活性氧，极易透过细胞膜，与细胞内铁离子通过 FENTON 反应形成高活性的自由基，导致一系列反应，其易于获得，性质相对稳定，所以它已成为研究各类细胞氧化损伤的重要工具。以建立心肌细胞氧化损伤模型为例对其进行评价。郑延松等用低浓度过氧化氢成功建立了心肌细胞氧化损伤模型，具体方法：进行原代细胞培养后，处理组加入由分析纯过氧化氢液加 HBSS 缓冲液稀释配制而成的过氧化氢处理液（终浓度 $100\mu mol/L$），对照组只加入 HBSS 缓冲液；间隔一定时间，检测过氧化脂质含量并观察细胞存活率。结果显示过氧化氢处理 10 分钟丙二醛的含量便开始升高，30 分钟后两组就开始有统计学差异，与此同时细胞存活率也开始下降。低浓度的过氧化氢随着时间的延长可以表现出明显的细胞损伤效应，先是细胞功能的改变，损伤积累到一定程度就触发了细胞的器质性损害和不可逆损伤。本模型的突出优点：培养的心肌细胞具有完善的代谢功能及电生理特性，避免了全身神经体液激素及不同细胞间的互相影响，克服了个体差异，特异性强，可控性强，易于重复。缺点：细胞经过分离培养与在体细胞肯定有一定差异，整体性差。过氧化氢细胞损伤模型不仅仅局限于心肌细胞，还可用于淋巴细胞、肝细胞等。Farombi 等用同样浓度的过氧化氢（$100\mu mol/L$）处理肝细胞，利用单细胞凝胶电泳试验观测到 DNA 断裂水平的增多，从 DNA 水平证明了过氧化氢氧化损伤模型可以提供一个较理想的抗氧化实验平台。邓勇等以 5mmol/L 过氧化氢处理培养的肾小管细胞 30 分钟成功复制肾小管细胞氧化损伤模型。

第五节　转基因动物的研究与发展概况

一、基本原理

转基因动物是指基因组中整合有外源基因的一类动物；整合到动物基因组的外源基因被称为转基因。由于建立转基因动物时，外源基因可能只整合入动物的部分组织细胞的基因组，也可能整合进动物所有组织细胞的基因组中。把只有部分组织的基因组中整合有外源基因的动物，称为嵌合体动物，这类动物只有当外源基因整合进去的"部分组织细胞"恰为生殖细胞时，才能将其携带的外源基因遗传给子代；否则，外源基因将不能传给子代。一般用胚胎干细胞法，逆转录病毒载体法产生的第一代转基因动物均为嵌合体动物，而显微注射法得到的第一代转基因动物也约有 20% 为此类动物。如果动物所有的细胞都整合有外源基因，则具有将外源基因遗传给子代的能力，通常把这类动物称为转基因动物。当外源基因在转基因动物体内表达，并培育出其表型与人类疾病症状相似的动物模型，则称其为转基因动物模型。

目前，建立转基因动物的主要策略有两种。一种是让转基因在动物体内过度表达的方法。最常用的是显微注射方法。转基因可用基因本身的启动子，也可拼接组织特异性表达的外源启动子；可转入单基因，也可转入双基因。另一种方法是让基因在体内灭活，丧失其功能，即基因敲除技术。这就是近年来发展的用胚胎干细胞进行基因打靶技术，以产生基因缺陷的转基因动物。制备转基因动物的步骤是，获得和改建目的基因；将目的基因向生殖细胞高效转移，受精卵或胚胎组织在合适的环境中发育，筛选、鉴定稳定的细胞系。

当前使用的制备转基因动物技术有显微注射法、逆转录病毒感染法、胚胎干细胞法、电脉冲法和体细胞克隆技术等。

1. 显微注射法是产生最早、使用最广的方法，优点是转移率高，试验周期短，可导入的目的基因长。缺点是操作复杂，设备昂贵，不易推广，被导入的目的基因拷贝数无法控制，易导致宿主 DNA 突变等。

2. 逆转录病毒感染法优点是单拷贝基因导入，不破坏目的基因，不易发生大的突变，易分析插入位点。缺点是导入的目的基因短，需经嵌合途径，试验周期长，可能出现转入病毒基因的复制表达等。

3. 胚胎干细胞法是 1989 年意大利学者首先报道的方法，运用精子作为载体转移目的基因，成功地获得了纯系转基因小鼠。该法优点是稳定传代的细胞系能用于各种目的基因的转移，可在植入前筛选出合适的细胞。缺点是需经嵌合体途径，试验周期长，胚胎干细胞（embryonic stem cell，也称 ES 细胞）的建立和培养技术还不完善。

4. 电脉冲法又称电穿孔法，是将供体 DNA 与受体细胞充分混匀，在外界的高电压短脉冲下改变细胞膜结构，使细胞膜产生瞬间可逆性电穿孔，从而使一定大小的 DNA 可以通过细胞膜，运送到细胞核。目前，在动物中电脉冲法主要用来转化胚胎干细胞。

5. 体细胞克隆技术能够培育出与供体基因组完全相同的转基因动物，在基础研究和应用研究方面有重大意义。如第一例体细胞克隆动物"多利羊"的诞生，曾引起了世界性轰动。但是，在基础理论和实验技术上，体细胞克隆技术尚需进一步完善。在我国，施履吉院士早在 20 世纪 80 年代初就提出乳腺生物反应器的构想，并成功地获得了表达乙肝表面抗原的转基因兔，为通过转基因动物的途径获得药物打下了基础。目前，我国在转基因动物研究领域，已经获得了转基因小鼠、转基因鱼、转基因猪、转基因羊、转基因鸡等，具有快速生长能力或有抗病能力的家畜、家禽种系。尽管转基因动物的研究已取得了一定成果，但目前转基因动物研究领域尚存在制备效率低的问题，据不完全统计，制备一只转基因小鼠，需 40 注射过的受精卵，而绵羊、山羊、猪、牛分别为 110、90、110 个和1600 个。转基因个体的后代中有 50% 表达基因，不能表达或表达混乱，不能遗传给后代等问题。随着这一技术的成熟，许多问题有望得到逐步解决。

转基因动物的鉴定是进行转基因动物生产的重要环节之一。目前，转基因动物的鉴定方法有分子杂交法和 PCR 法。

1. 分子杂交法主要包括 DNA 印迹法和斑点杂交法。DNA 印迹法又称 Southern 杂交。取转基因动物的组织或血液，提取基因组 DNA，选择适合外源基因分析的酶切位点，进行酶切消化，电泳后将 DNA 转印至膜上，用外源目的基因的一些片段作探针与之杂交，通过显影，在膜上特定位置出现特定的信号。此法虽然复杂，对低拷贝转基因动物易漏检，但通过适当的酶切消化，可确定整合的外源基因的完整性，且在转基因动物的内源性基因和外源性基因的同源性高时，Southern 杂交是最为可靠的方法。斑点杂交法比 Southern 杂交法简单，提取转基因动物的基因组 DNA 后，直接点在载体膜上，用外源目的片段作为探针进行杂交，通过显影获得杂交结果。此法杂交结果不可靠，在转基因动物的内源性基因和外源性基因的同源性高时，检测结果的假阳性高。

2. PCR 法提取转基因动物的基因组 DNA，根据外源基因设计特异的检测引物，对转基因动物的基因组 DNA 进行 PCR 扩增，电泳后根据 PCR 产物的大小，从而确定是否存在外源目的基因。此法简便、检测效率高，但假阳性较多，检测的准确性差。为了提高检测的准确性，增强 PCR 的特异性，在引物设计上尽量选择与内源性基因无同源性区域作为扩增的片段，尤其保证引物的 3′端的碱基与内源性基因没有同源性。同时，在导入外源基因时，在调控序列和目的基因上合成一条引物，从而排除内源性扩增的可能性。McKnight 等在进行转基因小鼠鉴定时，分别在调控序列和目的基因上合成一条引物，又使引物的位置包含一个人为加入的酶切点，对 PCR 扩增产物进行酶切，电泳后推测酶切片段的大小，根据片段的大小来判定 PCR 结果的准确性。卢一凡等在鉴定 G2GSF 转基因小鼠时，将 PCR 产物进行 Souther 杂交来确定 PCR 的正确性。Busler 等用三引物方法筛选 knock2out 转基因鼠，即在调控序列和目的基因上分别合成一条引物，在相应的内源基因上也合成一条引物，用 3 条引物同时进行 PCR 扩增，阳性转基因可观察到两条扩增产物带，阴性则只有一条内源性的产物带。Kuiper 等（1996）利用荧光染色体原位杂交鉴定转基因猪获得成功。

二、转基因动物研究存在的主要问题及研究重点

在进行转基因动物研究时，提高对动物基因组进行遗传修饰后的精确性、可调控性及

可对比性，是转基因能否广泛用于目的各异的生命科学研究的关键，同时，如何有效的将精确的遗传修饰在整体动物中得到表述和实现世代间的传递，则是转基因动物技术的关键。理想化的做法是在一种体外培养的永生的体细胞中实现各种精确的遗传修饰，并通过核移植介导的体细胞克隆等方法有效的将经过修饰的体细胞基因组过渡到整体动物并实现世代传递。在克隆技术尚不可能推广应用的时候，针对转基因整合的随机性问题、制备效率低等问题，以及在我国切实建立向动物基因组引入点突变、引入基因重复突变、引入条件性突变等几种精确修饰基因组的策略，需要开展的工作主要包括四个方面。

1. 胚胎干细胞

提高 ES 细胞体外培养技术以及观察研究 ES 细胞生殖系嵌和能力。通过高效表达告基因（绿色荧光蛋白，GFP）的 ES 细胞株系和相应的示踪系统，并利用该 ES 细胞系来系统研究 ES 细胞在囊胚腔移植后的分化规律。构建了高效表达报告基因 GFP 的载体，以点穿孔的方式转入 ES 细胞，经筛选后得到阳性 ES 细胞移入小鼠的囊胚中，比较分析了 ES 细胞移入不同的胚胎发育的试验结果。目前已获得了嵌和体小鼠，正在对移植 ES 细胞的分化规律进行分析。

2. 转基因顶点整合系统的建立

基于 hprt（hypoxanthineguanine phosphor ribosyl transferase，hprt），次黄嘌呤鸟嘌呤磷酸核糖转移酶基因位点的转基因顶点整和系统的建立，针对受精卵原核显微注射法中转基因随机整和的缺点，曾提出建立"转基因定向整和系统"。结合基于 DNA 同源重组的基因打靶原理和位点特异性重组系统介导的重组和受精卵原核显微注射的途径，来实现GOF 的转基因定向整和。研究者已设计构建一套通用的将外源基因定向整和于小鼠 hprt基因位点的工具载体，拟以与 Alzehimer's 病有关的一种 cdc2 型激酶 nck5a 基因进行可行性应用研究，可望得到一条可以用于 GOF 型转基因小鼠模型建立的通用系统。

3. 向基因组中引入点突变的基因打靶

研究建立引入点突变基因打靶的技术体系，以精确的再现自然界的基因突变，具有重要的实用意义。以与血友病 B 发生有关的小鼠的凝血因子Ⅸ（mFⅨ）基因突变为例进行普通 knock - out 和用"in - and - out"策略，在 FⅨ基因组上特定的位点引入微小突变，以精确的模拟自然界血友病 B 基因突变，在建立这一策略体系突变的同时，建立血友病 B的模型。

4. 诱导性突变和引入基因重复的基因打靶策略研究

该体系与组织特异性表达的基因功能及基因的数量性状的研究有重要意义。有人以脑内表达的 nck5a 基因为靶基因，构建基于位点特异性同源重组的 nck5a 基因的诱导型基因打靶，用以研究神经细胞中蛋白（如 tau）磷酸化与神经系统的发育 Alzhiemer's 病中神经纤维的缠结等病理改变的发生。

通过上述四方面的工作，有可能摸索建立一套高效的、完善的、能适应对基因组进行各种精确修饰需要的转基因动物研究体系。

二、转基因疾病动物模型的应用

转基因动物作为疾病模型可以代替传统的动物模型进行药物筛选。利用转基因技术可建立敏感动物品系及产生与人类疾病相同的疾病动物模型，这种动物模型应用于药物筛选的优点是准确、经济、试验次数少、显著缩短试验时间，现已成为人们试图进行"快速筛选"的一种手段。例如，随着癌基因的不断发现，越来越多的肿瘤疾病模型被用于药物筛选。Komori 等曾用携带有哺乳动物细胞色素 P2450 的果蝇进行毒性试验，筛选致突变和致癌物质。Mehtali 等曾建立了一种新的用于体内筛选抗艾滋病病毒药物的转基因鼠模型。建立用于药物研究和适合基因治疗的转基因动物模型将成为今后发展的重要方向。

1. 肿瘤转基因动物模型

哺乳动物的 DNA 携有原癌基因，在理化或生物因子作用下被激活，引起细胞增殖、分化的调控失常以及与周围组织关系的紊乱，从而导致癌变。用癌基因或致癌病毒基因制作肿瘤转基因动物模型，可以探讨外来癌基因与实验动物的原癌基因、癌基因表达与癌转化、癌基因表达与动物遗传背景或外界激活因素的关系。另外，病毒癌基因、细胞原癌基因与不同启动子连接后，也被导入小鼠并获得转基因动物。如将 c - myc 癌基因置于小鼠乳腺肿瘤病毒（mMTV）基因启动的调节下，获得了转基因小鼠。这些小鼠在胸部、睾丸和淋巴组织等部位都可引起肿瘤。这些结果表明原癌基因的异常调节有使组织易于恶化的倾向。

有研究者将来源于细胞和病毒中的癌基因和原癌基因植入大鼠的胚胎组织中，继而形成肿瘤的方法。此方法形成的肿瘤的形态特性与人自然发生的肿瘤具有相似性，而且具有极高的特异性。其肿瘤只发生在特定的组织，如转染了腺病毒 12Ela/Elb 基因的转基因大鼠，在扁平上皮和圆柱形上皮的结合点附近形成了类似于人自然发生的胃癌。

2. 病毒性疾病转基因模型

（1）脊髓灰质炎病毒受体转基因小鼠模型把人的脊髓灰质炎病毒受体克隆并制作转基因小鼠。将脊髓灰质炎病毒的细胞性受体基因显微注射至 C57BL/10 小鼠的早期胚胎中，制作转基因小鼠并育成品系。这种小鼠表达人源的受体，有脊髓灰质炎病毒的感受性。而且感染了这种病毒的小鼠表现出和人一样的临床症状，对病毒株的特异性也表现出与人相同的性质。因此，这种小鼠除了是人的疾病模型之外，同时还可能替代猴子进行脊髓灰质炎病毒的效果、特异性等的鉴定，具有广泛的用途。

（2）乙型肝炎病毒携带者转基因模型乙型肝炎病毒携带者的肝癌发生率为正常人的 100~200 倍，但尚缺乏有效的治疗方法。HBV 只感染人或大猩猩，尚未研究出其他适宜的动物模型。将添加了 12HB2BS 的 HBVDNA 导入 C57BL/6J 小鼠，在肝复制 HBV，在血中释放病毒粒子。基因的表达在胚胎期发生，但对这些病毒抗原表现免疫宽容（钝化状态），不表现任何病理学变化，因此可作为 HBV 携带者的模型。

（3）乙型肝炎表面抗原转基因动物模型将人乙型肝炎表面抗原（HBsAg）基因导入小鼠，可获得 HBsAg 转基因导入小鼠，而且该转基因小鼠的肝中可以产生 HBsAg。这种转基因小鼠既可以模拟患者的带毒状态，又不导致发病。Chisari 发现，HBsAg 阳性的转基因小鼠用 HBsAg 加上福氏完全或不完全佐剂免疫，不能诱导产生特异性抗体，而 HBsAg 阴性的转基因小鼠则有应答反应，HBsAg 阳性的转基因小鼠在 6 个月内未出现任何病理改变，却表现为持续的带毒状态。这种转基因小鼠模型可用来研究免疫应答耐受与肝细胞损伤的关系，探讨发病机制、持续带毒状态及其清除、药物筛选试验、HBV DNA 在宿主内的复制、表达及调控与乙型肝炎发病的关系等有关 HBV 病理学和治疗学方面的难题。

除上述转基因小鼠动物模型的建立之外，尚有一些其他病毒性疾病的转基因小鼠动物模型也得以建立。如注射 JC 病毒基因组获得的转基因小鼠，可以用作多发性白质脑病（progressive multifocal leukocncephalopathy，PML）的转基因小鼠动物模型，利用人 T 淋巴细胞 I 型病毒（HTLV21）的酪氨酸转氨酶（TAT）基因制备的转基因小鼠，可作为人神经纤维瘤的疾病动物模型等。

3. 代谢性疾病转基因动物模型

（1）高歇（Gaucher）病转基因动物模型 Gaucher 病是葡萄糖苷酶缺损（溶酶体酶的一种）引起内脏葡萄糖脑苷脂积蓄的代谢病。依临床症状可分为 3 种类型，其中，成人型（Ⅰ型）和亚急性青年型（Ⅲ）发生肝脾肿大或贫血、骨质疏松，急性婴儿型（Ⅱ型）则表现痉挛等中枢神经症状。各型的肝、脾、淋巴结、骨髓等出现 Gaucher 细胞（含有葡萄糖脑苷脂的巨噬细胞）。已报告自发裸鼠和实验诱发模型，但在治疗等方面的研究还不充分。该模型是现有转基因疾病动物模型中评价最高且已得到应用的模型之一。

（2）FAP 转基因小鼠模型家族性神经多发性淀粉样变（familial amyloidotic polyneuropathy，FAP）是常染色体显性遗传的疾病，发生全身的细胞外淀粉样蛋白沉着，是以末梢神经和自主神经损害为主的疾病。淀粉样蛋白的主要成分发生变异，患者大部分是第 30位缬氨酸置换为蛋氨酸，已证明是变异氨基酸所对应基因的碱基出现置换。因此，从病因上讲，是蛋白质变异直接导致淀粉样蛋白沉着的疾病。构建带有金属硫蛋白基因 MT 启动子的变异淀粉样蛋白基因并用转基因方法整和 C57BL/6J 小鼠，对该转基因小鼠的分析结果表明，变异淀粉样蛋白基因表达从胚胎期就可见到，而变异淀粉样蛋白沉着则发生于青春期，以后随着年龄的增加，沉着量逐渐加大。

4. 基因治疗动物模型

基因治疗动物模型制作，目前普遍采用逆转录病毒为载体导入外源目的基因。基因治疗是用分子生物学技术将外源基因导入靶细胞，以纠正、补偿基因缺陷或者抑制和阻断异常基因的过度表达，从而达到治疗疾病的目的。基因治疗包括基因补偿、基因纠正、细胞因子基因导入反义 RNA 技术等。该技术作为一种全新的治疗疾病的手段，发展极快，并有几例已进入临床实用阶段，它解决了传统方法无法解决的临床难题。这一新颖独特的治疗方法，也是起源于对转基因小鼠的研究。

目前，转基因疾病动物模型研究大部分局限于单个基因的转移，而生物学功能的表现以及疾病的发生通常是基因与基因之间相互作用的结果，故研究导致疾病和中医证型的功能基因组，利用转基因技术制作功能基因组动物模型更有意义。功能基因组动物模型的开发，将随着人类基因组计划的完成而逐步得以实现。

第七章　实验设计

实验设计是科研工作的重要环节，是实验研究质量的保证。严谨而科学的实验设计，能正确地安排各种实验因素，有效地控制干扰因素，控制实验误差，用较少的人力、物力、财力和时间，获得丰富而可靠的数据资料，使实验有计划，有步骤地按时完成，提高实验工作的效率。

第一节　实验设计的基本程序

一、实验设计的目的与安排

为进一步调动学生的主动性，培养学生发现问题、分析问题、解决问题的能力，培养科学的思维方法，机能学实验教学特此安排三次实验设计课。

第一次实验设计课：讨论实验设计。要求每位同学课前认真查阅国内外相关文献，在总结前人工作的基础上，提出自己想要研究的课题，并做好实验设计。课堂上先分小组讨论，每位同学在小组内报告自己的实验设计，然后每个小组选出一份较好的实验设计在全班报告，从中再选出 1 ~ 2 份最好的实验设计。与指导教师交流、讨论、反复修改，使其尽可能地完善，最后确定课题。

第二次实验设计课：实验设计的实践。机能学实验室应尽可能地按学生的实验设计提供实验条件，学生需按照实验设计的内容进行实验，并做好记录和实验结果的分析。如果实验失败，则要分析失败的原因，提出改进措施，争取下次实验成功。如果实验结果与预期的结果不相符，应分析出现"意外结果"的原因，讨论其可能的意义，并提出改进方法或进一步的研究方法，以排除实验的干扰或确定新的发现。

第三次实验设计课：在总结第一次实验的基础上，提出改进方案并进行第二次实验。

最后，将同一实验室的各个小组的两次实验结果合在一起，对实验结果进行整理和适当的统计学处理，得出初步的结论，并将实验结果写成短篇论文。

二、实验设计的基本程序

实验设计有一定的程序，主要包括研究题目的选择，确定研究的内容、方法、预期实验结果。

（一）研究题目的选择

选题是科研中的首要问题，选题的正确与否决定着实验的成败。选题应具有科学性、创新性和可行性等。

1. 科学性　研究问题必须有一个设想，而设想不是凭空瞎想，应具有一定的科学依据，即科学性。要先查阅国内外相关文献和科研资料，在了解课题近年来国内外研究现状的基础上，找出所存在的问题，从而建立所要研究的课题的设想，即假说。然后再设计实验，去证明这个设想是否正确。

2. 创新性　科研为创新性工作，重复别人的实验不是科研，只能称之为验证性实验。选题应在创新性上下功夫，即思路（idea）新，瞄准学科发展的前沿，做别人没做过的或者虽然有人研究过但还不能得出结论的问题。基础研究工作应增强实用性意识，致力于理论与实践的结合，选择对临床医学具有指导意义的科研课题。还要注意课题的可行性，不要贪大求全，不要指望有重大的发现，即便是对实验方法、实验手段或实验内容的改进，也要符合创新性的原则。

3. 可行性　选题应充分考虑主客观条件，选题范围不宜太宽，条件不宜太高，研究的题目越具体越好。必须具备进行课题研究所需的实验条件，如动物、方法、相关的仪器、试剂、经费来源等。应量力而行，切忌目标太高，贪大求全。

（二）研究内容

研究题目是用一句话来概括该研究的目的和研究内容的，而研究内容则是研究题目的具体化，阐述该项研究将要进行哪几个方面的工作。

（三）研究方法

1. 实验对象　多选择动物作为实验对象。选择动物时要注意选既适宜于本课题研究，同时又经济易得的动物。此外，还要注意动物的种类、性别、年龄和体重。

2. 动物分组　要研究一个处理因素（如生理刺激、致病因子或药物）对机体的作用，必须与未受这些因素作用的个体相对照。（1）自身对照：同一个体受刺激后的指标与受刺激前的对照。（2）异体对照：设受刺激的动物为实验组，未受刺激的动物为对照组。对照组与实验组除了处理因素不同外，其他实验条件等都相同，将实验组动物的数据与对照组动物的数据相比较。

3. 观察指标　实验指标的选择应具备客观性、特异性、重现性等，而且观察指标不要太多。

4. 结果的观察与记录　预试和正式实验时，要认真做好原始记录，详细记录实验条件和实验过程。做到严谨、客观、实事求是。

5. 实验结果的整理、分析、判断和结论　每次实验结束后要对原始数据资料进行及时的整理，选择科学合适的统计方法。根据实验结果和已有的知识做出准确、客观、恰当的结论。

学生实验设计课的时间、实验条件、经费等均有限，所以只能选择一个很小的研究课题。可从机能学理论课的学习中和教学实验中发现值得研究的问题，也可从科研文献的阅读中寻找课题。查阅有关资料后做出实验设计，并填写实验设计标书。

实验设计标书

一、研究题目

二、理论依据及研究现状

三、研究内容

四、实验对象（包括性别、规格及数量）

五、实验分组及实验组与对照组的处理

六、观察指标

七、仪器、药品及试剂

八、实验方法及步骤

九、预期实验结果

十、实验可能出现的意外及对策

设计人：_____　班级：_____　组别：_____　时间：_____

第一次实验记录与分析

实验组：　　　　　　　实验日期：　　　　　　　地点：　　　　　　　室温：

麻醉方法：

实验对象：　　　　　　　性别：　　　　　　　体重：　　　　　　　数量：

实验结果（附图表）：

实验结果的讨论分析与结论：

实验失败及出现意外结果的原因：

实验方法改进的建议：

实验参加人员：

执笔人：

第_____次实验记录与分析

实验组：　　　　　　　实验日期：　　　　　　　地点：　　　　　　　室温：

实验方法的改进：

实验对象：

实验结果（附图表）：

实验结果的讨论分析与结论：

可以得出的结论：

实验失败及出现意外结果的原因：

实验方法改进的建议：

实验参加人员：

执笔人：

第二节 实验设计范例

实验设计范例一 癫痫动物模型的制备及药物的保护作用

实验目的：

（1）学习匹罗卡品癫痫动物模型的制备，探索癫痫可能的发生机制及其实验设计方案。

（2）学习从系统、器官水平逐步深入到细胞和分子水平研究疾病基本机制的思维方法。

实验原理：

癫痫症是神经系统常见病之一，其最显著的临床特征是长期反复出现的癫痫发作。目前关于癫痫发作机制的研究，通常采用实验性癫痫动物模型进行研究。癫痫动物模型的种类及制备方法很多，本实验采用匹罗卡品（pilocarpine）致癫痫模型。

Pilocarpine 是一种胆碱能 M 受体激动剂，可选择性地激活存在于中枢神经系统及交感神经节内的 M_1 型受体（神经元型受体），从而诱发癫痫发作。癫痫发作时脑内的兴奋性神经递质 - 谷氨酸活动增强；抑制性递质 GABA 活动降低；癫痫相关脑区 - 海马等脑区的神经元出现不同程度的损伤。

地西泮（Diazepam）是苯二氮䓬类的代表药物，具有明显的抗癫痫发作的作用，是治疗癫痫发作持续状态的首选药。关于其抗癫痫机制：地西泮可与 GABA 结合于同一受体，促进 GABA 与 $GABA_A$ 受体结合，增强 GABA 的活动，从而发挥其抗癫痫效应。

实验对象：

健康、成年、雄性大白鼠（SD 或 Wister）、体重 250g ~ 300g。

实验药品和器材：

3% 匹罗卡品，地西泮注射液，生理盐水，动物称，大白鼠鼠笼，1ml 注射器

实验步骤：

1. 匹罗卡品癫痫动物模型的制备和行为学观察

（1）取体重 250g ~ 300g 大白鼠 15 只，称体重、标号，分为 2 组即对照组（$n = 5$）和实验组（$n = 10$）。

（2）实验组大鼠颈部皮下注射惊厥剂量的匹罗卡品即剂量为 40mg/kg BW（3% 匹罗卡品，0.133ml/100g BW）；对照组大鼠颈部皮下注射相同剂量的生理盐水。

（3）行为学观察

动物给药后，立即记录给药时间，严密观察给药后 2 小时内两组大鼠的行为学变化，记录各组动物癫痫发作的严重程度，按 Racine 描述的 1~5 级标准进行记录。

Racine 癫痫分级标准：

1 级：咀嚼运动，即面部肌肉抽搐；

2 级：点头运动，即颈部肌肉抽搐；

3 级：一侧前肢阵挛；

4 级：站立伴双前肢阵挛；

5 级：双前肢阵挛加重，失去平衡，跌倒。

2. 地西泮抗癫痫发作作用的实验观察

（1）选取经匹罗卡品处置后，癫痫发作级别 4 级以上的大鼠，分为两组，即对照组和实验组。

（2）实验组大鼠下肢内侧肌内注射地西泮（剂量 2.5mg/kg BW），对照组大鼠下肢内侧肌肉注射相同剂量的生理盐水。连续观察 2 小时，观察并记录地西泮对匹罗卡品诱发的癫痫发作行为的影响。

实验结果：

1. 观察给药后 0~30 分钟，30~60 分钟，60~90 分钟，90~120 分钟内癫痫发作的严重程度，并列表表示。

2. 绘制直方图表示地西泮对分钟诱发的癫痫发作行为的影响。

注意事项：

1. 称重、给药量一定要正确。

2. 记录每个动物的给药剂量和时间。

3. 认真观察并记录每个动物的行为学变化。

实验设计范例二　脑缺血动物模型的制备与药物的保护作用

实验目的：

（1）学习大鼠大脑中动脉栓塞所致脑缺血动物模型的制备。

（2）观察药物对脑缺血的保护作用。

实验原理：

目前比较常用的局灶性脑缺血动物模型为一侧大脑中动脉阻塞法，通常用线栓法制备。将尼龙线经大鼠一侧颈内动脉插入大脑中动脉，阻断其血液供应，造成一侧大脑中动脉供血区缺血，从而造成局部性脑缺血，大鼠出现行为障碍和缺血相关脑区的脑组织梗死。

TTC 染色是评价脑缺血损伤的一种常用指标。TTC 是一种无色的氧化性燃料—三苯基四氮唑。正常脑组织中因有烟酰胺腺苷二核酸的存在，所以 TTC 由无色的氧化型变为红色的还原型，使正常脑组织呈红色；而梗死区的脑组织由于神经元的死亡，缺乏烟酰胺腺苷二核酸，TTC 不能被还原，仍为氧化型，所以梗死区的脑组织呈白色。

尼莫地平能选择性地阻断脑血管平滑肌上的钙离子通道，使血管舒张，增加组织的血液供应，减轻脑缺血后的神经系统症状，减轻脑梗死的体积，对脑缺血具有保护作用。

实验对象：健康，雄性，成年大鼠（SD or Wister），体重 250g～300g

实验药品和器材：4% 水合氯醛，2% TTC，4% 中性甲醛，生理盐水，动物称，大鼠手术台，常规手术器械一套，动脉夹，直径 0.24mm 或 0.26mm 的尼龙线，尺，缝合弯针，恒温水浴。

实验步骤：

1. 取大白鼠 18 只，称体重，标号。随机均分为 3 组：实验给药组，实验对照组和空白对照组。

2. 实验给药组大鼠先静脉注射尼莫地平预处理，20 分钟后再制备脑缺血动物模型。实验对照组大鼠先静脉注射相同剂量的生理盐水，20 分钟后制备脑缺血动物模型。空白对照组大鼠先静脉注射相同剂量的生理盐水，20 分钟后做假手术，即只做常规颈部手术，不将尼龙线插入颈内动脉。

3. 脑缺血动物模型的制备 大白鼠用 4% 水合氯醛（1ml/100g）腹腔注射麻醉后，仰卧位固定，颈部正中切口，分离右侧的颈总动脉，两端穿线备用。用动脉夹夹闭右侧颈总动脉的向心端，在颈总动脉和颈内动脉分叉处用眼科剪剪一小口，将尼龙线朝颅内方向插入颈内动脉，深度为 17.5～18mm，在切口处，用丝线将尼龙线结扎固定，缝合皮肤，将大鼠放回笼中。

4. TTC 染色与形态学观察

（1）脑组织切片 术后 24 小时（或术后动物清醒后 2 小时），断头取脑，快速冷冻（-20℃冰箱，速冻 20 分钟即可）。于视交叉平面切取冠状脑片，并向后每 2mm 切一片，通常切 5～6 片。

（2）TTC 染色 将脑片置于 2% TTC 溶液中，37℃孵育 30 分钟，注意要严格避光，每隔 5 分钟摇动一次。正常脑组织被染成鲜红色，而缺血区呈灰白色，界限清晰。

（3）将脑片放入生理盐水中冲洗 2～3 次，然后于 4% 中性甲醛中固定 24 小时，以供拍照和测定脑梗死的体积，并进行 HE 染色作病理学观察。

5. 观察尼莫地平对脑缺血的保护作用 通过行为学检测观察实验给药组大鼠的神经系统症状有没有减轻；TTC 染色观察脑梗死体积有没有减少；HE 染色观察缺血相关脑区的神经元的损伤程度有没有明显减轻。

实验观察项目：

1. 观察各组大鼠行为学的变化 术后 24 小时（或术后动物清醒后 2 小时）在动物麻醉清醒后 24h，观察神经系统的症状，并按 Longa 5 分制评分标准，对各组大鼠进行评分。分值越高，说明动物行为障碍越严重。

0 分—无神经症状

1 分—不能完全伸展对侧前爪

2 分—向外侧转圈

3 分—向内侧倾倒

4 分—不能自发行走，意识丧失

2. 测定各组大鼠 TTC 染色后的脑梗死体积

3. 组织病理学改变　HE 染色后，显微镜下观察各组大鼠缺血相关脑区（如尾核、壳和苍白球）的神经元的损伤程度。

实验设计范例三　心房钠尿肽的提取及作用的观察

实验目的：

学习心房钠尿肽的提取方法，观察其对肾泌尿功能和循环功能的影响。

实验原理：

心房钠尿肽是人和动物的心房肌细胞合成和分泌的一类多肽，具有强烈的促钠排泄、利尿效应及调节循环的功能。

实验对象：

家兔

实验仪器和药品：

尿生成实验仪器和试剂，哺乳类动物手术器械一套，组织匀浆器，恒温水浴，离心机，25% 氨基甲酸乙酯，生理盐水，1mol/L 醋酸。

实验步骤：

1. 心房钠尿肽提取液的制备

（1）断头处死动物。

（2）迅速开胸取出心脏，分别剪下心房和心室，剪碎后放入匀浆器内。

（3）匀浆器内加入生理盐水 5ml，1N 醋酸 2ml，分别制备心房和心室的匀浆液。

（4）将匀浆液置于恒温水浴 100℃ 孵育 10 分钟后，离心 10 分钟（1000 转/分钟）。

（5）取上清液备用，4℃ 保存（一周内有效）。

2. 动物分组　取家兔 18 只，随机分成 3 组，即对照组、实验组一和实验组二。

3. 家兔尿生成实验模型的建立　常规颈部手术，做气管插管，左侧颈总动脉插管，并将动脉插管与血压描记系统相连接，用于实验过程中动脉血压的监测。腹部制备膀胱插管，用于尿标本的收集及排尿滴数的记录。

实验观察项目：

1. 实验组一耳缘静脉注射心房提取液 1～2ml，观察注射后 2 小时内家兔血压和尿量的变化；有条件最好测定尿钠浓度，并计算出排钠量（尿量 × 尿钠浓度）。

2. 实验组二耳缘静脉注射相同体积的心室提取液，观察注射后 2 小时内家兔血压、尿量和排钠量的变化。

3. 对照组耳缘静脉注射相同体积的生理盐水，观察注射后 2 小时内家兔血压、尿量和排钠量的变化。

4. 比较各组动物血压、尿量和排钠量的变化。

附：参考实验设计项目

1. 设计一个实验，证明肾上腺素对家兔血压的作用及可能的机制。
2. 设计一个实验，证明心房钠尿肽对肾泌尿功能及循环功能的影响。
3. 降压反射的传出神经及效应的分析。
4. 设计一个实验证明神经纤维的结构完整性和功能完整性在神经纤维传导兴奋中的作用。
5. 设计一个实验证明地西泮的预防性抗惊厥作用。
6. 设计一个实验证明水利尿及其机制。
7. 设计一个离体小肠实验，证明某种药物通过阻断 M 胆碱能受体来抑制小肠平滑肌的收缩。
8. 设计一个实验，观察尼莫地平抗脑缺血的作用。

第三节　研究论文的写作

医学科研论文是医学科研的重要组成部分，它是对科研工作的总结，也是评估科研成果的重要依据。论文写作不仅是技术，也是艺术，它反映了作者的思路和风格。论文写作是从事科研工作的一个基本功，是培养医学生的有效途径之一。

撰写高质量的研究论文，需要有深厚的科研功底、较强的逻辑表达能力，注重创新性、科学性、实用性和可读性，还要多读、多思、多写、多改。下面就研究论文的写作做一简单的介绍。

一、医学研究论文写作的基本要求

（一）创新性

创新性即先进性，它是科研工作的生命，是衡量科研论文价值的根本标准。论文的创新性很大程度上是在科研选题时就决定了，论文写作过程只是将创新性清楚地表达出来。如果科研选题没有创新性，那么论文写作也写不出创新性。

（二）科学性

科学性即真实性，它是科研论文的质量保证，它包括科学的态度和科学的方法两个方面。

科学的态度要求作者要实事求是，必须如实报告各种实验数据，不能随意取舍，不能只报告感兴趣的结果。科学的方法是指选题有无科学依据，科研设计是否合理、严谨，是否遵循"随机、对照、盲法"等原则。

（三）实用性

医学研究的目的在于解决医疗实践中的实际问题，特别是基础研究，应增强实用性的意识，选择对临床工作具有指导意义的科研课题，作者在论文写作中要特别阐明该研究的意义。

（四）可读性

可读性完全是写作的问题，它体现在论文写作的规范化。论文写作时要层次分明，逻辑性强；语言表达要简明准确，提倡写短文，用尽可能少的文字表达尽可能多的内容；数据要充分核实，判断要恰当；讨论勿离题太远，旁征不要过多，以免写成文献综述；结论要贴切，对自己工作评价时，最好不用"国内外首次报道"、"达到国际先进水平"、"填补国内空白"等语句。

二、研究论文的写作格式

目前论文写作的基本格式和写作要求日趋一致，但各种期刊的具体书写格式和要求尚未完全统一，投稿前需参照所要投稿的现刊进行修改。

研究论文的基本格式顺序依次为：题目、署名、摘要、关键词、中图分类号、正文（引言、材料和方法、结果、讨论和结论）、致谢、参考文献。研究简报、短篇也可不写中、英文摘要。

三、各项具体内容的写作要求

（一）题目（title）

题目要具体、确切、恰当地概括论文的特定内容，尽量不用副标题。题目的字数一般为 20~30 个字或 100 个英文印刷符号。

（二）摘要（abstract）和关键词（key words）

摘要通常置于论文的开始，是研究论文的重要组成部分。以第三人称写作，要求紧扣主题、简单扼要、重点突出，字数不宜超过 350 字。为便于国际学术交流，研究论文还要附英文摘要，内容与中文摘要相对应。

研究论文摘要的写作多采用结构式，国内通常采用四个层次（AMRC），即目的（AIM）、方法（METHODS）、结果（RESULTS）和结论（CONCLUTION）。结构式摘要重点是结果（含主要的实验数据）和结论（主要观点和新发现）。注意结论是指本研究实验结果的一级推理，而不是其他作者的支持性工作和本研究的外延推理部分。

关键词表达论文的主题概念，代表论文的中心内容，可以是单词或短语，通常每篇论文可选用 3~8 个，从不同角度多重标引，以防检索时遗漏。关键词多放在摘要的下一行，英文关键词应与中文关键词一一对应。

（三）引言

也称前言。要简明扼要地说明研究的问题、研究背景（即国内外研究概况及存在的问题）和目的。不要长篇大论，要给人以悬念，引人入胜；不宜使用"首次报道"、"首次发现"或"填补国内外空白"等语句。

（四）材料和方法

力求翔实、具体、可操作，应说明分组方法，对照组的设计，动物的来源、性别、年龄、体重，关键性试剂和药品的规格、批号及来源，主要仪器的厂家、型号，实验方法及过程、观察指标、结果的表达方式和统计学方法等，以便于其他人重复和借鉴。

（五）结果

结果是论文的核心，研究价值所在。应该用简洁而准确的文字、图（figure）和表（table）去表达观察到的结果。所采用的原始数据要反复核对，整理、分析，并进行统计学处理，然后选取有代表性的数据写入结果中。结果中不引证他人的资料，对结果不做解释、说明和讨论。写作时应注意逻辑顺序，表格采用三线式，应有自明性，即有序号、标题、表底下方可加必要的表注。常以柱形图表达非连续性资料的大小，以线图或散点图表达连续性或计量资料的变化。图也应有序号、标题，并置于图的下方。一般图的横坐标与纵坐标之比应为 10：6.18。

（六）讨论

讨论是论文的精华部分，可反映论文的学术水平。应简明扼要地对结果进行深入地论证分析，阐明作者的学术观点。讨论应包括以下几方面的内容：（1）以研究结果为依据，明确解释本研究发现了什么？验证了什么？创新点是什么？并阐述创新的意义，即有何重要理论意义及应用价值，切忌推理过分外延。（2）与国内外同类研究比较，对本研究做出恰当的评价。（3）阐述、论证并回答研究目的。（4）实事求是地说明本研究的不足与缺陷，指出与本文密切相关的未解决的问题及可能的解决途径。

（七）参考文献

是作者为撰写论文而引用的有关书刊及资料。它往往代表研究的起点，作者对该研究领域前沿的跟踪程度。应引用与本文有直接关系的论著，通常引用 10~20 篇。短篇可少至 2~3 篇，综述可引用 20 篇左右。不是越多越好，应恰到好处。引用的文献应为近 5 年在国内外公开发表的，并且作者亲自阅读过的文献，要引用原文，不要引用译文及二次文献。

第八章 实验数据的分析与统计

利用统计学原理、方法来解决机能学实验的数据搜集、整理和分析任务，是机能学实验的一项重要内容。我们测定获取各个实验分组的实验数据，要经过恰当的统计学处理后，才可以较真实反映组内或组间在数据上的差别。由于医学统计的内容相当复杂，本章仅就常用的机能实验统计方法作原则上的介绍，欲了解详细内容，请参阅相关的专业书籍。

第一节 数值变量资料（计量资料）的统计处理方法

对数值变量资料进行统计分析的一般步骤是：先对观察测量得到的变量值（即观察值）进行统计描述，再在此基础上进行深入的统计推断。统计描述的工作主要是在编制频数表的基础上描述资料的集中位置和离散程度。

一、集中位置的描述

描述一组观察值集中位置或平均水平的指标称为平均数（average）。它能使人对资料形成简明概括的印象，并能进行资料间的比较。常用的平均数有算术均数、几何均数和中位数。

（一）算术平均数（arithmetic mean）

变数中各个变量之和除以变量的个数所得的商为算术平均数（arithmetic mean）。用 $\bar{x}$ 表示，其数值大小与变数中每个变量数值的大小有关。换句话说，它能反映变数中各个变量的变异信息，所以是最为理想的代表数，在统计中应用最广。适用于对称分布，特别是正态分布的资料。

（二）几何平均数（geometric mean, G）

如有 n 个观察值，其相乘积开 n 次方，即为几何平均数（geometric mean），用 G 代表。

$$G = \sqrt[n]{x_1 \cdot x_2 \cdot x_3 \cdots x_n}$$

适用于呈倍数关系的等比资料或对数正态分布的资料，应用中应注意观察值不能同时有正有负，同一资料算得的几何均数小于算术均数。

（三）中位数（median）

中位数是一组观察值的位置平均数，直接由原始数据计算中位数时，若 n 为奇数，则中位数为将观察值从小到大排序后中间位置那个观察值；若 n 为偶数，中位数为将观察值从小到大排序后中间两个观察值的算术均数。中位数用于描述偏态分布资料的集中位置，它不受两端特大、特小值的影响。

百分位数（percentile）是资料分布数列的百等份分割值，百分位数用于描述样本或总体观察值序列某百分位置的水平。应用中注意，样本例数不够多时，两端的百分位数不稳定。

百分位数还用于确定参考值范围（reference range）。

二、离散程度的描述

多组资料均数相同，只说明其集中趋势相同，各组数据内部观察值参差不齐的程度可能不同。此时，常用极差、标准差、方差、和变异系数等指标来描述资料的离散程度。

（一）极差

资料中的最大值 x_{max} 与最小值 x_{min} 的差数为极差（range），也叫做全距，用 R 表示。

$$R = x_{max} - x_{min}$$

（二）四分位数间距

四分位数（quartile，Q）是特定的百分位数，其中 P25 为下四分位数 Ql，P75 为上四分位数 Qu。四分位数间距即 Qu – Ql。四分位数间距比极差稳定，但仍未考虑每个观察值的变异度。

（三）方差

要正确反映资料的变异度，比较理想的方法是根据全部观察值来度量资料的变异度。平均数是样本的代表值，用它来作为标准比较合理。对含有 n 个观察值的样本，其各个观察值为 x_1、x_2、x_3……x_n，将每个值与 $\bar{x}$ 相减，即可得离均差。如果相加，其总和等于零，不能反映变异度的大小。如果把各个离均差平方相加得离均差的平方和，就解决了这个问题，简称平方和，用 SS 表示。公式如下：

样本 $SS = \sum (x - \bar{x})^2$

总体 $SS = \sum (x - \mu)^2$

式中 x 为观察值，$\bar{x}$ 为观察值样本均数，μ 为总体均数。在利用平方和表示资料的变异度时，也有缺点，受观察值的个数影响。如果将平方和除以观察值的个数，就不受观察值的个数的影响，而成为平均平方和，简称方差或均方（variance）。样本方差用 s^2 表示，总体方差用 σ^2 表示。其定义为：

$$s^2 = \frac{\sum_1^n (x - \bar{x})^2}{n - 1}$$

$$\sigma^2 = \frac{\sum (x - \mu)^2}{N}$$

$n-1$ 为自由度。自由度（degree of freedom）是观察值的独立值的数目，或者说是能够自由活动的观察值的数目。样本标准差不以样本容量 n 作为除数，而以 $n-1$ 作为除数，这是因为研究的是总体，但总体一般不知道，用样本去估计总体，但是 $\mu \neq \bar{x}$，根据算术平均数的性质 $\sum (x-\bar{x})^2 = $ 最小，所以 $\sum (x-\bar{x})^2 < \sum (x-\mu)^2$。如果用样本的标准差估计总体的标准差，则数据偏低。若以 $n-1$ 去除，则数值变大，纠正了偏差。从自由度的定义看，对于一个有 n 个观察值的样本，在每一个 x 与 $\bar{x}$ 比较时，受 $\sum(x-\bar{x})=0$ 的限制，其样本观察值只能有 $n-1$ 个是自由的。例如，有 5 个观察值，样本平均数 $\bar{x}$ 为 5，假定 4 个数值为 6、4、3、7，那么第五个值只能是 2，这样才符合离均差总和等于零的特性。因此，$v = n-1 = 5-1 = 4$。如果样本资料所含变量有 n 个，而计算其样本方差（或其他变异数）时所用的平均数有 k 个，则其自由度的数值就将是 $v = n-k$。总之，自由度的数值等于样本或资料内变量个数减去制约其自由取值统计数（如平均数等）的个数。

（四）标准差

在计算方差时，由于离均差取了平方值，因而它的量值和单位与原始变量是不一致的，将其开方，则恢复到原来的单位，此时叫做标准差（standard deviation）。所以标准差是方差的算术平方根值。

$$s = \sqrt{\frac{\sum (x-\bar{x})^2}{n-1}}$$

$$\sigma = \sqrt{\frac{\sum (x-\mu)^2}{N}}$$

s 表示样本标准差，$\bar{x}$ 为样本均数，（$n-1$）为自由度或记为 $v = n-1$。σ 为总体标准差，μ 为总体均数，N 为有限总体所包含的个体数。

（五）变异系数（coefficient of vailance，CV）

当比较多组资料的变异度，而这几组资料的单位不同或均数相差悬殊时，用标准差就不合适。此时需要用到变异系数又称离散系数（coefficient of dispersion）来比较，它实际上是标准差占均数的百分比。公式为：

$$CV = \frac{s}{\bar{x}} \times 100\%$$

三、计量资料差异比较的常用方法

t 检验和 u 检验是常见的假设检验方法。当样本含量 n 较大时，样本均数符合正态分布，故可用 u 检验进行分析。当样本含量 n 小时，若观察值 x 符合正态分布，则用 t 检验（因此时样本均数符合 t 分布），当 x 为未知分布时应采用秩和检验。

（一）样本均数与总体均数比较的 t 检验

样本均数与总体均数比较的 t 检验实际上是推断该样本来自的总体均数 μ 与已知的某一总体均数 μ_0（常为理论值或标准值）有无差别。如根据大量调查，已知健康成年男性的脉搏均数为72次/分，某医生在一山区随即抽查了25名健康男性，求得其脉搏均数为74.2次/分，标准差为6.0次/分，问是否能据此认为该山区成年男性的脉搏均数高于一般成年男性。

上述两个均数不等既可能是抽样误差所致，也有可能真是环境差异的影响，为此，可用t检验进行判断，检验过程如下：

（1）建立假设

H_0：$\mu = \mu_0 = 72$次/分，H_1：$\mu > \mu_0$，检验水准为单侧0.05。

（2）计算统计量

进行样本均数与总体均数比较的t检验时t值为样本均数与总体均数差值的绝对值除以标准误的商，其中标准误为标准差除以样本含量算术平方根的商。

（3）确定概率，作出判断

以自由度v（样本含量n减1）查t界值表，$0.025 < P < 0.05$，拒绝H_0，接受H_1，可认为该山区成年男性的脉搏均数高于一般成年男性。

应注意的是，当样本含量n较大时，可用u检验代替t检验。

（二）配对设计的t检验

配对设计是一种比较特殊的设计方式，能够很好地控制非实验因素对结果的影响，有自身配对和非自身配对之分。配对设计资料的t检验实际上是用配对差值与总体均数"0"进行比较，即推断差数的总体均数是否为"0"。故其检验过程与样本均数与总体均数比较的t检验类似，即：

（1）建立假设

H_0：$\mu_d = 0$，即差值的总体均数为"0"，H_1：$\mu_d \neq 0$，即差值的总体均数不为"0"，检验水准为0.05。

（2）计算统计量

进行配对设计t检验时t值为差值均数与0之差的绝对值除以差值标准误的商，其中差值标准误为差值标准差除以样本含量算术平方根的商。

（3）确定概率，作出判断

以自由度v（对子数减1）查t界值表，若$P \leqslant 0.05$，则拒绝H_0，接受H_1，若$P > 0.05$，则还不能拒绝H_0。

（三）成组设计两样本均数比较的t检验

成组设计两样本均数比较的t检验，又称成组比较或完全随机设计的t检验，其目的是推断两个样本分别代表的总体均数是否相等。其检验过程与上述两种t检验也没有大的差别，只是假设的表达和t值的计算公式不同。

两样本均数比较的t检验，其假设一般为：H_0：$\mu_1 = \mu_2$，即两样本来自的总体均数相等，H_1：$\mu_1 \neq \mu_2$，即两样本来自的总体均数不相等，检验水准为0.05。

计算t统计量时，是用两样本均数差值的绝对值除以两样本均数差值的标准误。

应注意的是当样本含量n较大时（如大于100时）可用μ检验代替t检验。

t检验的应用条件和注意事项

两个小样本均数比较的 t 检验有以下应用条件：

（1）两样本来自的总体均符合正态分布，

（2）两样本来自的总体方差齐。

在进行两小样本均数比较的 t 检验之前，要用方差齐性检验来推断两样本代表的总体方差是否相等，方差齐性检验的方法使用 F 检验，其原理是看较大样本方差与较小样本方差的商是否接近"1"。若接近"1"，则可认为两样本代表的总体方差齐。判断两样本来自的总体是否符合正态分布，可用正态性检验的方法。

若两样本来自的总体方差不齐，也不符合正态分布，对符合对数正态分布的资料可用其几何均数进行 t 检验，对其他资料可用 t' 检验或秩和检验进行分析。

（四）多个样本均数比较

多个样本均数比较指多个（3 个或 3 个以上）实验组计量数据（均数与标准差）的比较分析。其方法主要有：①多个样本方差分析，其结果主要反映各组数据在总体上是否有差异，其判定 P 值的统计量是 F 值；②q 检验，对多个样本进行两两比较分析，其判定 P 值的统计量是 q 值。

方差分析（ANOVA）又称变异数分析或 F 检验，其目的是推断两组或多组资料的总体均数是否相同，检验两个或多个样本均数的差异是否有统计学意义。单因素方差分析即完全随机设计或成组设计的方差分析，两因素方差分析即配伍组设计的方差分析。

如果用离均差平方和（SS）描述其围绕总均数的变异情况，则总变异有以下两个来源：（1）组内变异，即由于随机误差的原因使得各组内部的数值各不相等；

（2）组间变异，即由于处理因素的影响使得各处理组的数值均数大小不等。

而且：$SS_{总} = SS_{组间} + SS_{组内}$ $v_{总} = v_{组间} + v_{组内}$

如果用均方（即自由度 v 去除离均差平方和的商）代替离均差平方和以消除各组样本数不同的影响，则方差分析就是用组间均方除以组内均方的商（即 F 值）与 1 相比较，若 F 值接近 1，则说明各组均数间的差异没有统计学意义，若 F 值远大于 1，则说明各组均数间的差异有统计学意义。实际应用中检验假设成立条件下 F 值大于特定值的概率可通过查阅 F 界值表（方差分析用）获得。

应用方差分析对资料进行统计推断之前应注意其使用条件，包括：

（1）可比性，若资料中各组均数本身不具可比性则不适用方差分析。

（2）正态性，即偏态分布资料不适用方差分析。对偏态分布的资料应考虑用对数变换、平方根变换、倒数变换、平方根反正弦变换等变量变换方法变为正态或接近正态后再进行方差分析。

（3）方差齐性，即若组间方差不齐则不适用方差分析。多个方差的齐性检验可用 Bartlett 法，它用卡方值作为检验统计量，结果判断需查阅卡方界值表。

根据资料设计类型的不同，有以下两种方差分析的方法：

（1）对成组设计的多个样本均数比较，应采用完全随机设计的方差分析，即单因素方差分析。

（2）对随机区组设计的多个样本均数比较，应采用配伍组设计的方差分析，即两因素方差分析。

两类方差分析的基本步骤相同，只是变异的分解方式不同，对成组设计的资料，总变异分解为组内变异和组间变异（随机误差），即：$SS_{总} = SS_{组间} + SS_{组内}$，而对配伍组设计的资料，总变异除了分解为处理组变异和随机误差外还包括配伍组变异，即：$SS_{总} = SS_{处理} + SS_{配伍} + SS_{误差}$。整个方差分析的基本步骤如下：

（1）建立检验假设；

H_0：多个样本总体均数相等。

H_1：多个样本总体均数不相等或不全等。

检验水准为 0.05。

（2）计算检验统计量 F 值；

（3）确定 P 值并作出推断结果。

多个样本均数的两两比较

经过方差分析若拒绝了检验假设，只能说明多个样本总体均数不相等或不全相等。若要得到各组均数间更详细的信息，应在方差分析的基础上进行多个样本均数的两两比较。

（1）多个样本均数间两两比较：多个样本均数间两两比较常用 q 检验的方法，即 Newman－kueuls 法，其基本步骤为：建立检验假设→样本均数排序→计算 q 值→查 q 界值表判断结果。

（2）多个实验组与一个对照组均数间两两比较：多个实验组与一个对照组均数间两两比较，若目的是减小第 II 类错误，最好选用最小显著差法（LSD 法）；若目的是减小第 I 类错误，最好选用新复极差法，前者查 t 界值表，后者查 q' 界值表。

第二节　分类变量资料（计数资料）的统计处理方法

一、分类变量资料（计数资料）的统计描述

（一）率（p）

率是指整个样本在实验中发生某种反应或某事件的例数与整个样本例数的比值（常用小数表示）例如：阳性率、阴性率、治愈率等。

（二）构成比

构成比主要是指在一个样本整体中不同性质样本例数与整个样本例数的比值。例如：同一实验组中雄性动物的构成比，而且其与雌性动物的构成比相加则为 1.0（100%）。

二、样本率（构成比）的比较

（一）对于两个实验组率的差异比较，采用卡方检验、校正卡方检验与四格表确切概率法等方法。

χ^2 值反映了实际频数和理论频数的吻合程度。χ^2 值越小，说明实际频数与理论频数

越吻合，χ^2 值越大，说明实际频数与理论频数差异越大。如果检验假设成立，则实际频数与理论频数之差一般不会很大，即出现大的 χ^2 值的概率是小的。若在无效假设下，出现了大的 χ^2 值的概率 $P \leqslant \alpha$（检验水准），我们就怀疑假设的成立，因此拒绝它。另外 χ^2 值的大小，还与自由度有关。故考虑 χ^2 值大小的意义时要同时考虑自由度。

（二）多个样本率（构成比）的比较

多个样本率和构成比资料，其基本数据均可整理成 R 行 C 列，称为 $R \times C$ 表，又称行 ×列表，χ^2 检验目的是推断其总体率或构成比是否不同。

行 ×列表 χ^2 检验应注意：

1. 行 ×列表 χ^2 检验对理论频数有要求。一般认为不宜有 1/5 以上格子数的理论频数小于 5，或有 1 个格子的理论频数小于 1，否则将导致分析的偏性。

2. 多个样本率（或多组构成比）比较的 χ^2 检验，若结论拒绝无效假设，只能认为各总体率（或多组构成比）之间总的来说不同，但不能说明它们彼此之间都不同，或某两者之间有差别。

3. 关于单向有序资料（等级资料）的统计处理，宜用秩和检验。χ^2 检验只能说明各处理组间效应在构成比上有无差别。

第三节 回归与相关

所谓回归分析，就是依据相关关系的具体形态，选择一个合适的数学模型，来近似地表达变量间的平均变化关系。

相关关系能说明现象间有无关系，但它不能说明一个现象发生一定量的变化时，另一个变量将会发生多大量的变化。也就是说，它不能说明两个变量之间的一般数量关系值。

回归分析，是指在相关分析的基础上，把变量之间的具体变动关系模型化，求出关系方程式，就是找出一个能够反映变量间变化关系的函数关系式，并据此进行估计和推算。通过回归分析，可以将相关变量之间不确定、不规则的数量关系一般化、规范化。从而可以根据自变量的某一个给定值推断出因变量的可能值（或估计值）。

回归分析包括多种类型，根据所涉及变量的多少不同，可分为简单回归和多元回归。简单回归又称一元回归或直线回归，是指两个变量之间的回归。其中一个变量是自变量，另一个变量是因变量。

根据变量变化的表现形式不同，回归分析也可分为直线回归和曲线回归。对具有直线相关关系的现象配之以直线方程进行回归分析，即直线回归；对具有曲线相关关系的现象配之以曲线方程进行回归分析，则称为曲线回归。

相关分析和回归分析有着密切的联系，它们不仅具有共同的研究对象，而且在具体应用时，常常必须相互补充。

相关分析研究变量之间相关的方向和相关程度。但是相关分析不能指出变量间相互关系的具体形式，也无法从一个变量的变化来推测另一个变量的变化情况。回归分析则是研究变量之间相互关系的具体形式，它对具有相关关系的变量之间的数量联系进行测定，确定一个相关的数学方程，根据这个数学方程可以从已知量推测未知量，从而为估算和预测提供了一个重要的方法。

在实验中常常需要分析两个因素（即两个变量x、y）之间的关系，如果两者在数量上有密切的线性关系，将两个因素确定为直线相关关系（简称直线相关），用相关系数（r）来表示其相关的密切程度；若可以在两因素中确定因变量（y）与自变量（x）后，则可以根据实验数据建立两个变量x、y的直线方程，阐明其中的函数关系，得到的经验公式可以由x值推算y的数值，此过程称为直线回归分析；回归方程一般为：$y = a + bx$，其中a是截距，斜率b被称为回归系数。

（一）直线回归分析

直线回归是用直线回归方程表示两个数量变量间依存关系的统计分析方法，属双变量分析的范畴。

1. 直线回归方程的求法

（1）回归方程的概念　直线回归方程的一般形式是$y = a + bx$，其中x为自变量，一般为资料中能精确测定和控制的量；y为应变量，指在x规定范围内随机变化的量；a为截距，是回归直线与纵轴的交点；b为斜率。

（2）直线回归方程的求法　确定直线回归方程利用的是最小二乘法原理，基本步骤为：先求b，基本公式为$b = l_{xy}/l_{xx} = SS_{xy}/SS_{xx}$，其中$l_{xy}$为$x$、$y$的离均差积和，$l_{XY}$为$x$的离均差平方和；再求$a$，根据回归方程，$a$等于$y$的均值减去$x$均值与$b$乘积的差值。

（3）回归方程的图示　根据回归方程，在坐标轴上任意取相距较远的两点，连接这两点就可得到回归方程的图示。应注意的是，连出的回归直线不应超过x的实测值范围。

2. 回归关系的检验

回归关系的检验又称回归方程的检验，其目的是检验求得的回归方程在总体中是否成立，即样本代表的总体是否也有直线回归关系。方法有以下两种：

（1）方差分析　其基本思想是将总变异分解为$SS_{回归}$和$SS_{剩余}$，然后利用F检验来断回归方程是否成立。

（2）t检验　其基本思想是利用样本回归系数b与总体均数回归系数β进行比较来判断回归方程是否成立。在实际应用中，因为回归系数b的检验过程较为复杂，而相关系数r的检验过程简单，并与之等价，故一般用相关系数r的检验来代替回归系数b的检验。

3. 直线回归方程的应用

（1）描述两变量之间的依存关系　利用直线回归方程即可定量描述两个变量间依存的数量关系。

（2）利用回归方程进行预测　把预报因子（即自变量x）代入回归方程对预报量（即因变量y）进行估计，即得到个体y值的容许区间。

（3）利用回归方程进行统计控制规定y值的变化，通过控制x的范围来实现统计控制的目标。如已经得到了空气中CO_2的浓度和汽车流量间的回归方程，即可通过控制汽车流量来控制空气中CO_2的浓度。

4. 应用直线回归的注意事项

（1）做回归分析要有实际意义；

（2）进行回归分析前，最好先绘出散点图；

（3）回归直线不要外延。

（二）直线相关分析

1. 直线相关的概念

直线相关分析是描述两变量间是否有直线关系以及直线关系的方向和密切程度的分析方法。用以描述两变量间相关关系的指标是相关系数（常用 r 表示），两变量间相关关系的种类有正相关（$0 < r < 1$）、负相关（$-1 < r < 0$）、零相关（$r = 0$）、完全相关（$|r| = 1$）等。相关分析对资料的要求是两变量（x、y）均是符合正态分布的随机变量。

2. 相关系数的计算

相关系数是 x、y 的离均差积之和 l_{xy} 除以 x 的离均差平方和 l_{xy} 与 y 的离均差平方和 l_{xy} 之积的算术平方根的商，故此相关系数又被称为积差相关系数。

3. 相关系数的假设检验

相关系数检验的目的是判断两变量的总体是否有相关关系，方法有 t 检验和查表法，t 检验法是样本与总体的比较，查表法是直接查相关系数界值表得到相应的概率 p

（三）直线相关与回归的区别与联系

1. 直线相关与回归的区别：

（1）相关说明相关关系，回归说明依存关系；

（2）r 与 b 的含义有区别；

（3）资料要求不同。

2. 直线相关与回归的联系

（1）r 与 b 的值可相互换算；

（2）r 与 b 的正负号一致；

（3）r 与 b 的假设检验等价；

（4）回归可解释相关。相关系数的平方 r^2（又称决定系数）是回归平方和与总的离均差平方和之比，故回归平方和是引入相关变量后总平方和减少的部分。

（四）等级相关分析

等级相关分析适用于资料不是正态双变量或总体分布未知，数据一端或两端有不确定值的资料或等级资料。常用的 Spearman 等级相关系数 r_s 是利用 x、y 的秩次来进行直线相关分析的。因此当 x、y 的相同秩次较多时，计算出的 r_s 需矫正。同样地，等级相关系数 r_s 也需要进行假设检验。

（五）相关分析应用中的注意事项

1. 相关分析要有实际意义；

2. 相关关系不一定都是"因果"关系；

3. 相关系数 r 假设检验中 P 的大小不能说明相关的密切程度；

4. 直线相关和等级相关有各自不同的适用条件。

参考文献

1. 石增立主编. 医用机能实验学. 北京：北京大学医学出版社，2005.8
2. 杨芳炬主编. 机能学实验. 四川：四川大学出版社，2005.6
3. 胡还忠主编. 医学机能学实验教程. 北京：科学出版社，2005.9
4. 沈岳良主编. 现代生理学实验教程. 北京：科学出版社，2005.9
5. 施雪筠主编. 生理学. 北京：中国中医药出版社，2003.2
6. 徐彭，韩立民主编. 医学功能学科实验指导. 北京：中国协和医科大学出版社，2000.7
7. 石增立，李著华主编. 病理生理学. 北京：科学出版社，2006
8. 吴立玲主编. 病理生理学（第2版）. 北京：北京大学医学出版社，2005
9. 金惠铭，王建枝主编. 病理生理学（第7版）. 北京：人民卫生出版社，2008